M. und E. Földi

Das Lymphödem und verwandte Krankheiten

Michael Földi/Ethel Földi

Das Lymphödem und verwandte Krankheiten

Vorbeugung und Behandlung

Ein Leitfaden für Patienten

Unter Mitarbeit von Peter D. Asmussen und Regina Forster

8., überarbeitete und erweiterte Auflage

150 Abbildungen, 11 Tabellen

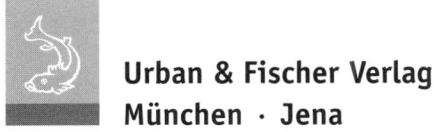

Urban & Fischer Verlag
München · Jena

Anschriften der Verfasser:

Prof. Dr. med. Michael Földi und Dr. med. Ethel Földi,
Földi-Klinik, Fachklinik für Lymphologie, Rößlehofweg 2–6,
79856 Hinterzarten

Peter D. Asmussen, Bei den Birken 7, 25474 Ellerbek

Regina Forster, Leiterin der Abt. für Krankengymnastik, Földiklinik für Lymphologie, Rößlehofweg 2–6, 79856 Hinterzarten

Wichtiger Hinweis für den Benutzer
Die Erkenntnisse in der Medizin unterliegen laufendem Wandel durch Forschung und klinische Erfahrungen. Die Herausgeber und Autoren dieses Werkes haben große Sorgfalt darauf verwendet, dass die in diesem Werk gemachten therapeutischen Angaben (insbesondere hinsichtlich Indikation, Dosierung und unerwünschten Wirkungen) dem derzeitigen Wissensstand entsprechen. Das entbindet den Nutzer dieses Werkes aber nicht von der Verpflichtung, anhand der Beipackzettel zu verschreibender Präparate zu überprüfen, ob die dort gemachten Angaben von denen in diesem Buch abweichen und seine Verordnung in eigener Verantwortung zu treffen.

Bibliografische Information Der Deutschen Bibliothek
Die Deutsche Bibliothek verzeichnet diese Publikation in der Deutschen Nationalbibliografie; detaillierte bibliografische Daten sind im Internet über http://dnb.ddb.de abrufbar.

© 2003 Urban & Fischer Verlag · München · Jena

03 04 05 06 07   5 4 3 2 1

Das Werk einschließlich aller seiner Teile ist urheberrechtlich geschützt. Jede Verwertung außerhalb der engen Grenzen des Urheberrechtsgesetzes ist ohne Zustimmung des Verlages unzulässig und strafbar. Dies gilt insbesondere für Vervielfältigungen, Übersetzungen, Mikroverfilmungen und die Einspeicherung und Verarbeitung in elektronischen Systemen.

Projektmanagement: Heiko Krabbe
Redaktion: Ulrike Kriegel
Herstellung: Dietmar Radünz
Gesamtherstellung: Laupp & Göbel GmbH, Nehren
Umschlaggestaltung: Spiesz-Design, Neu-Ulm

Printed in Germany

ISBN 3-437-45581-8

Vorwort

Dies ist die 8. Auflage unseres Ratgebers, die erste ist 1983, die siebte 1999 erschienen. Die vorliegende Auflage wurde wieder weitgehend auf den neuesten Stand gebracht. Wir haben am Prinzip festgehalten, dass wir die medizinische Grundlagen unserer Ratschläge ausführlich erklärt haben. Wir meinen, dass der mündige Patient das Wesen seiner Krankheit kennen und verstehen will und soll. Der Patient muss wissen, warum er überhaupt behandelt werden muss, welche Behandlungsformen es gibt, mit welchen Risiken und Nebenwirkungen diese behaftet sind und was er von den von uns empfohlenen Therapien erwarten kann. Aus diesen Grunde bleiben wir, trotz der Meinung einiger weniger unserer Leser, der Text sei für die Belange von Patienten zu anspruchsvoll, bei der Grundidee der ersten sieben Auflagen, dass wir die Beschreibung der normalen Funktionen des Körpers und das Wesen ihrer relevanten Störungen bei den erörterten Krankheitsbildern in den Vordergrund stellen. Dies ist gerade bei einem Ratgeber über das Lymphödem besonders wichtig, weil die Disziplin **Lymphangiologie,** d. h. die Fragen des **Lymphgefäßsystems als Organ der Zirkulation,** weltweit in einer schier unglaublichen Weise vernachlässigt wird. Sie wird Medizinstudenten entweder überhaupt nicht, oder höchstens in sehr oberflächlicher Weise vermittelt. **Internisten** beherrschen die Erkrankungen des Knochenmarks, der Milz, des Immunsystems, nicht aber die Lymphangiologie. **Angiologen** beschäftigen sich vorwiegend mit Erkrankungen der Schlagadern, **Phlebologen** mit denjenigen der Beinvenen und da die Kompressionstherapie auch hier, wie bei der Behandlung des Lymphödems eine wichtige Rolle spielt, einige unter ihnen auch mit Beinlymphödemen. Wir haben vor 30 Jahren unter dem Titel „Die Lymphologie, bisher ein Stiefkind der Medizin" einen diesbezüglichen Artikel veröffentlicht. Leider hat sich an diesem Zustand nichts geändert.

Die Vernachlässigung der Lymphologie führt dazu, dass es auf diesem Gebiet keine weltweit akzeptierte, einheitliche Lehrmeinung gibt. Der an einer Bluthochdruckkrankheit Leidende z. B. kann sicher sein, dass das Wesen seiner Krankheit und die relevanten diagnostischen und therapeutischen Maßnahmen in den Lehrbüchern und Publikationen weltweit in derselben Weise erörtert werden. Das Gegenteil ist beim Lymphödem der Fall: In der Fachliteratur herrschen chaotische Zustände. Weder darüber, was das Lymphödem ist, wie es definiert werden soll, noch hinsichtlich dessen Diagnose und Therapie herrscht Einigkeit. In Anbetracht dieser Situation können Sozialpolitiker tun, was sie wollen. In Deutschland wurde die Behandlung des Lymphödems als Rehabilitationsmaßnahme eingestuft. Nun bedeutet das lateinische Wort „habilis" tauglich, d. h., dass **durch Rehabilitation eine früher vorhandene Tauglichkeit wiederhergestellt** wird. Unsere Leser werden in diesem Ratgeber lesen können, dass es Neugeborene gibt, die mit einem Lymphödem zur Welt kommen; das Lymphödem ist Folge eines Fehlers im genetischen Apparat, welcher in der Sekunde der Eibefruchtung schon vorhanden war. Von einer Rehabilitation, von einer Wiederherstellung kann bei diesen Kindern keine Rede sein.

In der vorliegenden Ausgabe beschäftigt sich eine neues Kapitel aus der Feder von P. Asmussen mit der Hautpflege und ein weiteres aus derjenigen unserer Mitarbeiterin R. Forster mit der Selbstbehandlung und mit der Behandlung durch Familienmitglieder. Die Erörterung der Selbstbehandlung und diejenige der Behandlung durch Familienmitglieder verfolgt nicht das Ziel, unseren Lesern ihr Erlernen aus dem Text zu ermöglichen; sie müssen im Zuge der „Phase I" der Komplexen Physikalischen Entstauungstherapie von den Behandelnden Ärzten und Physiotherapeutin vermittelt werden. Der Text dient dem gelegentlichen Auffrischen des bereits vorhandenen Wissens.

Wir hoffen, dass unsere Leserinnen Verständnis dafür haben, dass wir im Sinne des klassischen deutschen Sprachgebrauchs unter „Leser" beide Geschlechter verstehen und nicht stets „Leserinnen und Leser" schreiben.

Hinterzarten, im Dezember   Dr. med. Ethel Földi
des Jahres 2002   Prof. Dr. med. Michael Földi

Inhaltsverzeichnis

1	**Lymphgefäße, Lymphknoten und Lymphe im gesunden Körper**	1
1.1	Die „Lymphpumpe"	3
1.2	Gewebsflüssigkeit und Lymphe	5
1.3	Die Entstehung der Lymphe	15
1.4	Die Lymphknoten	16
1.5	Die Sicherheitsventilfunktion des Lymphgefäßsystems	17
2	**Die Unzulänglichkeit des Lymphgefäßsystems und deren Folgen: Das Ödem**	20
2.1	Definitionen	20
2.2	Die „Niedrigvolumenunzulänglichkeit" (oder „mechanische Unzulänglichkeit") des Lymphgefäßsystem und ihre Folgen: Die Krankheit Lymphödem	23
2.3	Die „Hochvolumenunzulänglichkeit" (oder „dynamische Unzulänglichkeit") des Lymphgefäßsystems	25
2.4	Die Kombinationsform „Sicherheitsventilunzulänglichkeit" des Lymphgefäßsystems	26
2.5	Das Schicksal eiweißreicher und eiweißarmer Ödeme	26
3	**Das Lymphödem**	28
3.1	Die Stadien des Lymphödems	28
3.2	Die verschiedenen Lymphödemformen	38
3.3	Die Diagnosestellung des Lymphödems	56
3.4	Vorbeugung	66
3.5	Die Behandlung des Lymphödems	92
3.6	Störungen der Strömung der Dünndarmlymphe; das Lymphödem des Dünndarms und chylöse Ergüsse	138
3.7	Komplikationen des Lymphödems	141

4	**Das venöse Beinleiden**	144
4.1	Einleitung	144
4.2	Die Strömung des Blutes beim Liegen, Stehen und Gehen	144
4.3	Die chronisch-venöse Insuffizienz (CVI)	149
5	**Örtliche Fettablagerungen**	163
5.1	Das Lipödem	163
5.2	Der Fetthals	169
6	**Die zyklisch-idiopathischen Ödemsyndrome (Flüssigkeitsretentionssyndrome)**	170
7	**Praktische Hinweise zur „Komplexen Physikalischen Entstauungstherapie"**	173
7.1	Hautpflege beim Lymphödem (P. D. Asmussen)	173
7.2	Hinweise zur Selbstbehandlung und zur Behandlung durch Familienmitglieder	179
7.3	Komplexe Physikalische Entstauungstherapie; Selbstbehandlung (R. Forster)	181
7.4	Die Kompressionsbandage – ausgeführt durch einen Angehörigen (R. Forster)	209
7.5	Die entstauende Physiotherapie für Patienten mit Arm- und Beinlymphödemen (R. Forster)	229
	Register	245

1 Lymphgefäße, Lymphknoten und Lymphe im gesunden Körper

70-mal in der Minute schleudert die linke Herzkammer das Blut, diesen „besonderen Saft", in die Hauptschlagader (Aorta), deren Äste wie ein verzweigtes Röhrensystem den ganzen Körper durchziehen (☞ Abb. 1.1). Der Sinn des Blutkreislaufes erfüllt sich in den allerkleinsten, nur unter dem Mikroskop erkennbaren Bluthaargefäßen (Kapillaren). Diese sind in den meisten Organen in ein zwischen den Zellen befindliches Zwischenzellgewebe (Interstitium) eingebettet. Durch die Wand der Bluthaargefäße verlassen die Blutbahn in Wasser gelöste, zur Versorgung der Gewebe unerläßliche Nährstoffe und Sauerstoff. Gleichzeitig kehren zu ihrer Entsorgung die nicht verbrauchten Nährstoffe, Schlacken und Kohlendioxid in die Blutbahn zurück. Das Blut strömt anschließend über das System von Blutadern, den Venen, in den rechten Vorhof des Herzens und weiter in die rechte Herzkammer. Von hier wird es über die Lungenschlagader in die Lungen gepumpt. Auch im Lungenkreislauf kommt es zur Verzweigung bis zu Haargefäßen. Hier wird das Kohlendioxid abgegeben und das Blut erneut mit Sauerstoff gesättigt. Das sauerstoffreiche Blut fließt nun über die Lungenvenen in den linken Vorhof, anschließend in die linke Herzkammer. Damit schließt sich der Blutkreislauf.

In den Körperschlagadern, den Arterien, bewegt sich das mit Sauerstoff gesättigte, arterielle, hellrote Blut schlagartig. Hierdurch entsteht der tastbare Puls. In den Venen strömt das sauerstoffarme, dunkle Blut gleichmäßig. Die oberflächigen Venen schimmern bläulich durch die Haut.

Es gibt aber noch ein weiteres Gefäßsystem in unseren Körper, in welchem Flüssigkeit von den Geweben abtransportiert wird, dasjenige der **Lymphgefäße**, der Saugadern. Die in den Lymphgefäßen strömende Flüssigkeit, die **Lymphe**, ist wasserklar (lat. *lympha* = klares Wasser). Nur die Lymphe des Dünndarmes –

2 Lymphgefäße, Lymphknoten und Lymphe im gesunden Körper

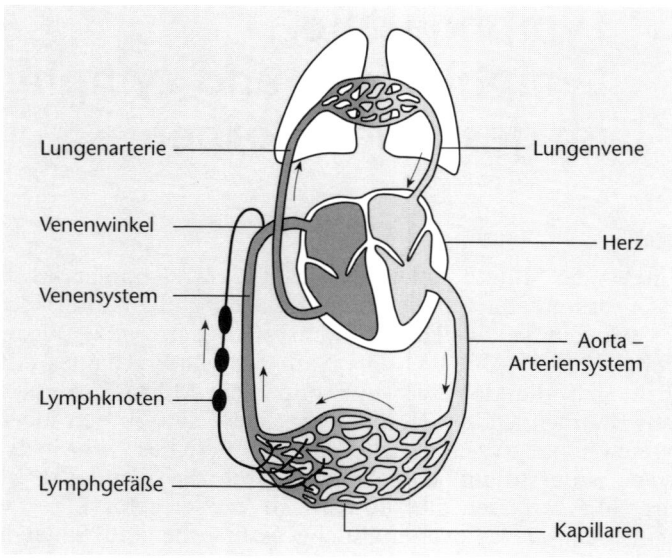

Abb. 1.1: Blutkreislauf und Lymphgefäßsystem [C155].

man nennt sie Chylus – ist nach einer fettreichen Mahlzeit gelblich weiß, da das Fett aus dem Darm über Lymphgefäße abtransportiert wird. Im Gegensatz zum Blutgefäßsystem, welches mit dem Herzen einen vollen, in sich geschlossenen Kreislauf bildet, ist das Lymphgefäßsystem lediglich ein Halbkreislauf. Es beginnt mit **Lymphhaargefäßen.** Diese befinden sich, wie die feinsten Wurzelverästelungen eines Baumes, in der Nachbarschaft der Bluthaargefäße. Aus den Lymphhaargefäßen gelangt die Lymphe in immer größere Lymphsammelgefäße und letztendlich in **zwei Hauptlymphstämme,** in den **Milchbrustgang** und in den **rechtsseitigen Lymphstamm.** Diese beiden Lymphstämme entleeren ihren Inhalt in das venöse System, in die so genannten Venenwinkel. Diese befinden sich hinter den Schlüsselbeinen und entstehen aus der Vereinigung der Unterschlüsselbeinvene und der inneren Drosselvene. Der Milchbrustgang drainiert etwa 75 % des Körpers und mündet im linksseitigen Venenwinkel. Der rechtsseitige Lymphstamm drainiert die restlichen 25 % und zwar aus dem rechten oberen

Quadranten des Körpers und mündet im rechtsseitigen Venenwinkel.

Eine interessante Besonderheit der Lymphgefäße, welche sie von Blutgefäßen unterscheidet, besteht in einer beträchtlichen Wanddurchlässigkeit, vor allem der Lymphhaargefäße, aber – in einem geringeren Maße – auch der Sammelgefäße. Diese äußert sich darin, dass Lymphwasser in die umgebenden Gewebe austritt, wodurch die Lymphe allmählich konzentrierter wird. Dies geschieht vor allem dann, wenn der Lymphdruck hoch ist.

1.1 Die „Lymphpumpe"

Die Strömung des Blutes wird in erster Linie durch die pumpende Tätigkeit des Herzens aufrechterhalten. Im venösen Bereich des Blutkreislaufes stehen auch Hilfsmechanismen zur Verfügung, wie die Atmung und die so genannte „venöse Beinpumpe". Im Gegensatz hierzu wird die Lymphe vorwiegend durch eine aktive, pumpende Tätigkeit der Lymphgefäße selbst vorangetrieben. In der Wand der Lymphsammelgefäße und Lymphstämme befinden sich Muskelzellen und Klappen. Man nennt einen durch zwei Klappen begrenzten Abschnitt eines Lymphgefäßes **Lymphangion.** Gelangt in ein Lymphangion Lymphe, so übt die Dehnung der Wand einen Reiz aus und das Lymphangion zieht sich zusammen. Hierdurch erhöht sich der Lymphdruck und dies führt dazu, dass sich die peripherisch befindliche Klappe schließt und die central befindliche öffnet: Die Lymphpumpe spritzt die Lymphe in das nächste Lymphangion (☞ Abb. 1.2). Jedes Lymphangion kann als ein winziges Lymphherzchen betrachtet werden. Seine Tätigkeit wird, wie auch diejenige des Herzens, von einem Schrittmacher gesteuert. Wie vom Herzen ein Elektrokardiogramm, so kann vom Lymphangion ein Elektrolymphangiogramm abgeleitet werden. Die Ähnlichkeit zwischen dem Herzen und dem Lymphangion geht aber noch weiter: Das Herz ist nicht nur eine Pumpe, sondern auch eine Drüse, welche ein die Kochsalzausscheidung mit dem Urin regulierendes Hormon sezerniert. Auch das Lymphangion produziert Stoffe, welche seine pumpende Tätigkeit und sogar die Lymph-

4 Lymphgefäße, Lymphknoten und Lymphe im gesunden Körper

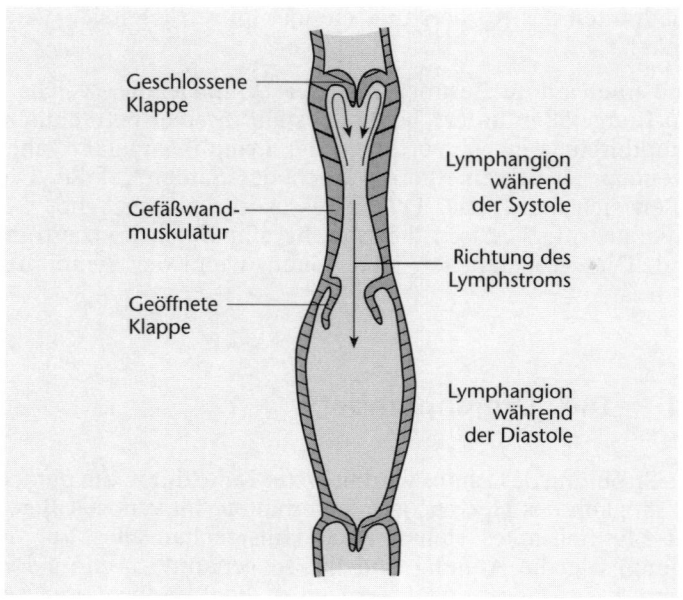

Abb. 1.2: Das Lymphangion, ein von zwei Klappen begrenztes Segment eines Lymphgefäßes, spielt die Rolle einer „Lymphpumpe" [C155].

bildung regulieren! Es gibt übrigens Lebewesen – Frösche, Vögel – welche echte Lymphherzen haben, deren Stillstand eine tödliche Lymphstauung verursacht.

Die Lymphpumpe passt sich den jeweiligen Anforderungen des Körpers in einer wahrhaft wunderbaren Weise an. Bei völliger Ruhe besteht beim Gesunden im Bereich der Gliedmaßen lediglich eine sehr spärliche Lymphströmung. Erhöht sich aber die aus den Geweben über die Lymphgefäße abzuleitende Flüssigkeitsmenge, die so genannte **lymphpflichtige Wasserlast**, so gelangt mehr Lymphe in das Lymphangion, in Folge dessen wird dessen Wand stärker gedehnt. Hierdurch beschleunigt sich die Pulsation der Lymphangione: Die Lymphströmung steigt an.

Die Atmung spielt auch bei der Lymphströmung die Rolle eines Hilfsmechanismus. Anzumerken ist noch, dass die Lymphströmung aus dem Darm durch dessen Bewegungen, der Darmperistaltik, aus dem Herzen durch die Kontraktion und die Erschlaffung der Herzmuskulatur aufrechterhalten wird.

1.2 Gewebsflüssigkeit und Lymphe

Was ist nun die Lymphe eigentlich? Die Lymphe entsteht aus der Gewebsflüssigkeit, ist aber mit dieser keineswegs identisch. Wir wollen zuerst davon sprechen, wie die Gewebsflüssigkeit zustande kommt und anschließend kurz die Frage erörtern, wie aus der Gewebsflüssigkeit Lymphe wird.

Die Gewebsflüssigkeit stammt aus dem Blut. Ihre Entstehung hängt mit der Notwendigkeit zusammen, die Gewebe und die Zellen mit den vielen Stoffen, welche sie benötigen, zu versorgen und sie dann von den entstandenen Schlacken zu befreien. Bei der Bildung der Gewebsflüssigkeit, bei der Versorgung und Entsorgung der Gewebe spielen zwei Vorgänge und zwar die **Diffusion** mit ihrer Spezialform **Osmose** und die **Ultrafiltration + Resorption** eine Rolle. Wir wollen uns zuerst mit der Diffusion und der Osmose beschäftigen.

1.2.1 Diffusion und Osmose

Überschichtet man behutsam eine wässrige Zuckerlösung mit Wasser, so wandern Zuckermoleküle in das Wasser und Wassermoleküle in die Zuckerlösung (☞ Abb. 1.3). Dieser Vorgang beruht auf der Ureigenschaft der Moleküle, der kleinsten Bestandteile eines chemischen Stoffes, sich ununterbrochen hin und herzubewegen. Er wird als **Diffusion** bezeichnet. Die Diffusion führt dazu, dass sich die beiden Flüssigkeiten, die Zuckerlösung und das Wasser, nach einer gewissen Zeit vermischen, d. h., dass letzten Endes eine verdünnte Zuckerlösung entsteht. Wärme beschleunigt, Kälte verlangsamt diesen Vorgang, der auf einer „thermischen" Bewegung der Moleküle beruht.

Die Wassermoleküle sind kleiner als die Zuckermoleküle. Man kann nun leicht eine **Scheidewand** (Membrane) herstellen, welche durchlöchert ist, und den Durchmesser der Löcher so gestalten, dass sie sowohl die kleinen Wassermoleküle als auch die größeren

6 Lymphgefäße, Lymphknoten und Lymphe im gesunden Körper

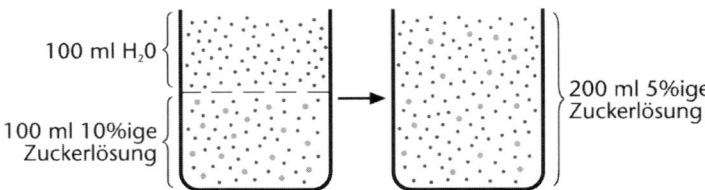

Abb. 1.3: Diffusion. Schichtet man auf eine 10%ige Zuckerlösung destilliertes Wasser, so kommt es durch Diffusion zu einer Vermischung der beiden Flüssigkeiten; es entsteht eine 5%ige Zuckerlösung. Rot: Wassermoleküle, blau: Zuckermoleküle [M 150].

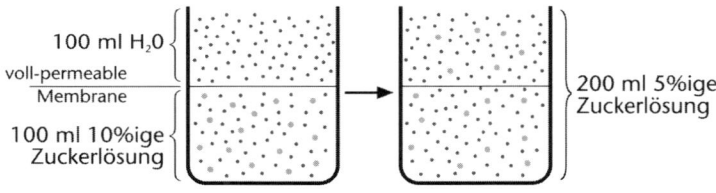

Abb. 1.4: Behinderte Diffusion. Trennt man eine Zuckerlösung von destilliertem Wasser mit einer für beide Moleküle vollpermeablen Membrane, vermischen sich diese beiden Flüssigkeiten miteinander langsamer als ohne Membrane [M150].

Zuckermoleküle frei passieren lassen. Legt man eine solche **voll durchlässige** Membrane auf die Oberfläche der Zuckerlösung und schichtet anschließend vorsichtig auf diese Membrane Wasser, so wird der Ausgleich langsamer erfolgen. Diejenigen Moleküle, welche bei ihren Bewegungen zufällig gegen die Membrane prallen, können diese erst bei einem der nächsten Versuche passieren, dann nämlich, wenn sie zufällig auf ein Loch stoßen. Eine derartige, etwas **behinderte Diffusion** spielt bei der Versorgung und Entsorgung der Gewebe eine ganz entscheidende Rolle. (☞ Abb. 1.4) Durch die Bluthaargefäße eines erwachsenen Menschen diffundieren in Wasser gelöst alle lebenswichtigen Stoffe in die Gewebe. Die nicht benötigten sowie die im Laufe der Lebensvorgänge entstandenen Schlacken diffundieren in der gleichen Wassermenge gelöst in die Blutbahn zurück. Auch der Sauerstoff und das Kohlendioxyd diffundieren durch die Bluthaargefäßwand.

Ein Sonderfall der Diffusion ist die so genannte **Osmose**. Sie entsteht, wenn man die beiden Flüssigkeiten, die Zuckerlösung und das Wasser, voneinander mittels einer solchen **halbdurchlässigen** Membrane trennt, in welche kleinere Löcher als bei der volldurchlässigen eingebaut sind und zwar solche, die die winzigen Wassermoleküle passieren lassen, die etwas größeren Zuckermoleküle jedoch nicht. In einem solchen Fall verhalten sich die Zuckermoleküle den Wassermolekülen gegenüber, wie ein Magnet sich Metallsplittern gegenüber verhält: Sie halten die Wassermoleküle fest. Verwendet man ein U-förmiges Rohr, steigt in dem die Zuckerlösung enthaltenen Ast der Flüssigkeitsspiegel an, dementsprechend baut sich hier am Boden des Gefäßes ein Druck auf, er wird als der **osmotische Druck** bezeichnet. Anstelle des Wortes „Druck" kann man auch „Sog" sagen. (☞ Abb. 1.5)

Von ganz besonderer Bedeutung im Zusammenhang mit der Thematik dieses Büchleins ist ein Bestandteil des Blutes, der uns immer wieder beschäftigen wird, der der **Eiweißmoleküle**. Die Eiweißmoleküle sind viel größer als Wassermoleküle und alle

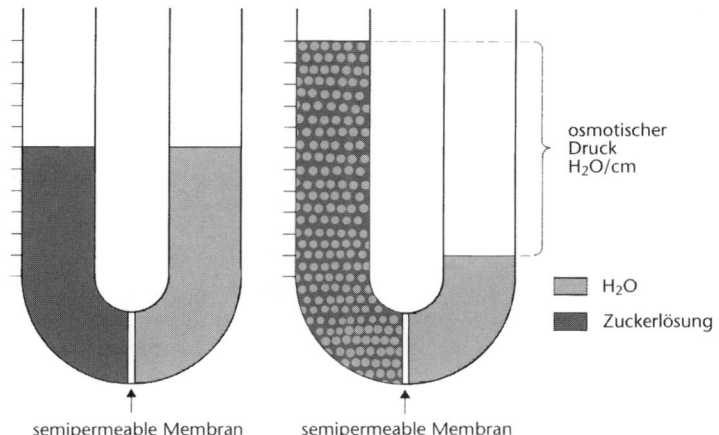

Abb. 1.5: Wird eine Zuckerlösung von destilliertem Wasser durch eine halbdurchlässige, für Zucker undurchlässige Membrane getrennt, entsteht ein osmotischer Druck [M 150].

8 Lymphgefäße, Lymphknoten und Lymphe im gesunden Körper

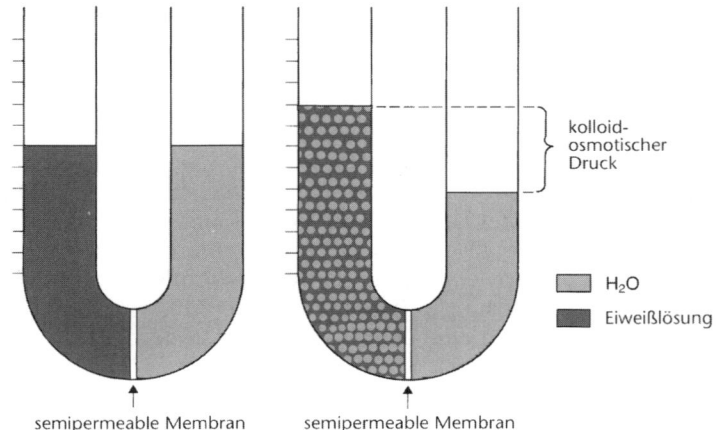

Abb. 1.6: Wird eine Eiweißlösung von destilliertem Wasser durch eine halbdurchlässige, für Eiweiß undurchlässige Membrane getrennt, entsteht ein kolloidosmotischer Druck [M 150].

anderen im Blutwasser befindlichen, wie Zucker, Salze, Vitamine, usw. Bei diesen Größenordnungen spielt der Unterschied zwischen der Größe der kleinen Moleküle wie Wasser-, Zucker-, Salzmolekülen usw. keine Rolle. Wir können alle diese Zwergmoleküle mit einem Mohnkorn vergleichen, Eiweißmoleküle mit einem Fußball. Die Eiweißmoleküle werden in der Wissenschaft als **Makromoleküle** und auch als **Kolloide** bezeichnet. Entnimmt man Blut und trennt die Blutzellen und das eiweißhaltige Blutwasser, das so genannte **Blutplasma** voneinander, indem man die Gerinnung des Blutes verhindert, so lässt sich dieselbe Anordnung aufbauen, wie wir im Falle der Zuckerlösung und dem Wasser geschildert haben. Diesmal benützen wir eine solche halbdurchlässige Scheidewand, welche die winzigen Wasser- und andere Zwergmoleküle frei passieren lässt, die riesigen Eiweißmoleküle jedoch nicht. Gießt man in einen Ast eines U-förmigen Rohrs Blutplasma, in den anderen Ast Wasser, und trennt die beiden Flüssigkeiten voneinander, so verhalten sich die Eiweißmoleküle Wassermolekülen gegenüber, wie sich ein Magnet Metallsplittern gegenüber verhält, sie ziehen die Wassermoleküle an. Es kommt auch jetzt zu einer Osmose: Wasser wandert durch die Scheidewand in das Blutplasma und in dem, das Blutplasma enthaltenden Ast des U-förmigen Rohrs steigt der Flüssigkeitsspiegel an. Da das Eiweiß ein Kolloid ist, nennen wir diese Osmose eine **Kolloidosmose**. Es baut sich freilich auch in diesem Fall ein Druck – ein **kolloid-osmotischer Druck (kolloid-osmotischer Sog)** – auf. Der kolloid-osmotische Druck des Blutplasmas eines gesunden erwachsenen Menschen beträgt etwa 25 Quecksilbermillimeter (mmHg); dies entspricht derjenigen Kraft, mit welcher die Eiweißmoleküle die Wassermoleküle festhalten.

Mit welcher Wucht Eiweißmoleküle Wasser an sich reißen und es festhalten, können unsere Leser in der Küche beobachten. Wollen sie eine Bohnensuppe kochen und legen sie die getrockneten Bohnen in Wasser ein, so sieht man, dass diese aufgequollen sind: Die pflanzlichen Eiweißmoleküle haben Wassermoleküle an sich gezogen und festgehalten; das Häutchen der Bohne platzt (Abbildung 1.6 und 1.7).

1.2.2 Filtration und Ultrafiltration

Unsere Leser benutzen den Vorgang der Filtration, des **Filtrierens** zuhause, wenn sie einen Filterkaffee zubereiten. Das hierfür benützte Filterpapier lässt den Kaffeesatz nicht passieren, wohl aber das schöne Getränk: Es tropft ins Gefäß und zwar ohne, dass man hierfür Energie benötigt. In diesem Falle reicht die Schwerkraft aus, um den Kaffeesatz und den Kaffee voneinander zu trennen. Ganz anders ist die Situation, wenn man aus einer wässrigen Eiweißlösung wie dem Blutplasma das Eiweiß entfernen will, um eiweißfreies Blutwasser – mit den in Wasser gelösten Zwergmolekülen – zu gewinnen. Die Eiweißmoleküle halten die Wassermoleküle mit einer solchen Wucht fest – fachmännisch formuliert: der kolloidosmotische Sog ist so hoch – dass die Schwerkraft nicht in der Lage ist, die Eiweißmoleküle und die Wassermoleküle voneinander zu trennen (☞ Abb. 1.8). Diese Aufgabe kann mittels einer **Ultrafiltration** gelöst werden. Hierzu benötigt man eine Spezialflasche, deren Hals durch einen Gummistöpsel luftdicht verschlossen ist. In der Mitte der Flasche befindet sich ein Loch, durch welches luftdicht ein Trichter eingesetzt wird. Im Trichter befindet sich eine sog. halbdurchlässige Membrane, welche das Wasser und die im Wasser gelös-

10 Lymphgefäße, Lymphknoten und Lymphe im gesunden Körper

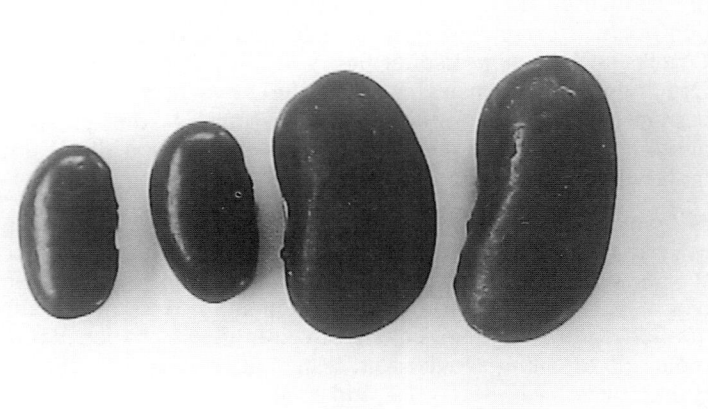

Abb. 1.7: Bohnen im getrockneten Zustand und nach dem Einweichen in Wasser [O155].

ten Zwergmoleküle passieren lässt, die riesigen Eiweißmoleküle jedoch nicht. Auf diese Membrane wird das Blutplasma geschüttet (☞ Abb. 1.8). Anschließend nimmt man einen luftdicht in den Trichter passenden Kolben und platziert diesen auf das Blutplasma. Auf diesem Kolben muss ein Druck ausgeübt werden, der höher als 25 mmHg ist. Mittels dieser so genannten **Druckultrafiltration** lassen die Eiweißmoleküle die von ihnen festgehaltenen Wassermoleküle los: In der Flasche erscheint tropfenweise eiweißfreies Blutwasser.

Man kann auch so vorgehen, dass man aus der Flasche mit Hilfe einer Saugpumpe Luft absaugt. Die Energie, welche zu diesem Absaugen erforderlich ist, ist selbstverständlich die gleiche wie diejenige, welche bei der **Druckultrafiltration** erforderlich war, d. h., man saugt mittels höher als 25 mmHg. Man spricht in diesem Fall von einer **Vakuumultrafiltration**. Wenn man will, kann man die **Druckultrafiltration** und die **Vakuumultrafiltration** miteinander kombinieren, indem man z. B. die

Hälfte der Energie zum Drücken, die andere Hälfte zum Saugen verwendet.

Anzumerken ist noch folgendes: Es kann passieren, dass es bei der Herstellung der halbdurchlässigen Membrane zu einem Fabrikationsfehler gekommen ist, in dem sie einige solche Poren enthält, welche Eiweißmoleküle passieren lassen. In diesem Fall wird die in der Flasche erscheinende Flüssigkeit Spuren von Eiweiß enthalten. Freilich wird man in diesem Falle bei der Herstellerfirma reklamieren.

1.2.3 Ultrafiltration und Resorption in der Blutkapillare

Die Wand der Bluthaargefäße entspricht einer solchen Membrane, welche Wassermoleküle und die im Wasser gelösten Zwergmoleküle, wie im Kapitel über Diffusion und Osmose be-

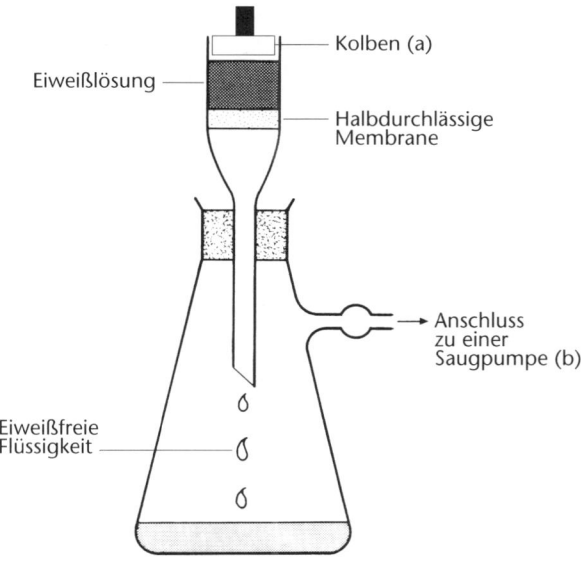

Abb. 1.8: Ultrafiltration. Wird bei (a) ein Druck oder bei (b) ein Sog auf die Eiweißlösung ausgeübt, so kann die Kraft, mit der die Eiweißmoleküle Wasser binden, überwunden werden [C157].

schrieben, frei passieren lässt, für die Eiweißmoleküle jedoch fast vollständig undurchlässig ist. Aber nur fast: In einem geringen Ausmaß treten auch Eiweißmoleküle durch die Wand der Bluthaargefäße aus. Freilich ist dies kein Fabrikationsfehler: Dieser Austritt ist von der Natur gewollt – das Eiweiß hat in den Geweben verschiedene Funktionen zu erfüllen – und mengenmäßig genau geregelt.

Der sog. „systolische" Blutdruck beträgt beim gesunden Menschen etwa 120 mmHg. Er sinkt in den kleinsten Schlagadern des Körpers – man nennt sie präkapilläre Arteriolen – bis auf etwa 30 mmHg herab. Mit diesem Druck gelangt nun das Blut in die Bluthaargefäße, in deren Bereich der Blutdruck kontinuierlich weiter herabsinkt und anschließend in die kleinsten Venen – man nennt sie postkapilläre Venolen – in welchen der Blutdruck weiter herabsinkt: hier beträgt der Druck nur noch etwa 8 mmHg. Dieses Herabsinken des Drucks in den Bluthaargefäßen hat nun zur Folge, dass in der ersten Hälfte der Blutkapillaren, in derjenigen, welche sich unmittelbar nach den Kleinsten Arterien, die präkapillären Arteriolen befindet – man nennt diese Hälfte den **„arteriellen Schenkel"** – der durchschnittliche Blutdruck wesentlich höher ist als in der zweiten, im so genannten **„venösen Schenkel"**.

Im „arteriellen Schenkel" der Blutkapillaren ist der Blutdruck höher als der kolloid-osmotische Druck im Blut. Dies hat zur Folge, dass in diesem Bereich genau das gleiche geschieht wie im Labor in der Druckflasche, wenn man auf den Kolben einen höheren Druck als 25 mmHg appliziert. Bei der Beschaffenheit der Wand der Blutkapillaren als Ultrafilter-Membrane wird aus der Blutbahn in das Gewebe hinaus Blutwasser ultrafiltriert. Mit dem Wasser gelangen auch die im Wasser gelösten Zwergmoleküle aus der Blutbahn in die Gewebe. Dieser Vorgang dient der Versorgung der Zellen. Im zweiten Abschnitt der Bluthaargefäße, im „venösen Schenkel", ist der Blutdruck niedriger als der kolloid-osmotische Druck im Blut. Dieser Druckunterschied zugunsten des kolloid-osmotischen Sogs führt dazu, dass in diesem Bereich die im Blut befindlichen Eiweißmoleküle aus dem Gewebe genauso, wie Bohnen, die im Wasser liegen, Wasser aufnehmen, Gewebsflüssigkeit in die Blutbahn zurücksaugen. Diesen, der Entsorgung dienenden Vorgang, bezeichnet man als **Resorption** (lat. *resorbere* = zurücksaugen).

Gewebsflüssigkeit und Lymphe

Zusammenfassend

Als Folge des Eiweißaustrittes durch die Bluthaargefäße in die Gewebe enthält die Gewebsflüssigkeit ohne Ausnahme immer etwas Eiweiß. Selbstverständlich behält das Eiweißmolekül seine wasserbindende Eigenschaft auch in der Gewebsflüssigkeit, d. h. dass jedes einzelne Eiweißmolekül, welches die Blutbahn verlässt, für den Aufbau eines kolloidosmotischen Drucks in der Gewebsflüssigkeit verantwortlich ist. Man kann sich die Situation wie einen Kampf um Wasser vorstellen, zwischen den Eiweißmolekülen, welche sich im Blut, im Bluthaargefäß befinden und denjenigen, welche in die Gewebsflüssigkeit gelangt sind. Sieger sind die Eiweißmoleküle in der Blutbahn, da sie wesentlich zahlreicher sind als die in der Gewebsflüssigkeit befindlichen, allerdings sind sie etwas geschwächt: Die Kraft, mit welcher sie Gewebsflüssigkeit in die Blutbahn zurückholen, resorbieren können, der **resorbierende Druck** ist vermindert. Bildlich vorgestellt befinden sich in der Blutkapillare zwanzig kräftige Ringer, die für Wassermoleküle kämpfen, im Gewebe sind es nur drei gleich starke, die dasselbe tun. Das Resultat sieht dann so aus, als würde es in der Blutkapillare nur 17 Ringer geben.

Diesen eingeschränkten resorbierenden Druck bezeichnen wir als den **effektiven resorbierenden Druck**. Letzten Endes ist dieser für die Resorption vorhanden:

Effektiver resorbierender Druck = kolloid-osmotischer Druck im Blut – kolloid-osmotischer Druck im Gewebe

Ein weiterer, komplizierender Faktor ist der in der Gewebsflüssigkeit herrschende Druck. Es ist leicht einzusehen, dass dieser Druck den ultrafiltrierenden Druck beeinflusst, so dass der Begriff eines **effektiven ultrafiltrierenden Drucks** eingeführt werden musste. Stellen wir uns vor, dass wir bei einer Druckultrafiltration (☞ Abb. 1.8) auf den Kolben einen Druck von sagen wir 50 mmHg ausüben; dies ist mehr als genug, um den Sog von 25 mmHg, mit welchem das Eiweiß im Blutplasma das Wasser festhält, zu überwinden. Benützen wir nun aber den Seitenast, um anstelle des Erzeugens eines Vakuums in der Flasche einen Überdruck von sagen wir 10 mmHg zu erzeugen, indem wir Luft in die Flasche blasen, so bleiben für die Ultrafiltration nur noch

50–10 = 40 mmHg übrig. Dies ist jetzt der effektive ultrafiltrierende Druck.

Effektiver ultrafiltrierender Druck = Blutdruck in den Bluthaargefäßen – Druck im Gewebe

Wir können nun festhalten, dass **im ersten, arteriellen Schenkel der Blutkapillaren der effektive ultrafiltrierende Druck höher ist als der effektive resorbierende Druck. Infolgedessen erfolgt hier eine im Dienste der Versorgung der Gewebe stehende Ultrafiltration. Im venösen Schenkel ist hingegen der effektive resorbierende Druck höher als der effektive ultrafiltrierende Druck, so dass hier ein im Dienste der Entsorgung stehender Vorgang stattfindet.**

Wir haben darauf verzichtet, für diese verschiedenen Drücke zahlenmäßige Werte anzugeben. Denn die Drücke für die arteriellen und venösen Blutkapillarschenkel können nicht mit jeweils nur einer Zahl angegeben werden: Der Druck nimmt vom arteriellen Anfang des Bluthaargefäßes bis zu dessen venösen Ende ab und wird durch Änderungen der sich stets den momentanen Bedürfnissen anpassenden Durchblutungsverhältnisse beeinflusst. Gibt man also einen Wert für den Blutkapillardruck an, so ist dies ein statistischer Mittelwert. Auch der zahlenmäßige Wert des Gewebeflüssigkeitsdrucks ist nicht bekannt. Der kolloidosmotische Druck in der Gewebsflüssigkeit ist auch nicht einwandfrei messbar.

An dieser Stelle erinnern wir unsere Leser daran, dass Versorgung und Entsorgung der Gewebe auch durch die besprochene „behinderte Diffusion" stattfindet. Die Diffusion erfolgt durch die gesamte Blutkapillarfläche, sowohl über den arteriellen als auch über den venösen Schenkel.

Dieser Vorgang ist mengenmäßig viel wichtiger als die Ultrafiltration – Resorption: pro Minute diffundieren in beide Richtungen über das gesamte Blutkapillarnetz eines erwachsenen Menschen 240 Liter Wasser. Hingegen werden pro Minute nur etwa 20 ml Wasser ultrafiltriert, zur Resorption gelangen davon aber nur etwa 90 %, d. h. 18 ml. **Die 2 ml des nicht zur Resorption gelangenden Wassers nennen wir „Nettoultrafiltrat",** die etwa 20 ml sind das **„Bruttoultrafiltrat".** Das Nettoultrafiltrat dient der Lymphbildung; wir nennen es **„lymphpflichtige Wasserlast".** Mit dem „Diffusionswasser" haben die Lymphgefäße nichts zu tun.

1.3 Die Entstehung der Lymphe

Die lymphpflichtige Wasserlast enthält unter anderem diejenigen Eiweißmoleküle, welche die Bluthaargefäße verlassen haben. Dieses Eiweiß kann nicht in die Bluthaargefäße zurückgelangen, aus diesem Grunde ist es auch „lymphpflichtig", es muss mit der Lymphe abgeleitet werden. Wenn man die berechtigte Frage stellt, warum man für den Stofftransport vom Herzen zu den Geweben nur ein Röhrensystem benötigt – dasjenige der Schlagadern – und warum es für den Rücktransport zum Herzen neben der Venen auch der Lymphgefäße bedarf, so lautet die Antwort: **Die allerwichtigste Aufgabe des Lymphgefäßsystems besteht in der Bewältigung der lymphpflichtigen Eiweißlast, in der Rückbeförderung des Eiweißes in die Blutbahn**. Es ist nämlich so, dass für die Eiweißmoleküle die in der Wand des Blutgefäßes befindlichen engen Poren „Drehtüren" sind: sie ermöglichen ihren Austritt in Richtung Gewebe, nicht aber ihr Zurückgelangen aus dem Gewebe in das Bluthaargefäß. (Diese Erklärung sollen unsere Leser als ein Bild auffassen; in Wirklichkeit verbietet die Rückkehr der Eiweißmoleküle ein Naturgesetz, das sog. „Zweite Hauptgesetz der Wärmelehre".) Würde das Lymphgefäßsystem eines Menschen plötzlich aufhören zu funktionieren, so verlöre das Blut binnen eines Tages fast seinen gesamten Eiweißgehalt, und dieses Eiweiß häufte sich im Gewebe an. Dieses Eiweiß würde das ganze Blutwasser aus der Blutbahn zu sich hinaussaugen und in der Blutbahn blieben nur die Blutzellen zurück. Dies wäre der sichere Tod; die Todesursache bestünde in einem so genannten hypovolämischen Schock (Volumenmangelschock); es käme zu einem Kreislaufzusammenbruch infolge des Leerschlagens des Herzens.

Nicht nur Eiweißmoleküle verlassen die Blutbahn, sondern auch verschiedene weiße Blutzellen (Lymphozyten, Granulozyten) um das Gewebe zu überwachen und gegebenenfalls gegen ungebetene Gäste wie Bakterien den Kampf aufzunehmen (s. a. Kap. 1.4). Auch einige rote Blutkörperchen werden immer wieder ausgeschwemmt. All diese Zellen verlassen das Gewebe durch die Lymphgefäße.

Die unter anderem Eiweißmoleküle und Zellen enthaltende Gewebsflüssigkeit wird von den Lymphhaargefäßen in ihre Lichtungen aufgenommen; hier wird aus ihr Lymphe. Die Beschreibung dieses komplizierten Vorganges würden den Rahmen dieses Büchleins sprengen. Erwähnt sei lediglich, dass man die Lymphhaargefäße berechtigterweise als kleine Kraftpumpen bezeichnet hat, deren normales Funktionieren nicht nur von ihrer eigenen intakten Struktur, sondern auch von derjenigen des ganzen Bindegewebes mit dessen Grundsubstanz und Fasernetz abhängig ist.

1.4 Die Lymphknoten

In den Verlauf der Lymphsammelgefäße sind Lymphknoten eingeschaltet. Die zu einem Körperabschnitt bzw. zu einem Organ gehörenden Lymphknoten werden als regionäre Lymphknoten (lat. *regio* = Gebiet) bezeichnet. In diesem Sinne sprechen wir z. B. von den regionären Lymphknoten der Brustdrüse, der Gliedmaßen, der Leber, des Herzens usw.

Die Lymphknoten üben die Funktion von Kläranlagen aus. Es gehört zu ihren wichtigen Aufgaben, die durch sie sickernde Lymphe zu reinigen. So enthält z. B. die aus den Lungen und den Luftwegen stammende Lymphe Staubteilchen. Diese werden im Bereich der regionären Lymphknoten der Luftwege aus der Lymphe entfernt, die diese Lymphknoten verlassende Lymphe ist bereits staubfrei. Durch diesen Vorgang werden Lungen und Luftwege kontinuierlich gesäubert. Enthält die Lymphe Bakterien, so werden auch diese in den Lymphknoten zurückgehalten, nicht aber – leider – Viren.

Die Lymphknoten sind außerdem – zusammen mit dem Bries (Thymus), mit den Mandeln (Tonsillen) und der Milz – Bildungsstätten der Lymphozyten, von Zellen, welche im Mechanismus der Abwehr von Ansteckungen von eminenter Bedeutung sind.

Darüber hinaus gelangen Lymphozyten über die Blutkapillaren des Lymphknotens sowie über seine afferenten Lymphgefäße in den Lymphknoten. Ein Teil der im Lymphknoten befindlichen Lymphozyten verlassen diesen in der Lymphe, in den efferenten Lymphgefäßen, ein anderer durch die Venen des Lymphknotens (siehe Tab. 1.1).

Der Zellgehalt der efferenten Lymphe ist meist viel höher als derjenige der afferenten, und zwar in erster Linie deswegen, weil nor-

Tab. 1.1: Lymphozytenströme zwischen Milz, Lymphknoten, Blut und Lymphe

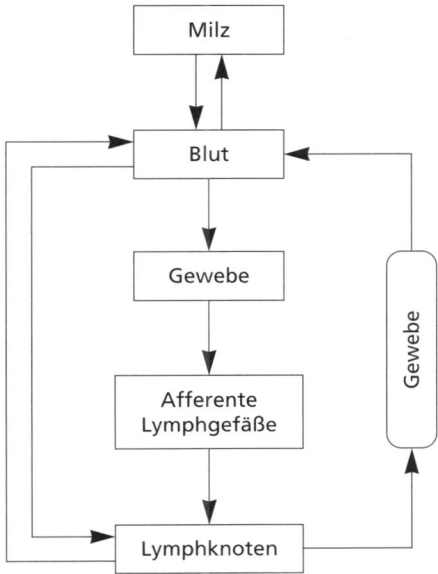

malerweise innerhalb des Lymphknotens der Lymphe viel – bis zu 70 % – Wasser entzogen wird: Das Wasser gelangt in die Venen des Lymphknotens. Unter krankhaften Bedingungen kann es aber auch zum umgekehrten Vorgang kommen, nämlich dass der Lymphe im Lymphknoten Wasser beigemengt wird. Dies ist zum Beispiel der Fall, wenn der Lymphknoten in einem venösen Staugebiet liegt.

1.5 Die Sicherheitsventilfunktion des Lymphgefäßsystems

Beim gesunden, erwachsenen Menschen gelangen über den Milchbrustgang im Lauf eines Tages etwa 2 Liter, über den rechtsseitigen Lymphstamm 0,5 Liter Lymphe in den Blutkreislauf. Vergleicht man diese 2,5 Liter mit der Blutmenge, welche das Herz im Blutgefäßsystem in Bewegung hält – es sind im Laufe eines Tages etwa 10 000 Liter – so erscheinen diese 2,5 Liter verschwindend gering. Und trotzdem sind auch diese 2,5 Liter lebenswichtig: Wie wir sahen, würde ohne Lymphströmung der Kreislauf infolge des Eiweißstaus in den Geweben zusammenbrechen.

Aber das Lymphgefäßsystem spielt auch noch eine andere, sehr wichtige Rolle. Es ist in der Lage, Störungen des Wasserhaushaltes, welche zu einer übermäßigen Wasseransammlung im Gewebe, zu einem **Ödem,** führen könnte, dank seiner so genannten **Sicherheitsventilfunktion** zu verhüten. Im Zusammenhang mit dem Ausdruck Sicherheitsventilfunktion denken Sie an einen Dampfkessel, welcher ohne Sicherheitsventil leicht explodieren kann, wenn der Dampfdruck zu hoch wird. Es kommt oft vor, dass der effektve ultrafiltrierende Druck den vorhandenen normalen effektiven resorbierenden Druck in dem Maße übersteigt, dass im ganzen Bluthaargefäß nur noch ultrafiltriert wird, eine Resorption findet nicht mehr statt. Dies erklärt sich dadurch, dass die Menge des resorbierbaren Wassers durch den effektiven resorbierenden Druck begrenzt ist; dieser kann sich kompensatorisch nicht erhöhen. Dazu müsste entweder die Eiweißkonzentration des Blutplasmas und damit dessen kolloidosmotischer Druck ansteigen, oder/und die Eiweißkonzentration der Gewebsflüssigkeit müsste sinken. Das Gleiche geschieht, wenn bei gleichbleibendem effektivem ultrafiltrierendem Druck der effektive resorbierende Druck sinkt (freilich kann der effektive ultrafiltrierende Druck ansteigen und gleichzeitig der effektive resorbierende Druck sinken).

Die Folge des Anstiegs des in das Gewebe pro Zeiteinheit hinausströmenden Ultrafiltrats ist der Anstieg der lymphpflichtigen Wasserlast.

Diesen Anstieg der lymphpflichtigen Wasserlast beantwortet das Lymphgefäßsystem mit einem Anstieg der Lymphbildung und der Ankurbelung der Lymphpumpen, wodurch sich die Lymphströmung, das **Lymphzeitvolumen** erhöht.

Störungen dieser Art entstehen nicht nur bei Krankheiten, sondern auch bei völliger Gesundheit. Wenn wir morgens aufstehen, steigt in unseren Füßen der Blutkapillardruck so stark an, dass diese – hätten wir in den Beinen keine Lymphgefäße, mit ihrer Sicherheitsventilfunktion sofort eingreifen würden – binnen kürzester Zeit ödematös anschwellen würden (siehe auch Kap. 6).

Erinnern wir uns: Das Lymphangion entspricht einem winzigen Herzen. Auch unser „großes Herz", welches für den Blutkreislauf verantwortlich ist, pumpt in Ruhe gerade soviel Blut, wie unser Körper, vor allem die Muskulatur benötigt und pumpt bei körperlicher Belastung mehr. Aber selbst das Herz eines hoch trainierten jungen Athleten kann höchstens das Achtfache des normalen Ruheherzzeitvolumens befördern. Es gibt eine Höchstgrenze, welche nicht überschritten werden kann. Genauso ist es im Fall der Lymphangione: auch ihre Leistungsfähigkeit ist begrenzt. Wir bezeichnen das höchstmögliche Lymphzeitvolumen, welches die Lymphgefäße bei der Ausführung ihrer Sicherheitsventilfunkton erreichen kann, als **Transportkapazität**; es kann das Zehnfache des Ruhewertes oder noch mehr erreichen.

2 Die Unzulänglichkeit des Lymphgefäßsystems und deren Folgen: Das Ödem

2.1 Definitionen

Das Lymphgefäßsystem arbeitet in einer zulänglichen Weise, wenn es in der Lage ist, die anfallenden lymphpflichtigen Lasten, Wasser und Eiweiß, zu bewältigen und darüber hinaus auch eine Sicherheitsventilfunktion durchzuführen. Unzulänglich sind die Lymphgefäße dann, wenn sie außer Stande sind, die normal anfallende lymphpflichtige Wasser- und Eiweißlast aufzunehmen und abzutransportieren, aber auch dann, wenn sie dies zwar meistern, aber zur Ausübung einer Sicherheitsventilfunktion nicht mehr in der Lage sind.

Der Begriff der „Unzulänglichkeit des Lymphgefäßsystems" ist für unsere Thematik sehr wichtig, da dies ein **Ödem** zur Folge hat.

Das altgriechische Wort *Oidema* bedeutet Schwellung. Die Medizin versteht unter Ödem eine Schwellung, welche durch eine Wasseransammlung verursacht ist. Auch ein Bluterguss oder eine Geschwulst können zu einer Schwellung führen, dies wird jedoch nicht als Ödem bezeichnet. Es gibt **„extrazelluläre"** und **„intrazelluläre Ödeme"**. Bei den extrazellulären Ödemen sammelt sich überschüssiges Wasser im Gewebe an, bei intrazellulären ist der Wassergehalt von Zellen erhöht, wodurch diese anschwellen. Diejenigen Ödeme, welche infolge einer Unzulänglichkeit der Lymphgefäße entstehen, sind in der überwiegenden Mehrzahl der Fälle extrazelluläre Ödeme. Wir werden im weiteren, wenn wir von einem Ödem sprechen, hierunter das extrazelluläre Ödem verstehen und, um Platz zu sparen, das Wort „extrazellulär" nicht immer davorschreiben.

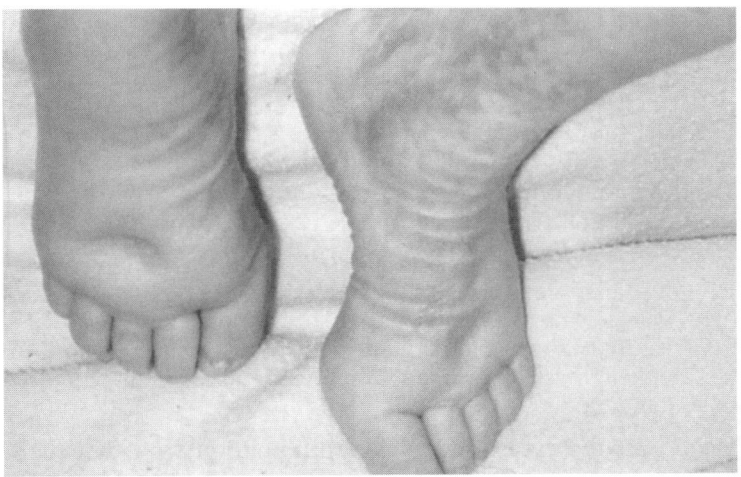

Abb. 2.1: Ödem des Fußrückens [M150].

Unter Ödem verstehen wir eine auf der Vermehrung des Wassergehaltes der Gewebe beruhende Schwellung, welche wir mit Hilfe unserer Sinnesorgane erkennen: Sie ist sichtbar und tastbar.

Diese Definition beinhaltet die Tatsache, dass nicht jede Vermehrung des Wassergehaltes der Gewebe gleichbedeutend mit einem Ödem ist. So erhöht sich z. B. der Wassergehalt der Weichteile der Füße eines gesunden Menschen im Laufe des Tages in messbarer Weise, von einem Ödem sprechen wir aber nur dann, wenn der Fuß sichtbar anschwillt und wir durch Fingerdruck eine Delle erzeugen können (☞ Abb. 2.1).

Mit Nachdruck betonen wir, dass „Ödem" an sich keine Diagnose, keine Krankheit ist, lediglich ein Krankheitszeichen, ein Symptom. Dies bedeutet, dass

- die Ärzte, wenn sie ein Ödem gefunden haben, anschließend unbedingt eine Diagnose stellen müssen, d. h. sie müssen eine klare Aussage treffen, um welche Krankheit es sich handelt, welche unter anderem mit dem Krankheitszeichen Ödem einhergeht und dass

- der leider oft verwendete Ausdruck „Ödemtherapie" falsch und irreführend ist. Der Arzt muss bestrebt sein, Krankheiten zu behandeln und nicht Krankheitszeichen. Um hierzu ein Beispiel aus einem anderen Gebiet der Medizin zu nennen: Auch Kopfschmerz ist lediglich ein Krankheitszeichen, und sollte ein Arzt, ohne die Diagnose zu stellen, dieses Symptom mit Schmerzmitteln behandeln, so könnte es passieren, dass ein Hirntumor, mit katastrophalen Folgen, übersehen wird.

Bevor wir die Frage der Unzulänglichkeit (Insuffizienz) des Lymphgefäßsystems erörtern, fassen wir es noch einmal zusammen, wann es dazu kommt, dass die Lymphgefäße eine Sicherheitsventilfunktion ausüben müssen; wir sagten ja, dass ihre Unfähigkeit, diese auszuüben, mit ihrer Unzulänglichkeit gleichbedeutend ist.

Die Ausübung einer Sicherheitsventilfunktion wird dann notwendig, wenn die lymphpflichtige Wasserlast oder die lymphpflichtige Eiweiß- plus Wasserlast ansteigen. Verschiebt sich das normale Ruheverhältnis zwischen dem effektiven ultrafiltrierenden und dem effektiven resorbierenden Druck in den Bluthaargefäßen zugunsten des ultrafiltrierenden Drucks, so entsteht mehr Gewebsflüssigkeit als normalerweise. Deren Anhäufung kann nur dadurch verhindert werden, dass die Lymphproduktion und der Abtransport der Lymphe in einem entsprechenden Ausmaß gesteigert werden.

Dieser Zustand tritt sinngemäß ein, wenn

- der effektive ultrafiltrierende Druck steigt oder/und
- der effektive resorbierende Druck sinkt.

Wann steigt der effektive ultrafiltrierende Druck? Aus den Ausführungen des ersten Kapitels ist es klar ersichtlich, dass sich der effektive ultrafiltrierende Druck erhöht, wenn

- der in den Bluthaargefäßen herrschende Blutdruck ansteigt, oder/und wenn
- der Gewebedruck sinkt.

Der effektive resorbierende Druck sinkt herab, wenn

- der kolloid-osmotische Druck im Blut niedrig ist oder/und
- der kolloid-osmotische Druck in der Gewebsflüssigkeit ansteigt.

Nimmt die Durchlässigkeit der Bluthaargefäße Eiweißkörpern gegenüber zu, wie es z. B. bei einer Entzündung der Fall ist, so steigt die Eiweißkonzentration in der Gewebsflüssigkeit an. Der hierdurch steigende kolloidosmotische Druck im Gewebe führt dazu, dass der effektive resorbierende Druck sinkt. Im weiteren werden wir Zustände beschreiben, bei denen es zu derartigen Veränderungen kommt.

2.2 Die „Niedrigvolumenunzulänglichkeit" (oder „mechanische Unzulänglichkeit") des Lymphgefäßsystems und ihre Folge: Die Krankheit Lymphödem

Es kann passieren, dass im Bereich gesunder Blutkapillaren sowohl der effektive ultrafiltrierende Druck als auch der effektive resorbierende Druck normal sind und auch der Eiweißaustritt in normaler Weise erfolgt, d. h., dass die lymphpflichtige Wasserlast und Eiweißlast völlig normal sind, aber die Lymphbildung, d. h. die Aufnahme der Gewebsflüssigkeit in die Lymphhaargefäße infolge irgendeiner Krankheit dieser kleinsten Lymphgefäße gestört ist. Eine Erkrankung von Lymphsammelgefäßen, Lymphstämmen oder/und von Lymphknoten kann dazu führen, dass die Transportkapazität des Systems so stark herabsinkt, dass die in den gesunden Lymphhaargefäßen gebildete Lymphe nicht abtransportiert werden kann. Auch die Kombination beider Störungen, d. h. mangelhafte Lymphbildung und zusätzlich mangelhafter Lymphtransport kommen vor. (Mit der Frage, um welche krankhaften Veränderungen es sich hierbei handeln kann, werden wir uns im Kapitel 3.1 beschäftigen).

Bei dieser Form der Unzulänglichkeit der Lymphgefäße ist ihre Transportkapazität, das höchst mögliche und damit auch das aktuelle Lymphzeitvolumen niedriger als das in der Zeiteinheit produzierte Nettoultrafiltrat, die lymphpflichtige Wasserlast. Die Lymphe sickert nur spärlich. Wir sprechen von einer **„Niedrigvolumenunzulänglichkeit"** oder von einer **„mechanischen Unzulänglichkeit"** (☞ Abb. 2.2).

24 Die Unzulänglichkeit des Lymphgefäßsystems: Das Ödem

Da bei dieser Form der Unzulänglichkeit die Lymphgefäße ihre allerwichtigste Aufgabe, das Einsammeln und den Abtransport des die Bluthaargefäße verlassenden Eiweißes nicht erledigen können, enthält dieses **lymphstaubedingte** (lymphostatische)

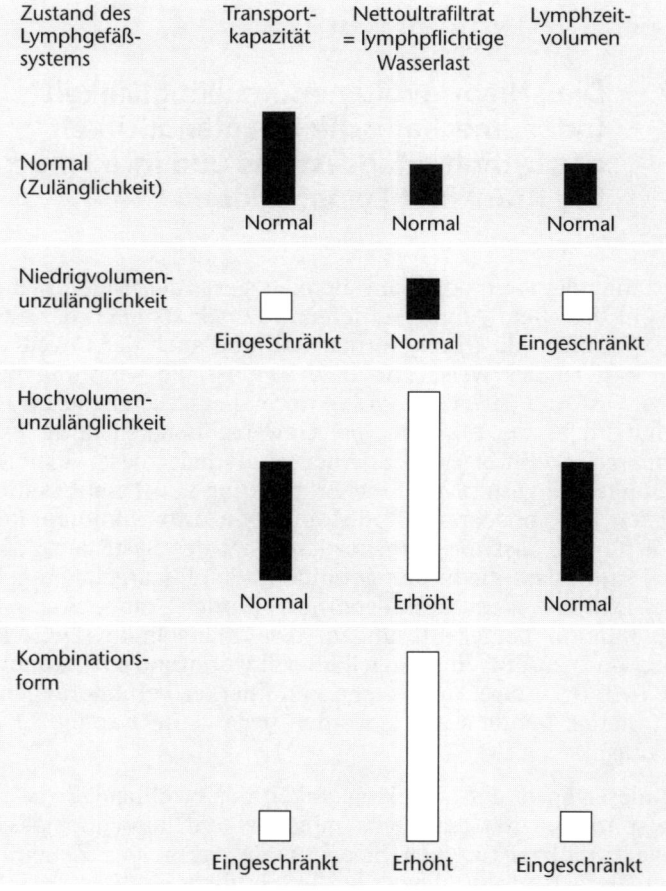

Abb. 2.2: Lymphpflichtige Last, Transportkapazität des Lymphgefäßsystems und Lymphzeitvolumen unter normalen Bedingungen und bei den drei Formen der Unzulänglichkeit des Lymphgefäßsystems [C157].

Ödem oder **Lymphödem** viel Eiweiß. Wir werden sehen, dass Ödeme, deren Eiweißgehalt hoch ist, viel schlimmer sind als solche mit einem niedrigen Eiweißgehalt.

Anzumerken ist, dass – im Gegensatz zu anderen Ödemen – das Lymphödem kein Krankheitszeichen, kein Symptom, sondern eine echte Diagnose ist: das Lymphödem ist eine Krankheit!

2.3 Die „Hochvolumenunzulänglichkeit" (oder „dynamische Unzulänglichkeit") des Lymphgefäßsystems

Eine grundsätzlich andere Form der Lymphgefäßunzulänglichkeit entsteht dann, wenn die Nettoultrafiltration, d. h. die Produktion der lymphpflichtigen Wasserlast so gewaltig ansteigt, dass deren Aufnahme und Abtransport von den Lymphgefäßen nicht mehr gewährleistet werden kann. Wie wir sahen, kann sich der Lymphfluss, falls eine Sicherheitsventilfunktion notwendig wird, etwa verzehnfachen. Wäre z. B., um die lymphpflichtige Wasserlast zu bewältigen, eine Verzwanzigfachung erforderlich, so ist das Lymphgefäßsystem dazu nicht mehr fähig: Es transportiert „nur" die der Transportkapazität entsprechende höchstmögliche Lymphmenge, d. h. das Zehnfache des Ruhelymphzeitvolumens. Wir sprechen von einer **Hochvolumen-** oder **dynamischen Unzulänglichkeit** des – kerngesunden – Lymphgefäßsystems. Die Folge ist auch jetzt ein Ödem. Der Eiweißgehalt dieses Ödems ist niedrig, wenn einfach zuviel Nettoultrafiltrat entstanden ist. Er ist hoch, wenn eine Erkrankung der Bluthaargefäße und der postkapillären Venolen zu einer Erhöhung ihrer Durchlässigkeit Eiweiß gegenüber geführt hat. Dies ist z. B. bei einer Entzündung der Fall (☞ Abb. 2.2).

2.4 Die Kombinationsform „Sicherheitsventilunzulänglichkeit" des Lymphgefäßsystems

Es gibt noch eine dritte Form der Unzulänglichkeit der Lymphgefäße und diese dritte Form ist die schwerwiegendste. Bei dieser so genannten **Sicherheitsventilunzulänglichkeit** handelt es sich um die Kombination der beiden bereits erörterten Formen. Die Lymphgefäße sind infolge irgendeines krankhaften Vorgangs in ihrer Leistungsfähigkeit eingeschränkt und gleichzeitig ist die lymphpflichtige Last erhöht. In solchen Fällen ist das Ödem eiweißreich, es hat den höchsten Schweregrad und kann auch zum Absterben von Zellen im Ödemgebiet führen (☞ Abb. 2.2).

Eine Sicherheitsventilunzulänglichkeit tritt auf

- Wenn ursprünglich eine Niedrigvolumenunzulänglichkeit bestand und sich hierzu nachträglich ein Anstieg der lymphpflichtigen Last gesellt hat.
- Wenn eine Hochvolumenunzulänglichkeit längere Zeit hindurch andauert. In solchen Fällen ermüden allmählich die auf Hochtouren arbeitenden Lymphpumpen, ihre Leistungsfähigkeit, d. h. ihre Transportkapazität sinkt herab.

2.5 Das Schicksal eiweißreicher und eiweißarmer Ödeme

Das normale Gewebe kann mit einer duftenden Alpenwiese verglichen werden, durch welche ein kristallklarer Bach plätschert. Das **eiweißarme Ödem**, welches in Folge einer Hochvolumenunzulänglichkeit der Lymphgefäße entsteht, entspricht einem Zustand nach einem gewaltigen Regen, welcher zur Überschwemmung der Wiese geführt hat. Bald scheint aber wieder die Sonne und dann versickert das Wasser im Boden und verdunstet: Die Wiese steht wieder in voller Pracht da. So ist es auch mit dem Gewebe, welches von einem eiweißarmen Ödem sogar für längere Zeit durchtränkt wurde; gelingt es dem Arzt, dieses Ödem zu beseitigen, erholt sich das Gebiet rasch und es ist wieder völlig normal.

Das **eiweißreiche Ödem** können wir mit einem Zustand vergleichen, bei welchem ein Erdrutsch das Abfließen des Baches verhindert hat, wo sich die Wiese allmählich in einen übelriechenden Sumpf verwandelt. Ein Lymphstau schädigt die Gewebe; sie werden in einen Zustand versetzt, welcher weitgehend einer großen Wunde entspricht. Ähnlich wie es bei der Gewebeneubildung im Fall einer solchen Wunde geschieht, werden Bindegewebszellen in das vom eiweißreichen Ödem durchtränkte Gewebe gelockt und aktiviert; diese Zellen stellen ein neues Bindegewebe her. Neben der Bindegewebsvermehrung kommt es auch zu einer Fettablagerung. Zur Versorgung dieser neuen Gewebe entstehen neue Geflechte von Blutgefäßen. Dieser Zustand wird mit einem Fachausdruck **Fibrose** bezeichnet.

Die Analogie zur Wundheilung geht noch weiter. Das frische, neu gebildete Gewebe, durch welches eine große Wunde zugedeckt wird, das so genannte **Granulationsgewebe** ist ziemlich weich, später entsteht aber eine harte Narbe. Dies geschieht im späteren Verlauf auch bei eiweißreichen Ödemen und infolge dessen verhärtet sich das erkrankte Gebiet zunehmend. Es kommt zu einer Sklerose (griech. *skleros* = hart). Es ist üblich, die Wörter „Fibrose" und „Sklerose" in einem Ausdruck zusammenzufassen und von „fibrosklerotischen Vorgängen" zu sprechen.

Diese schicksalhaft voranschreitenden Gewebsveränderungen haben zur Folge, dass es beim stets eiweißreichen Lymphödem **klinische Verlaufsstadien** gibt, mit denen wir uns im Kapitel 3 ausführlich beschäftigen werden. In diesem Zusammenhang ist noch eine wichtige Tatsache zu nennen: **Die Abwehrkräfte Ansteckungen gegenüber sind in Lymphstaugebieten abgeschwächt.** Hautpilzerkrankungen und Wundrose (Erysipel) sind häufige Komplikationen des Lymphödems. Sie sind für die Progression des Leidens in hohem Maße verantwortlich.

3 Das Lymphödem

In diesem Kapitel findet der Leser die für sämtliche Lymphödemformen gültigen ärztlich-wissenschaftlichen Tatsachen, egal, ob es sich bei seinem eigenen Problem – um nur zwei Beispiele zu nennen – um ein Lymphödem des Armes handelt, welches nach einer Brustkrebsbehandlung aufgetreten ist, oder vielleicht um ein bereits bei Geburt vorhandenes so genanntes primäres (= idiopathisches) Lymphödem einer Gliedmaße (das Wort „primär" bedeutet „ursprünglich", das Wort „idiopathisch" bedeutet „von unbekannter Ursache").

3.1 Die Stadien des Lymphödems

Wir haben gesehen, dass das Lymphödem Folge einer Niedrigvolumenunzulänglichkeit der Lymphgefäße ist: Die Lymphgefäße sind in Folge irgend eines krankhaften Vorganges nicht in der Lage, die normale lymphpflichtige Last aufzunehmen und abzuleiten. Wir haben darauf hingewiesen, dass wenn im Zustand einer Niedrigvolumenunzulänglichkeit aus irgendeinem Grund auch noch die lymphpflichtige Last ansteigt, sich eine Sicherheitsventilunzulänglichkeit entwickelt. In einem solchen Fall entsteht eine Lymphödemkombinationsform.

3.1.1 Das „Stadium 0 der Latenz" des Lymphödems

Bevor wir die drei klinisch manifesten Stadien des Lymphödems erörtern, müssen wir uns zuerst mit dem **„Stadium 0 der Latenz"** des Lymphödems – es wird auch als **„Intervallstadium"** bezeichnet, beschäftigen.

Wenn ein Teil der Lymphgefäße, z. B. einer Gliedmaße, aus irgendeinem Grund ausfällt, funktionsuntüchtig wird, reagieren die intakt gebliebenen mit einer Sicherheitsventilfunktion, d. h., sie übernehmen die Arbeit der fehlenden Lymphgefäße. (Alle Lymphgefäße einer Gliedmaße werden glücklicherweise nie funktionsuntüchtig: dies wäre mit dem Leben unvereinbar. Nur infolge einer Entwicklungsstörung kommt so etwas vor, ein solcher Fötus stirbt aber fast immer bereits im Mutterleib ab). Es ist leicht einzusehen, dass es für Lymphgefäße völlig egal ist, ob sich Gewebsflüssigkeit infolge eines Anstiegs der lymphpflichtigen Last oder des Ausfallens einiger Lymphgefäße ansammelt. Diese zusätzliche Arbeitslast kann von den Lymphgefäßen im günstigen Fall lebenslang, im ungünstigen aber nur eine Zeit lang gemeistert werden. Erinnern wir uns: Das Lymphangion ist ein Herzchen. Auch das „große" Herz kann z. B. im Falle einer stark ausgeprägten Fettsucht die hohe Arbeitslast so bewältigen, dass die Muskulatur der linken Herzkammer hypertrophiert (Hypertrophie bedeutet, dass sich die Herzmuskelzellen vergrößern) und der Kranke ein normales Alter erreicht. Da aber die Fettsucht, die Adipositas, ein großes Herz-Kreislauf-Risiko bedeutet, wird ein hoher Blutdruck das Herz bald zusätzlich belasten und ein evtl. Herzinfarkt die Leistungsfähigkeit des Herzen in katastrophaler Weise herabsetzen: Die Folge ist eine **Herzinsuffizienz.** Das gleiche gilt für die Lymphgefäße einer Gliedmaße, in denen ein Teil dieser ausgefallen ist. Die vorhandenen arbeiten auf Hochtouren und die Muskulatur der Lymphpumpen hypertrophiert. Damit ist vorerst alles in Ordnung. Ob die Lymphgefäße aber in der Lage sind, im Fall einer vielleicht nur vorübergehenden Erhöhung der lymphpflichtigen Last mit einem weiteren Anstieg ihrer Arbeitsleistung zu reagieren, sei dahingestellt; sicherlich nicht, wenn sie nicht auf Hochtouren, sondern auf Höchsttouren tätig sein müssen. In diesem Fall ist ihre Ermüdung programmiert.

Befindet sich das noch zulängliche Lymphgefäßsystem im Zustand einer eingeschränkten Transportkapazität, so bezeichnen wir dies als „Stadium 0 der Latenz" des Lymphödems.

3.1.2 Merkmale des „Stadium 0 der Latenz" des Lymphödems

- Die Gliedmaße ist nicht geschwollen, es sind keinerlei Beschwerden vorhanden.
- Eine histologische (mikroskopische) Untersuchung der Gewebe ergäbe jedoch einem bestehenden Lymphödem entsprechende krankhafte Veränderungen.
- Ein Teil der Lymphgefäße ist geschädigt.

Bei Personen, bei denen wir vermuten, dass sie sich im „Stadium 0 der Latenz" des Lymphödems befinden, werden wir aber keine Gewebeproben zur histologischen Untersuchung entnehmen, um diesen Tatbestand bestätigen oder verwerfen zu können. Ein solcher Eingriff könnte das jähe Ende des Stadiums 0 herbeiführen und zum schlagartigen Auftreten des Lymphödems führen. Das Erkennen des Latenzstadiums ermöglicht die **funktionelle Isotopenlymphographie.**

Bei diesen Verfahren spritzt der Arzt ein solches lymphpflichtiges Riesenmolekül in die Gewebe, an welches ein radioaktives Atom gebunden ist. Im Fachjargon spricht man von einer „radioaktiven Markierung". Im Falle eines gesunden Lymphgefäßsystems erscheint die radioaktive Strahlung mit einer normalen Geschwindigkeit in den regionären Lymphknoten und erreicht dort bald eine beträchtliche Intensität. Bei einem klinisch manifesten Lymphödem kann es im schlimmsten Falle passieren, dass in den regionären Lymphknoten überhaupt kein strahlender Stoff erscheint. Im „Stadium 0" ist der Transport verzögert (☞ Abb. 3.1). Dr. PECKING, ein bekannter französischer Nuklearmediziner, hat mit diesem Verfahren gezeigt, dass sich drei Jahre nach einer Brustkrebsbehandlung 77 % der Patienten im Latenzstadium befanden, 4 % hatten normal funktionierende Lymphgefäße und 19 % ein Lymphödem. Mit diesem Problem werden wir uns später noch ausführlich beschäftigen.

An dieser Stelle sei lediglich noch darauf hingewiesen, dass die Strahlenbelastung, welcher der Patient bei einer Isotopenlymphographie ausgesetzt ist, minimal ist. Ein zweiwöchiger Skiurlaub im Hochgebirge bedeutet infolge der kosmischen Strahlung eine höhere Strahlenbelastung.

Ein Körpergebiet, welches sich im „Stadium 0" des Lymphödems befindet, ist naturgemäß lymphödemgefährdet. Es ist leicht einzusehen, dass die bereits eingeschränkte Transportkapazität weiter herabsinken kann. Fällt sie unterhalb des Niveaus der normalen lymphpflichtigen Last, kippt das labile Gleichgewicht um und aus der gerade noch bestehenden Zulänglichkeit wird eine Unzulänglichkeit. Es kann auch oder zusätzlich noch passieren, dass die lymphpflichtige Last ansteigt und die eingeschränkte Transportkapazität überschreitet. Dann entsteht der ernstzunehmende Zustand einer Sicherheitsventilunzulänglich-

Die Stadien des Lymphödems

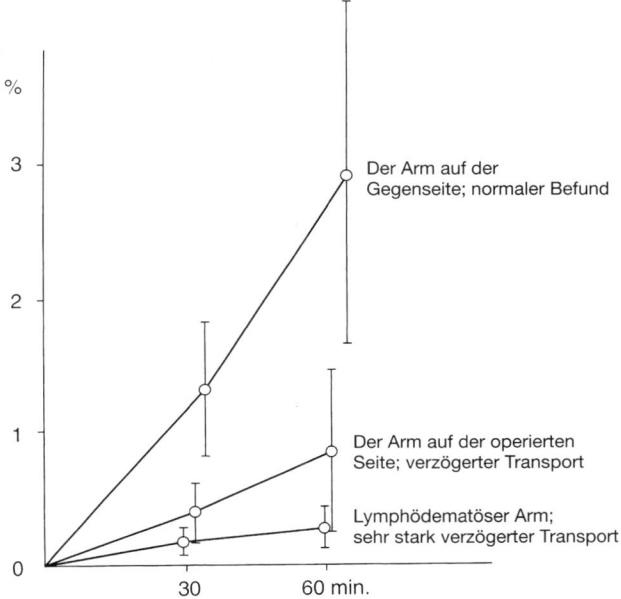

Abb. 3.1: Der Abtransport des radioaktiven Stoffes ist nach operativer und strahlentherapeutischer Brustkrebsbehandlung auch dann verzögert, wenn kein Lymphödem besteht (Tiedjen) [C157].

keit. In beiden Fällen geht das „Stadium 0" in das „Stadium I" des Lymphödems über, die Gließmaße schwillt an. Da die Kenntnis derjenigen Vorgänge, welche hierbei eine Rolle spielen können, von wesentlicher praktischer Bedeutung ist, werden wir uns mit ihnen im weiteren beschäftigen. Vorerst müssen wir aber einige Tatsachen beschreiben, die zum Übertritt vom „Stadium 0" zum „Stadium I" führen.

- Da die Wand er Lymphgefäße ziemlich durchlässig ist, kann infolge des erhöhten Lymphdrucks Lymphe in die Lymphgefäßwand sickern, und weil die Lymphe eiweißreich ist, erfährt dann die Wand der Lymphpumpe fibrosklerotische Veränderungen.

- Nicht nur das Herz und die Schlagadern altern, sondern auch die Lymphgefäße. Mit zunehmendem Alter wird die Lymphpumpe schwächer.
- Während des „Stadiums 0" ist die Immunabwehr bereits deutlich schwächer als bei einem intakten Lymphgefäßsystem. Dadurch kann leicht eine Wundrose auftreten.
- Ein entzündlicher Vorgang – die Wundrose ist eine bakteriell bedingte, schwere Entzündung – führt zum Anstieg der lymphpflichtigen Last. Die Eiweißlast erhöht sich, weil sich der Eiweißaustritt aus den Bluthaargefäßen und den postkapillären Venolen bei einer Entzündung stark erhöht. Es steigt auch die lymphpflichtige Wasserlast an, weil es bei einer Entzündung zur Blutfülle in den Bluthaargefäßen kommt: Die entzündete Haut ist rot und warm. Unsere Leser wissen schon, dass ein Anstieg des Drucks in den Blutgefäßen zum Anstieg des effektiven ultrafiltrierenden Drucks, d. h. zum Anstieg der lymphpflichtigen Wasserlast führt. Darüber hinaus greift die Entzündung meist auf die Lymphgefäße über; es kommt zur Lymphgefäßentzündung; in den entzündeten Lymphgefäßen gerinnt die Lymphe, dadurch sinkt die Transportkapazität weiter herab.
- Nicht nur eine bakteriell bedingte Entzündung verursacht einen Anstieg der lymphpflichtigen Last, sondern auch sterile Entzündungen. Von einer nicht zu unterschätzenden Bedeutung ist in diesem Zusammenhang die schwerwiegende Folge eines Sonnenbrandes bzw. von Verletzungen jeglicher Art.

3.1.3 Übergang vom „Stadium 0" in das „Stadium I"

Das „Stadium 0" kann also aus verschiedenen Gründen in das „Stadium I" des Lymphödems übergehen.

a) In Folge des weiteren Herabsinkens der Transportkapazität:

- Altern der Lymphgefäße
- Ermüdung der Lymphpumpen
- Verödung der Lymphgefäße
- Narbenbildung.

b) In Folge des Anstiegs der Nettoultrafiltration, d. h. der lymphpflichtigen Last

durch Verschiebung der Verhältnisse zwischen dem effektiven ultrafiltrierenden Druck und dem effektiven resorbierenden Druck zugunsten des effektiven ultrafiltrierenden Drucks.

c) In Folge einer Kombination aus 1. und 2. bei

- Entzündungen
- Zyklisch-idiopathischen Ödemsyndromen (☞ Kapitel 8).

Der Übergang des „Stadiums 0" in das „Stadium I" kann schleichend, aber auch schlagartig erfolgen. Im erstgenannten Fall ist es nicht selten so, dass die Gliedmaße vorerst nur gelegentlich, z. B. bei Wärme oder nach körperlicher Belastung, anschwillt und daß sich die Schwellung erst allmählich über einen längeren Zeitraum stabilisiert. Eine typische Form des schlagartigen Auftretens wird durch einen Sonnenbrand eingeleitet. Bereits in der darauffolgenden Nacht tritt eine Wundrose auf, zu deren Symptomen (☞ Kap. 5) ein entzündliches Ödem gehört. Dieses entzündliche Ödem bildet sich, nachdem die Infektion abgeklungen ist, nicht zurück, sondern geht in ein Lymphödem über.

3.1.4 Das „Stadium I der Reversibilität" des Lymphödems

Merkmale des „Stadiums I"

- Es gibt noch keine ausgedehnten Gewebsveränderungen. Die Schwellung beruht auf der Ablagerung einer eiweißreichen Flüssigkeit, demzufolge ist ihre Beschaffenheit weich, der Fingerdruck lässt eine tiefe Delle zurück. Wird der lymphödematöse Arm hoch gelagert, so bildet sich die Schwellung nach einigen Stunden entweder ganz oder mindestens teilweise zurück. Im Falle eines Beinlymphödems hat die Nachtruhe die gleiche Wirkung.
- Wird die **Komplexe Physikalische Entstauungstherapie** in diesem Stadium begonnen, so führt ihre Phase 1 (☞ Kap. 3.5) zur vollständigen Entstauung, d. h. zur Zurückführung in das symptomfreie „Stadium 0". Die Phase 2 der Komplexen Physikalischen Entstauungstherpie verhindert die Entwicklung des „Stadiums II" des Lymphödems.

Diese Tatsachen veranlassen uns, das „Stadium I" des Lymphödems als „**Stadium I der Reversibilität**" zu bezeichnen.

3.1.5 Das „Stadium II der spontanen Irreversibilität" des Lymphödems

Das „Stadium I" ist von unterschiedlicher Dauer; es kann Monate, in anderen Fällen sogar einige Jahre dauern, bis – wenn keine Komplexe Physikalische Entstauungstherapie durchgeführt wird – die besprochenen Gewebsveränderungen auftreten und dies bedeutet, dass sich das „Stadium II" entwickelt hat. Wir bezeichnen dieses zweite Stadium als dasjenige der **„spontanen Irreversibilität"**.

Merkmale des „Stadium II"

- Die Beschaffenheit der Schwellung hat sich nunmehr verhärtet, der Fingerdruck lässt keine Delle mehr zurück.
- Das Hochlagern des lymphödematösen Armes reduziert die Schwellung nicht mehr; das Ausmaß eines Beinlymphödems wird durch die Nachtruhe nicht mehr beeinflusst.
- Wird die Komplexe Physikalische Entstauungstherapie erst in diesem Stadium begonnen, führt ihre Phase 1 in dem Sinne zur Entstauung, dass der Flüssigkeitsanteil der Schwellung eliminiert wird, das Narbengewebe bleibt vorerst zurück. Nur die Phase 2 der Konservierung und Optimierung der Komplexen Physikalischen Entstauungstherapie ist in der Lage, im Laufe von mehreren Jahren den ursprünglichen Zustand der Gliedmaße mehr oder weniger wiederherzustellen.

3.1.6 Das „Stadium III" des Lymphödems; die Elephantiasis

Im Gegensatz zur Tatsache, dass das Stadium I des Lymphödems früher oder später zwangsläufig in das Stadium II übergeht, entwickelt sich das als **Elephantiasis** (☞ Abb. 3.2) bezeichnete **Stadium III** nicht bei jedem Kranken, welchem die Komplexe Physikalische Entstauungstherapie nicht zuteil geworden ist. Die Elephantiasis entwickelt sich bei jenen Patienten, welche schubweise Wundrosen bekommen.

Dass das Auftreten bereits einer einzigen Wundrose zu einer wesentlichen Verschlechterung des Zustandes führt, haben wir bereits besprochen. Tabelle 3.1 veranschaulicht diese Zusammenhänge und den zur kontinuierlichen Verschlechterung des Lymphödems

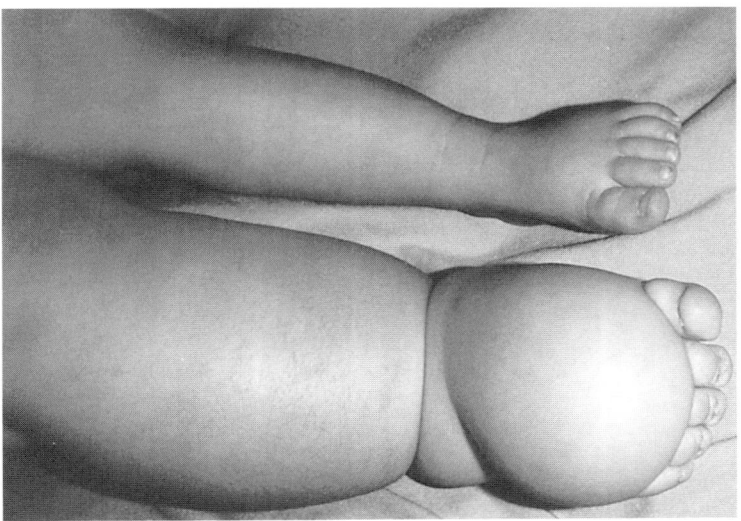

Abb. 3.2: Beidseitiges primäres Lymphödem; rechts elephantiastische Ausmaße, links im Stadium II der spontanen Irreversibilität. Dies Bild ist so typisch, dass die Diagnosestellung für einen Fachmann anhand der Basisdiagnostik ohne weiteres möglich ist [M150].

führenden Teufelskreis. Ihr Verständnis ist von nicht zu unterschätzender praktischer Bedeutung. Nur der Arzt, der sie kennt, wird seine an Lymphödemen leidenden Patienten in entsprechender Weise beraten können. Und nur der Patient, der den Sinn der seine Lebensweise etwas einschränkenden Vorschriften versteht, wird diese Vorschriften auf Dauer tatsächlich befolgen.

Treten im Laufe eines Jahres wiederholt Erysipele auf, schreiten die fibro-sklerotischen Vorgänge unaufhaltsam voran: Das „Stadium II" geht allmählich in das „Stadium III", in das der Elephantiasis über.

Merkmale des „Stadiums III" des Lymphödems

- Die Elephantiasis ist durch eine extreme Zunahme der Schwellung, durch Verhärtung der Haut und durch warzenförmige Wucherungen gekennzeichnet (☞ Abb. 3.3).

Tab. 3.1: Wundrosenschübe wandeln das einfache Lymphödem in eine Lymphödemkombinationsform um.

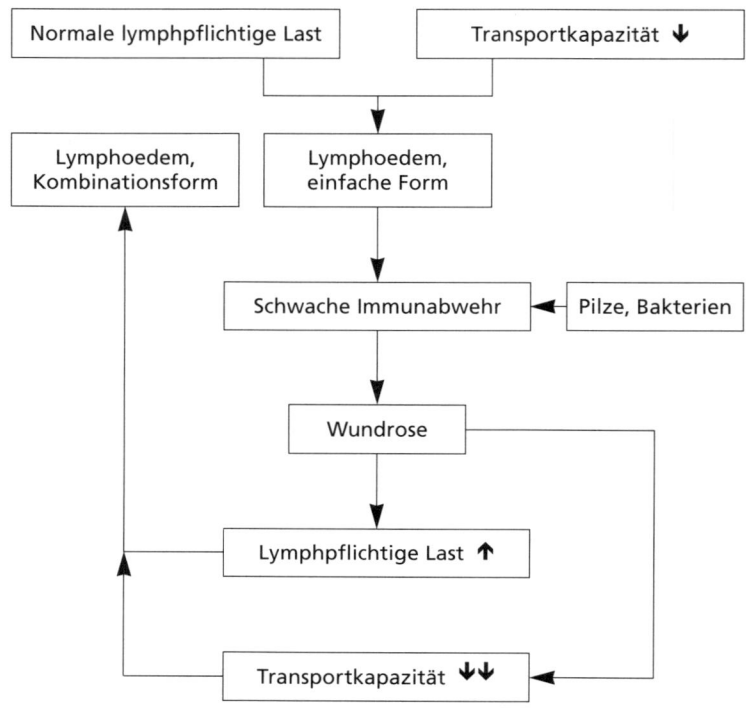

- Manchmal entwickeln sich große Wülste, unter deren Druck die Haut aufquillt; es entstehen dann tiefe, eiternde Wunden, die zu einer Blutvergiftung führen können.
- Eine im „Stadium I" oder II eingeleitete Komplexe Physikalische Entstauungstherapie schiebt der Entstehung einer Elephantiasis mit Sicherheit einen Riegel vor. Die Komplexe Physikalische Entstauungstherapie ist in der Lage, selbst dann, wenn sie erst im „Stadium III" der Elephantiasis begonnen wird, eine ganz erstaunliche Besserung zu erzielen.

Eine bessere Beschreibung der Elephantiasis, als diejenige von Professor **Winiwarter** aus dem Jahre 1892 könnte man sich nicht vorstellen:

Die Stadien des Lymphödems

„... der Umfang des Gliedes erlangt durch die zunehmende Anschwellung geradezu monströse Dimensionen: Meistens ist der Unterschenkel zu einem unförmigen, gleichmäßig dicken Zylinder geworden, der einer Pumphose ähnlich, oberhalb der Knöchel gleichsam angebunden, sich plötzlich verschmälert, oder von welchem aus dicke Wülste und Lappen nach vorne bis über den

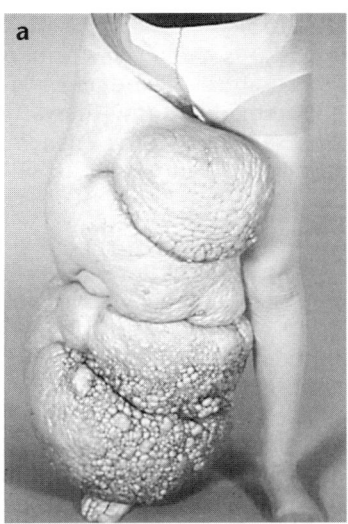

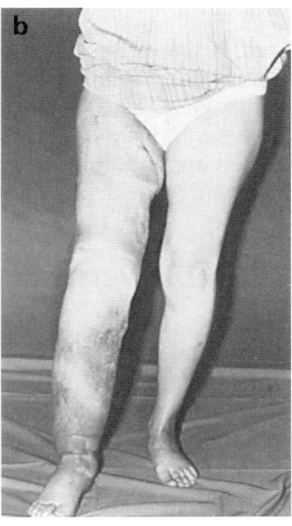

Abb. 3.3a: Lymphostatische Elephantiasis, welche sich auf der Basis eines primären Lymphödems entwickelt hat. Die Erkrankung der bei der Aufnahme zur stationären Behandlung 38-jährigen Patientin begann im Alter von 18 Jahren. 20 Jahre lang wurde keinerlei Behandlung durchgeführt; es kam zu einer voranschreitenden Verschlechterung. Der Umfang des Oberschenkels betrug 118 cm. Die Patientin war gehunfähig, ein Sexualleben war seit längerer Zeit unmöglich. Es bestand eine schwere Entzündung mit hohem Fieber und beschleunigter Blutsenkung [C157].

Abb. 3.3b: Durch eine entsprechende medikamentöse Behandlung mit einer darauffolgenden Komplexen Physikalischen Entstauungstherapie (KPE) konnte die Elephantiasis beseitigt werden. Mit Hilfe der Phase 2 der KPE ließ sich dieser Zustand auf Dauer halten; die volle Arbeitsfähigkeit der Patientin wurde wiederhergestellt [C157].

Fußrücken, an den Seiten bis zur Erde herabhängen, wie die Falten eines Gewandes, während der Fuß selbst normale Dimensionen bewahrt hat. Ist aber die Elephantiasis auch auf den Fuß ausgebreitet, dann stellt derselbe einen massiven, formlosen Klumpen dar..."

Die Elephantiasis bedeutet eine schwere körperliche Behinderung. Sie wird in Ländern, in denen es die Komplexe Physikalische Entstauungstherapie nicht gibt, als eine Indikation für die Amputation der Gliedmaße betrachtet.

Das längere Bestehen einer Elephantiasis stellt eine große Gefahr dar. In den erkrankten Geweben kann sich eine sehr bösartige Geschwulst, ein so genanntes **Angiosarkom** (Stewart-Treves-Syndrom) entwickeln. In sehr seltenen Fällen entsteht bereits im „Stadium II" ein Angiosarkom. Mit dem Angiosarkom beschäftigen wir uns im Kapitel 4.

3.2 Die verschiedenen Lymphödemformen

Wir können die verschiedenen Lymphödemformen aufgrund der Ursache der Lymphgefäßinsuffizienz einteilen. In denjenigen Ländern, in welchen sich die Komplexe Physikalische Entstauungstherapie voll etabliert hat, reicht es aus, wenn wir zwischen **gutartigen** und **bösartigen** Lymphödemen unterscheiden. Wir bezeichnen das Lymphödem als bösartig, wenn eine bösartige Geschwulst die Transportkapazität der Lymphgefäße herabgesetzt hat, sinngemäß sind alle anderen Lymphödeme gutartig. Geschwülste können Lymphgefäße verstopfen oder/und von außen zusammendrücken. Die Bedeutung dieser einfachen Einteilung beruht darauf, dass die Behandlung der Wahl gutartigen Lymphödeme die Komplexe Physikalische Entstauungstherapie ist. Bösartige Lymphödeme stellen hingegen, wir wir in Kapitel 3.5 sehen werden, eine relative Kontraindikation zur Komplexen Physikalischen Enstauungstherapie dar.

Eleganter und weltweit gültig, d.h. auch in jenen Ländern, in denen die Komplexe Physikalische Entstauungstherapie nicht existiert, ist eine Einteilung, welche zwischen **primären** und **sekundären** Lymphödemen unterscheidet. Bevor wir diese Einteilungsform erörtern, sei aber daran erinnert, dass auf der Basis einer mechanischen Niedrigvolumenunzulänglichkeit der Lymphgefäße **einfache Lymphödeme,** auf derjenigen einer Sicherheitsventilinsuffizienz verschiedene **Lymphödemkombinationsformen** entstehen. Man spricht von **sekundären** Krankheitsbilderb, wenn deren Ursache bekannt ist, und von **primären** oder **idiopathischen,** wenn dies nicht der Fall ist.

Anzumerken ist, dass diese Einteilung aller Wahrscheinlichkeit nach bald obsolet sein wird, da die Ursache einer Gruppe von primären Lymphödemformen, der so genannten „familiären" bereits bekannt ist. Diese beruhen auf einem Fehler im genetischen Code[1], auf einer fehlerhaften Entwicklung (Dysplasie) der Lymphgefäße oder/und der Lymphknoten[1].

3.2.1 Primäre Lymphödeme

Eines der größten Wunder der Schöpfung ist die Tatsache, dass das befruchtete Ei sämtliche Informationen enthält, welche erforderlich sind, um nach neun Monaten einen Menschen zur Welt kommen zu lassen, dessen Organe genau nach dem vorgegebenen Programm aufgebaut sind und ihre Funktionen normal ausüben. In Anbetracht der unerhörten Kompliziertheit der Entwicklung ist nicht die Tatsache rätselhaft, dass es in seltenen Fällen zu Entwicklungsstörungen kommt, sondern vielmehr die, dass die Entwicklung fast immer normal abläuft.

Fehlbildungen sämtlicher Organe und Organsysteme sind bekannt. Es ist daher nicht verwunderlich, dass auch bei der Entwicklung des Lymphgefäßsystems Störungen auftreten können.

---

[1] Gene sind Einheiten, Träger der Information für die Ausprägung von Erbmerkmalen. Der genetische Code eines Menschen ist bereits entschlüsselt und es ist bekannt, dass ein bestimmter Fehler im Code eine bestimmte Erbkrankheit zur Folge hat. Bei an **familiären primären Lymphödemen** leidenden Patienten und deren Familienmitgliedern konnte der verantwortliche Defekt im genetischen Code nachgewiesen werden, darüber hinaus ist es gelungen, bei Versuchstieren durch die gezielte Herbeiführung desselben genetischen Defektes ein dem Krankheitsbild des Menschen in jeder Hinsicht entsprechendes Lymphödem zu erzeugen. Diese Art der Beweisführung ist in der **naturwissenschaftlichen Medizin** die klassische Methode. Sie entspricht grundsätzlich dem **„Koch'schen Postulat",** welches der Nobelpreisträger Robert Koch (1843–1910) als Voraussetzung für die Anerkennung eines Bakteriums als Verursacher einer bestimmten Krankheit aufgestellt hat: das Bakterium muss im Körper des Kranken nachweisbar, isolierbar und anschließend in Kulturen anzüchtbar sein. Mit aus diesen Kulturen entnommenen Bakterien muss dann bei Versuchstieren die gleiche Krankheit erzeugbar sein.

Ein völliges Fehlen des Lymphabflusses infolge einer **Aplasie,** des angeborenen Fehlens eines Organs, hier der Lymphgefäße, ist, wie bereits erwähnt, mit dem Leben unvereinbar. Eine Aplasie des Brustmilchganges kann durch Umgehungswege ausgeglichen werden, geht aber mit der Gefahr einer folgenschweren Erweiterung dieser Wege einher.

Es kommt vor, dass ein primäres Lymphödem Folge einer **Störung der Lymphbildung** ist. Dies ist bei einer **Aplasie der initialen Lymphgefäße** der Fall. Glücklicherweise sind die kleinsten Lymphsammelgefäße, die Präkollektoren, in der Lage, in bescheidenem Ausmaß aus Gewebsflüssigkeit Lymphe zu produzieren, sonst wäre dieser Zustand gleichbedeutend mit einem völligen Fehlen des Lymphtransportes, d. h. mit dem Leben unvereinbar.

Sind die Lymphgefäße zu gering an Zahl und die vorhandenen zu eng, so spricht man von einer **Hypoplasie** (Unterentwicklung), aber auch eine **Hyperplasie** (Überentwicklung) kann zu einer Niedrigvolumenunzulänglichkeit führen. Zwar gibt es bei den Patienten mit einer Hyperplasie sogar mehr Lymphgefäße als normalerweise, diese sind aber sehr stark erweitert **(Lymphangiektasie)**. Dies führt dazu, dass die Lymphpumpe weitgehend außer Funktion gesetzt wird: Zieht sich die Muskulatur eines Lymphangions zusammen, so ist der Anstieg des Lymphdrucks nicht in der Lage, die untere Klappe zu schließen, so dass die Lymphe nicht nur zentralwärts, nach oben, sondern auch in die falsche Richtung, nach unten, befördert wird. Es entsteht ein **Reflux,** ein Rückfluss. Es ist verständlich, daß dies zu einem riesigen Lymphstau führt. Die kleinen Hautlymphgefäße können sich in Bläschen umwandeln **(Lymphzysten),** die dann leicht platzen. Es entstehen die so genannten **lymphokutanen Fisteln,** Kanäle zwischen der Außenwelt und den Lymphgefäßen, durch die leicht krankheitserregende Keime in die Haut eindringen und gefährliche Entzündungen verursachen können.

Da sich in Weichteilen der Gelenke Lymphgefäße befinden, kann ein Rückfluss der Lymphe auch in Gelenkhöhlen erfolgen und dort einen Erguss **(Lympharthros)** verursachen.

Wenn Dünndarmlymphe **(Chylus)** peripherwärts gelangt, spricht man von einem **chylösen Reflux.** Normalerweise fließt der fetthaltige Chylus aus dem Dünndarm in die Cisterna chyli, dem Sammelbecken der Dünndarmlymphe. Dieses unterhalb des Zwerchfells hinter dem Bauchfell befindliche Sammelbecken nimmt auch die Lymphgefäße des übrigen Magen-Darm-Kanals, der Leber und Bauchspeicheldrüse, der Nieren, der Geschlechtsorgane, der Beine und der unteren Rumpfpartien auf. Aus der Cisterna chyli entspringt der Milchbrustgang, welcher durch das Zwerchfell in den rückwärtigen Teil der Brusthöhle gelangt und in den linksseitigen Venenwinkel mündet. Der Chylus ist nach einer fettreichen Mahlzeit von einer milchigen Beschaffenheit; deswegen wird ja der Hauptlymphstamm, welcher sowohl wasserklare Lymphe als auch Chylus in die Blutbahn leitet, als **Milchbrustgang** bezeichnet.

Außer der hyperplastischen Form des primären Lymphödems können, wie bereits erwähnt, auch im Falle einer Aplasie des Milchbrustganges in dessen Einzugsgebiet lymphstauungsbedingte Erweiterungen der Lymphgefäße **(Lymphangiektasien)** entstehen.

Im Falle eines chylösen Refluxes können **Chyluszysten** und **Fisteln** an der Haut entstehen und **chylöse Ergüsse** in die Gelenkhöhlen (Chylarthros) erfolgen. Schwere Krankheitsbilder entstehen bei einem chylösen Reflux in die **Geschlechtsorgane,** in die **Harnwege,** in die **Darmhöhlen,** in den **Bauchraum,** in die **Brustfellhöhle** und in den **Herzbeutel.**

Die auf Entwicklungsstörungen beruhenden primären Lymphödeme können mit verschiedenen anderen Entwicklungsstörungen vergesellschaftet sein, wie z. B. mit einem Herzfehler, einer angeborenen Hüftgelenksluxation, einem Spaltwirbel, einer angeborenen seitlichen Verwachsung von Fingern, überzähligen Fingern oder/und Zehen, einer Lippen-Kiefer-Gaumenspalte, Fehlbildungen der Blutgefäße und des Skelettsystems (Klippel-Trenaunay-Syndrom etc.).

Das „Syndrom der gelben Fingernägel" besteht aus der Trias Dystrophie (Ernährungsstörung) der Fingernägel, Gliedmaßenlymphödem und pleuro-pulmonale Lymphangiopathie.

Bedeutungsvoll ist die Kombination eines primären Lymphödems mit einer lymphostatischen Enteropathie (Darmerkrankung; siehe Kap. 3.6).

Von großer Bedeutung ist das Lymphödem beim **Ullrich-Turner-Syndrom,** da es sich um eine häufige Dysplasie handelt, welche oft mit einem Lymphödem einhergeht.

Gelegentlich werden wir von jungen Frauen, die an einem familiären primären Lymphödem leiden, in deren Familien also diese Krankheit gehäuft vorkommt, gefragt, ob eine Schwangerschaft nicht riskant sei, ob sie zu befürchten haben, dass ihr Kind auch an dieser Krankheit leiden wird. In der in 1999 erschienenen vorangegangenen 7. Auflage dieses Büchleins stand an dieser Stelle der Satz: „Diese Frage lässt sich heute mit Sicherheit noch nicht beantworten".

Dank des rasanten Fortschrittes der Medizin im Bereich der Molekularbiologie, der Genetik, können wir heute bereits sagen, dass sich diese Frage beantworten lässt. Darüber hinaus kann man die Voraussage wagen, dass in Zukunft durch gezielte Eingriffe in den genetischen Apparat eine Korrektur des Fehlers möglich sein wird.

Neben der **erblich-familiären** Form des primären Lymphödems gibt es auch eine **sporadische:** die Patientin verneint die Frage, ob in ihrer Familie in der Vergangenheit derartige Krankheiten vorgekommen sind. Eine gewisse Unsicherheit herrscht bei dieser Form zum Teil auch deswegen, weil die Patientin vielleicht einfach nicht Bescheid weiß, zum Teil aber auch deswegen, weil nach unserem Wissen in derartigen Fällen genetische Untersuchungen noch nicht durchgeführt wurden: Es besteht durchaus die Möglichkeit, dass die Patientin die erste in ihrer Familie ist, bei der die Störung aufgetreten ist.

Es gibt noch eine weitere Form des primären Lymphödems, dessen Entstehung bis zum heutigen Tage ungeklärt ist, die sogenannte **Leistenlymphknotenfibrose.** Anstelle von normalem Lymphknotengewebe bestehen die Leistenlymphknoten aus lauter Narben. Hierdurch wird der Lymphabfluss aus dem Bein blockiert. Bei der Diagnose dieses Zustandes ist äußerste Vorsicht geboten, was die Entfernung eines Lymphknotens zur histologischen Untersuchung betrifft, damit kein zusätzlicher Schaden verursacht wird. Die Ausräumung der Leiste bei diesen Patienten ist ein schwerer ärztlicher Fehler.

Primäre Lymphödeme können bereits **bei der Geburt** vorhanden sein, können aber auch jederzeit nach der Geburt in Erscheinung treten. Beginnt das primäre Lymphödem zwischen dem ersten und dem 35. Lebensjahr, wird es als **Lymphödema praecox** (vorzeitiges, frühes Lymphödem) bezeichnet. Tritt es erst nach dem 35. Lebensjahr in Erscheinung, so sprechen wir von einem **Lymphödema tardum** (späteres Lymphödem). Die Unterscheidung zwischen der Praecox- und Tardum-Form ist deswegen wichtig, weil die Wahrscheinlichkeit, dass sich ein auf einer Fehlbildung der Lymphgefäße beruhendes primäres Lymphödem erst in der zweiten Lebenshälfte manifestiert, wesentlich geringer ist als diejenige, dass ein Krebs die Lymphabflusswege blockiert hat. Und umgekehrt ist ein bei Jugendlichen auftretendes Lymphödem in der überwiegenden Mehrzahl der Fälle Folge einer Lymphgefäßfehlbildung und nur sehr selten einer bösartigen Blockade der Lymphgefäße. Wir Ärzte sagen, dass die Diagnose eines Lymphoedema praecox oder tardum stets „**per exclusionem**" zu erfolgen hat, d. h., dass **ein Krebs als Ursache stets ausgeschlossen werden muss.** Wir werden sehen, daß die Erstellung der Diagnose Lymphödem für den erfahrenen Arzt fast immer anhand der so genannten Basisdiagnostik (Krankengeschichte und körperliche Untersuchung) möglich ist. Handelt es sich aber darum, die Aussage Lymphödema tardum treffen zu können, müssen möglicherweise eine breite Palette von Labor-, Röntgen-, Ultraschall-, Computertomographie- und Kernspintomographie-Untersuchungen eingesetzt werden.

Wieso können Folgen einer angeborenen Anomalie vielleicht erst im hohen Alter in Erscheinung treten?

Die Erklärung ist einfach: Die Fehlbildung der Lymphgefäße muss nicht unbedingt mit einer bereits im Mutterleib entstandenen Niedrigvolumenunzulänglichkeit der Lymphgefäße einhergehen. Nur in diesem Falle kommt das Neugeborene tatsächlich mit einem Lymphödem zur Welt. Es kann sehr wohl auch so sein, dass die Transportkapazität und damit die funktionelle Reserve der Lymphgefäße infolge einer Fehlbildung zwar eingeschränkt ist, aber zur Bewältigung der normalen lymphpflichtigen Last noch ausreicht. Dieser Zustand entspricht dem „Stadium 0 der Latenz des Lymphödems". Zu einem klinisch manifesten Lymphödem kommt es erst dann, wenn die Transportkapazität der Lymphgefäße weiter herabsinkt und zur Bewältigung der normalen lymphpflichtigen Last nicht mehr ausreicht. Dies kann durch das Erschöpfen der die Sicherheitsventilfunktion ausübenden, jahrelang überbeanspruchten Lymphangione verursacht werden. Zudem spielt eine altersbedingte Verhärtung der Lymphgefäßwände eine zusätzliche Rolle. Es kann sich aber auch darum handeln, dass die lymphpflichtige Last aus irgendeinem Grunde ansteigt. Bei jungen Mädchen kann dies meist einige Jahre nach der Menarche (dem Beginn der Regelblutungen) Folge des Auftretens eines zyklisch-idiopathischen Ödemsyndroms sein (☞ Kapitel 8), aber auch vielleicht unbemerkt gebliebene Bagatellverletzungen, Pilzerkrankungen, Insektenstiche können hierfür verantwortlich sein. Freilich können beide Faktoren gleichzeitig vorhanden sein: zur weiter herabgesunkenen Transportkapazität der Lymphgefäße gesellt sich ein Anstieg der lymphpflichtigen Last (☞ Tab. 3.2 und 3.3).

Die primären Lymphödeme praecox und tardum können schleichend, aber auch schlagartig auftreten.

Wir schildern eine **typische Krankengeschichte der schleichend auftretenden Form** des Lymphoedema praecox. Dem Kind sollen neue Schuhe gekauft werden. Dabei stellt sich heraus, dass der ausgewählte Schuh, welcher für den einen Fuß gut passt, für

Tab. 3.2: Eine Fehlbildung der Lymphgefäße kann Jahre oder sogar Jahrzehnte lang symptomfrei bleiben. Eine allmähliche Ermüdung der vorhandenen überlasteten Lymphgefäße oder/und ihr Altern können zum Auftreten eines Lymphoedema praecox oder tardum führen

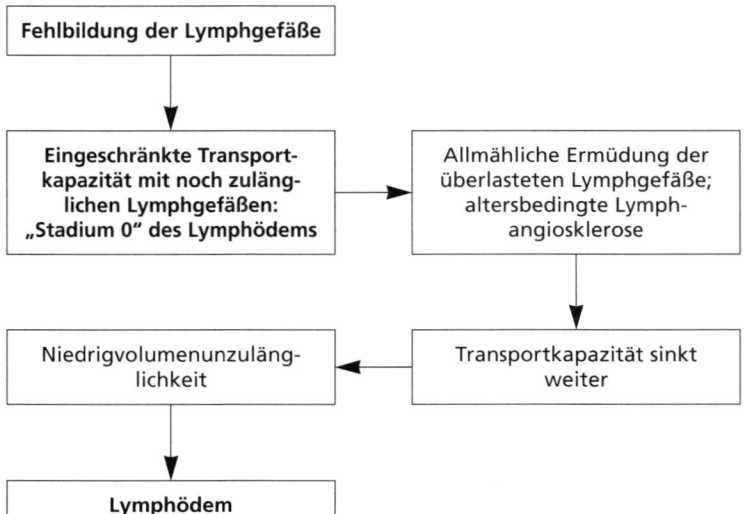

Tab. 3.3: Im Falle einer Fehlbildung der Lymphgefäße, bei welcher die eingeschränkte Transportkapazität zur Bewältigung der normalen lymphpflichtigen Last noch ausreicht, genügt eine geringgradige, an sich harmlose Verletzung, um eine Unzulänglichkeit, d. h. ein Lymphödem, zu verursachen

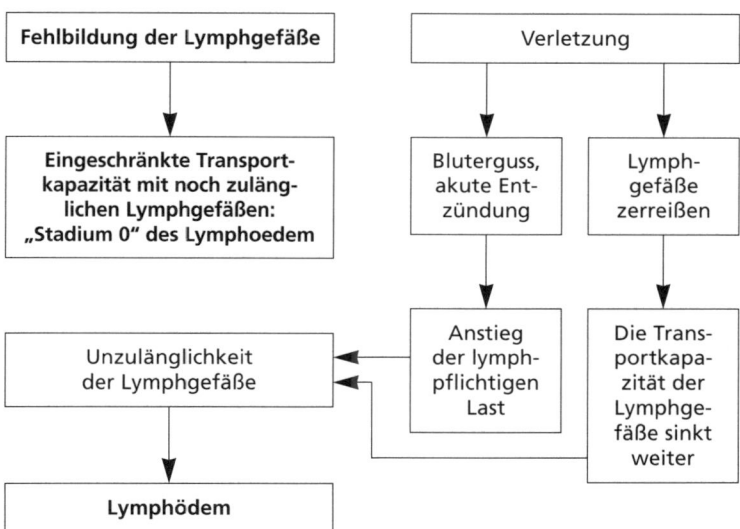

den anderen zu eng ist. Dieser Fuß ist geschwollen. Die Schwellung ist schmerzlos, die Haut ist weder gerötet noch überwärmt. Langsam, im Laufe von Wochen, Monaten oder Jahren, greift die Schwellung auf die Knöchel und auf den Unterschenkel über. Sie ist am Anfang weich, durch Fingerdruck kann man über dem Schienbein leicht eine Delle eindrücken. Während der Nachtruhe bildet sich die Schwellung noch ganz oder teilweise zurück: Das Lymphödem befindet sich im ersten, **reversiblen Stadium**. Später bleibt die Schwellung auch während der Nachtruhe erhalten. Dellen lassen sich infolge der sich langsam entwickelnden Gewebsverhärtung entweder nur schwer oder überhaupt nicht mehr erzeugen. Die Schwellung wird zunehmend hart, jetzt handelt es sich bereits um das zweite, **spontan irreversible Stadium** des Lymphödems. Bleibt das Leiden unbehandelt und entwickeln sich Pilzinfektionen und Wundroseschübe, kann es zum **Stadium III** der **Elephantiasis** kommen.

Manchmal entsteht das Lymphoedema praecox nach einer Entbindung. Dies sieht dann so aus, dass das so genannte physiologische Schwangerschaftsödem, welches harmlos ist und bei sehr vielen Frauen entsteht, aber sich noch im Wochenbett zurückbildet, an einer Gliedmaße bestehen bleibt und allmählich in ein Lymphödem übergeht.

Es gibt Fälle, in welchen das primäre Lymphödem **schlagartig** auftritt. Auch hierfür eine typische **Krankengeschichte**. Ein Jugendlicher verrenkt sich den Fuß. Der Knöchel schwillt an. Die Schwellung bildet sich nicht zurück, sie bleibt bestehen und geht allmählich in ein Lymphödem über. Sie erfasst den Fußrücken und erstreckt sich langsam auf den Unter- und später möglicherweise auch auf den Oberschenkel. Das Lymphödem schreitet dann von Stadium zu Stadium voran.

Die Deutung dieser Vorgänge ist einfach: Bei dem empfindlichen Gleichgewicht, welches zwischen der normalen, niedrigen lymphpflichtigen Last und der eingeschränkten Transportkapazität der Lymphgefäße besteht, genügt ein kleiner Bluterguss, eine geringgradige Entzündung, um die lymphpflichtige Last zu erhöhen. Gleichzeitig werden aber einige Lymphgefäße beschädigt oder/und durch eine Lymphgefäßentzündung verschlossen. Der empfindliche Gleichgewichtszustand kippt um, es kommt zu einem Stau von Eiweißkörpern im Gewebe und es entsteht ein Lymphödem.

Manchmal tritt das primäre Lymphödem nach einer kleinen Operation, welche im Bereich eines sich im „Stadium 0 der Latenz" befindlichen Körpergebiet durchgeführt wurde, auf. Bei jeder Operation werden ungewollt Lymphgefäße durchtrennt und immer kommt es zu einer sterilen akuten Entzündung.

Es gibt auch Fälle, in denen das allererste, was an der infolge einer Lymphgefäßfehlbildung lymphödemgefährdeten Gliedmaße passiert, eine **Wundrose** ist. Eine eingeschränkte Immunabwehr besteht nicht nur im Bereich eines Lymphödems, bereits eine eingeschränkte Transportkapazität der Lymphgefäße geht mit einer etwas schwächeren Immunabwehr einher. Dank der ärztlichen Behandlung der Wundrose bilden sich die meisten ihrer Symptome – Schmerz, Fieber, Hautrötung – zurück, lediglich ein Symptom, das Ödem, bleibt bestehen und geht langsam in ein Lymphödem über.

Oft erscheinen die primären Lymphödeme vorerst nur an einer Gliedmaße; die andere Extremität sieht zwar normal aus, ihre Lymphgefäße befinden sich aber im „Stadium 0 der Latenz". Vielleicht entwickelt sich hier nie ein klinisch manifestes Lymphödem, in anderen Fällen nach Jahren oder Jahrzehnten. Freilich ist diese Gliedmaße lymphödemgefährdet.

Wie die Gerade-noch-Zulänglichkeit in eine Unzulänglichkeit umkippen kann, haben wir gesehen. An dieser Stelle sei noch erwähnt, dass früher, als die so genannte „direkte ölige Lymphographie" in der Lymphödemdiagnostik noch in Mode war, die bis dahin nicht geschwollene Gliedmaße nach dieser Prozedur manchmal schlagartig lymphödematös geworden ist. (Die direkte ölige Lymphographie wird heute zur Diagnosestellung des Lymphödems in den deutschsprachigen Ländern nicht mehr angewendet).

3.2.2 Sekundäre Lymphödeme

Sekundäre Lymphödeme beruhen nicht auf Entwicklungsstörungen der Lymphgefäße, sondern auf verschiedenen erworbenen Faktoren.

- **Bösartige Blockade der Lymphabflusswege**

Krebszellen haben die Tendenz, den Ort ihrer Entstehung zu verlassen, aktiv in Lymphgefäße und in Lymphknoten zu wandern und in diesen wuchernd den Lymphstrom zu blockieren. Zum Verschluss von Lymphgefäßen kann es auch dadurch kommen, dass in den Geweben örtlich wachsende Geschwülste Lymphgefäße einmauern und zusammendrücken. Nicht selten spielen beide Faktoren gleichzeitig eine Rolle. Es kann sich um eine noch nicht diagnostizierte Krebsgeschwulst, aber auch um ein Krebsrezidiv nach Krebsbehandlung handeln. Auch Sarkome und bösartige Lymphome können Lymphödeme verursachen.

Die so entstandenen Lymphödeme bezeichnen wir als **bösartig** (maligne). Alle anderen Lymphödemformen sind **gutartig** (benigne).

- **Verletzungen**

Jede Verletzung, egal ob es sich um eine Verrenkung der Knöchel oder um eine heftige Ohrfeige handelt, verursacht einen entzündlichen Vorgang und jede Entzündung geht neben Hautrötung, Überwärmung und Schmerz mit einem Ödem einher. Von diesem entzündlichen Ödem haben wir bereits gesprochen. Wir wissen, dass es auf einer erhöhten Ultrafiltration und einer erhöhten Durchlässigkeit der Bluthaargefäße und der sich an diese anschließenden kleinsten Venen Eiweiß gegenüber beruht. Dann gesellt sich eine Unzulänglichkeit der Lymphgefäße dazu, sonst würde ja die Sicherheitsventilfunktion das Ödem verhüten.

Auch wenn bei der Verletzung Lymphgefäße zerrissen oder zerstört wurden, bildet sich das entzündliche Ödem allmählich spontan zurück. Der Körper verfügt nämlich über erstaunliche regenerative Fähigkeiten, welche in der Lage sind, die Lymphströmung wiederherzustellen:

a) Jene Lymphgefäße, welche verschont geblieben sind, üben eine **Sicherheitsventilfunktion** aus
b) Durchtrennte Lymphgefäße verwachsen miteinander, es entstehen so genannte **lympho-lymphatische Anastomosen** (Einmündungen)
c) Manchmal wachsen Lymphgefäße in benachbarte Venen hinein. Durch diese **lympho-venösen Anastomosen** gelangt die Lymphe an Ort und Stelle in die Blutbahn
d) Im ödematösen Gebiet steigt der Gewebedruck an. Dies führt dazu, dass Ödemflüssigkeit in die benachbarten intakten Areale hinübersickert und hier von intakten Lymphgefäßen aufgenommen und anschließend von Lymphsammelgefäßen abtransportiert werden kann.
e) Hinzu gesellt sich ein weiterer interessanter Mechanismus: Wird die Strömung der Lymphe behindert, wandern die als Monozyten bezeichneten weißen Blutzellen aus der Endstrombahn in das lymphödemgefährdete Gebiet hinaus, wandeln sich hier in große Fresszellen (Makrophagen) um. Diese Zellen „fressen" Eiweißmoleküle und verringern hierdurch die lymphpflichtige Eiweißlast.

Ein Lymphödem wird nur dann entstehen, wenn die Lymphgefäßregeneration verhindert ist und auch die Makrophagen versagt haben. **Narben verhindern die Regeneration der Lymphgefäße.**

- **Operationen und Bestrahlungen**

Operative Eingriffe können zu einem Lymphödem führen. Wir bezeichnen diese Lymphödeme als „iatrogene", vom Arzt verursachte. Bei den iatrogenen Lymphödemen müssen wir zwei Gruppen voneinander unterscheiden. Bei der **ersten Gruppe** musste der Arzt die Entstehung eines Lymphödems im Interesse des Patienten in Kauf nehmen; bei der **zweiten Gruppe** handelt es sich um Behandlungsfehler.

Der wichtigste und häufigste Fall der ersten Gruppe ist die **operative, oder/und strahlentherapeutische Krebsbehandlung.** Wir wollen in diesem Zusammenhang die Brustkrebsbehandlung unter die Lupe nehmen, diese führt nämlich sehr oft zu einem Lymphödem. Wir wollen diese Behauptung mit Zahlen untermauern. Jede zehnte Frau erkrankt im Laufe ihres Lebens an Brustkrebs. Nach einer modifizierten radikalen Brustkrebsoperation – bei diesem Eingriff werden die gesamte Brust und alle Lymphknoten aus der Achselhöhle entfernt und anschließend noch bestrahlt – entstehen in 40 % der Fälle Lymphödeme. Lymphknoten aus der Achselhöhe werden auch nach Quadrantenresektionen[1] und nach Lumpektomien[2] entfernt, nach diesen Eingriffen wird meist nachbestrahlt. Nach diesen Operationen muss man in etwa 20 % der Fälle mit der Entstehung von Lymphödemen rechnen.[3] Die Entfernung von Lymphknoten aus der

---

[1] Derjenige Quadrant der Brust, in welchem der Krebsknoten liegt, wird entfernt.
[2] Der Krebsknoten wird entfernt.
[3] Erwähnt sei an dieser Stelle, dass im Rahmen von sog. kontrollierten klinischen Studien nach gründlicher Aufklärung der Patienten heutzutage das in 1997 eingeführte sog. **„Sentinel-Verfahren"** praktiziert und untersucht wird. Das englische Wort „Sentinel" bedeutet „Wächter". Man geht davon aus, dass es in der Brust einen Wächterlymphknoten gibt und dass, wenn der Krebs beginnt, eine Absiedlung zu bilden, die ersten Metastasen in diesen Wächterlymphknoten entstehen, d. h. dass die sich in der Achselhöhle befindlichen Lymphknoten noch frei von Metastasen sind. Der Chirurg sucht mittels geeigneter Verfahren diesen Lymphknoten auf, legt ihn frei, entfernt ihn und übergibt ihn dem Pathologen zur Untersuchung. Enthält der Wächterlymphknoten keine Krebszellen, wird auf die Entfernung von Lymphknoten aus der Achselhöhle verzichtet. Nun ist es aber leider so, dass trotz des Fehlens von Krebszellen in Wächterlymphknoten in etwa 10 % der Fälle in Lymphknoten in der Achselhöhle Metastasen zu finden sind. Darüber hinaus sind die folgenden Fragen noch nicht beantwortet:
1. Wie ist der Verlauf nach längerer Zeit – nach mindestens zehn Jahren – verglichen mit den herkömmlichen Methoden der Krebsoperation?
2. Entstehen, wie zu erwarten, tatsächlich seltener Lymphödeme?

Achselhöhle – hier befinden sich regionäre Lymphknoten der Brust – ist deswegen erforderlich, weil der Onkologe nur im Besitz des Befundes der histologischen Untersuchung der entfernten Lymphknoten entscheiden kann, ob nach der Operation zusätzliche Maßnahmen, wie Bestrahlung, oder/und eine medikamentöse Behandlung erforderlich sind. Hier steht der Operateur vor einem Dilemma. Wissenschaftliche Untersuchungen haben gezeigt, dass zwischen der Zahl der entfernten Lymphknoten und der Häufigkeit der positiven Befunde ein enger Zusammenhang besteht: Untersucht man viele Lymphknoten, so entdeckt man Lymphknotenmetastasen mit einer viel größeren Treffsicherheit, als wenn man sich auf die Entfernung nur einer geringen Zahl von Lymphknoten beschränkt. Aber je höher die Zahl der entfernten Lymphknoten, desto größer ist das Lymphödemrisiko.

Und da nicht nur die Lymphgefäße des Armes, sondern auch die des gleichseitigen oberen Rumpfviertels in die Achselhöhlenlymphknoten münden, wird durch die Entfernung der Lymphknoten aus der Achselhöhle der Lymphabfluss aus dem Arm und dem gleichseitigen oberen Rumpfviertel beeinträchtigt.

(Das gleiche gilt für die Entfernung von Leistenlymphknoten, die zum Beispiel bei einem schwarzen Krebs auf dem Bein entfernt werden müssen. Zu deren Tributargebiet gehört nicht nur die untere Gliedmaße und die entsprechende Hälfte der Geschlechtsorgane, sondern auch der untere Rumpfquadrant.)

Stellen wir uns vor, dass in einem Arm pro Minute 200 ml Lymphe entsteht und dass es in der gleichseitigen Achselhöhle insgesamt zehn Lymphknoten gibt, welche über ihre afferenten Lymphgefäße alle die gleiche Lymphmenge, also jeweils 20 Mikroliter erhalten. Wie wir gesehen haben, wird in den Lymphknoten der Lymphe Wasser entzogen. Nehmen wir an, 50 %. Das bedeutet, dass über die efferenten Lymphgefäße jeden einzelnen Lymphknoten 10 Mikroliter Lymphe verlässt, durch das Gesamtkaliber aller efferenten Lymphgefäße der Achselhöhle also 100 Mikroliter pro Minute. Wenn wir jetzt davon ausgehen, dass im Zuge der Brustkrebsoperation fünf Lymphknoten entfernt werden – die afferenten und efferenten Lymphgefäße dieser Knoten werden unterbunden – werden jetzt die 200 Mikroliter Armlymphe in die fünf zurückgelassenen Lymphknoten fließen, d. h. dass jetzt in jeden einzelnen Lymphknoten 40 Mikroliter

Lymphe pro Minute gelangt. Es wurde der Beweis erbracht, dass wenn die Lymphströmung durch einen Lymphknoten zunimmt, die Aufnahme von Lymphwasser in die Blutkapillaren des Lymphknotens sinkt. Nehmen wir an, dass nunmehr anstellte von 50 % nur noch 20 % des Lymphwassers in den Lymphknoten resorbiert werden. Das wird zur Folge haben, dass nun jeden Lymphknoten nicht mehr 10 Mikroliter, sondern 32 Mikroliter efferente Lymphe verlässt; die gesamte die Achselhöhle verlassende efferente Lymphmenge beträgt anstelle von 100 Mikroliter pro Minute 160 Mikroliter pro Minute.

Dieser Anstieg des efferenten Lymphzeitvolumens hat für das Lymphgefäßsystem des Armes dramatische Folgen. Nach dem **Ohm'schen Gesetz** gibt es zwischen dem durch ein Rohr fließenden Flüssigkeitsvolumen, dem Strömungswiderstand und dem im Rohr herrschenden Druck folgenden Zusammenhang:

$$\text{Flüssigkeitsvolumen} \times \text{Strömungswiderstand} = \text{Druck}$$

Nach der Entfernung von fünf Lymphknoten hat sich, wie wir gesehen haben, das Flussvolumen durch die fünf übrig gebliebenen Lymphknoten erhöht, und durch den Ausfall der Hälfte des efferenten Lymphgefäßkalibers ist das entsprechende Röhrensystem viel enger geworden. Dies bedeutet, dass der Strömungswiderstand angestiegen ist und dass sich **in den Lymphgefäßen des Armes der Lymphdruck erhöhen muss!**

Genauso wie die Muskulatur der linken Herzkammer auf einen erhöhten Blutdruck mit einer Hyertrophie reagiert, wird auch die Muskulatur der Lymphpumpen hypertrophieren. Wie bereits erörtert, kann dies auf längere Sicht zur Ermüdung der Pumpen führen. Darüber hinaus kann infolge des erhöhten Lymphdrucks Lymphe in die Wand der Lymphgefäße und sogar in das umliegende Bindegewebe gedrückt werden. Wenn dies geschieht, verhärtet sich die Lymphgefäßwand, die Pulsationen der Lymphpumpen werden zunehmend schwächer und in der Nachbarschaft der Lymphgefäße entstehen entzündliche Herde.

Infolge dieser Veränderungen kann es passieren, dass unmittelbar nach der Operation ein Lymphödem in Erscheinung tritt, welches dann – wenn keine richtige Behandlung erfolgt – bestehen bleibt, chronisch wird. Bei anderen Patienten kann es sich aber ohne Behandlung spontan zurückbilden. Eine Rückbildung ist zu erwarten, wenn die infolge der Lymphknotenentfernung frei liegenden afferenten und efferenten Lymphgefäße miteinander allmählich verwachsen (es entstehen sog. lympho-lymphatische Anastomosen). Hierdurch sinkt der erhöhte Strömungswiderstand in der Achselhöhle etwas herab. Eine völlige Normalisierung der Verhältnisse ist aber nicht zu erwarten, weil entfernte Lymphknoten vom Körper nicht mit neu gebildeten Lymphknoten ersetzt werden, und das bedeutet, dass die Lymphwasserresorption in der Achselhöhle auf Dauer reduziert bleibt. Darüber hinaus schwächt das Fehlen von Lymphknoten die örtliche Immunabwehr.

Anzumerken ist an dieser Stelle, dass eine Strahlentherapie die Entstehung lympho-lymphatischen Anastomosen einschränkt und die Lymphströmung auch dadurch behindert, dass die Lymphgefäße durch eine strahlungsbedingte Neubildung von Bindegewebe unter Druck gesetzt werden. Aus dem Grund entstehen bei Patientinnen, bei denen eine Bestrahlungsbehandlung durchgeführt wurde, wie bereits erwähnt, auch häufiger Lymphödeme. Mit Nachdruck muss aber betont werden, dass dies kein Grund ist, auf eine Bestrahlung zu verzichten, wenn das Besiegen des Krebses eine solche Behandlung erforderlich macht.

> Bei der Entscheidung über die Form der Krebsbehandlung darf es nur einen einzigen Gesichtspunkt geben und der lautet: Der Krebs muss optimal behandelt werden: bei der Krebsbehandlung hat die Entfernung des Krebses absoluten Vorrang! Wenn eine Behandlungsform „a" mit einer, um sagen wir 90 % niedrigeren Lymphödemhäufigkeit einhergeht als eine Behandlungsmethode „b", die Behandlungsform „b" jedoch eine um 1 % höhere Überlebenschance verspricht als die Behandlungsform „a", so darf man nicht zögern, sich für die Behandlungsform „b" zu entscheiden.

Die erörterten Tatsachen erklären es, dass nach einer Statistik des berühmten Radiologen und Nuklearmediziners PECKING drei Jahre nach einer operativen und strahlentherapeutischen Brustkrebsbehandlung nur 4 % der Frauen in ihrem gefährdeten Arm normale Lymphgefäße hatten. Bei 90 % bestand ein klinisch manifestes Lymphödem, 77 % befanden sich im „Stadium 0 der Latenz".

Oft stellen Patientinnen, die nach einer Brustkrebsbehandlung ein Lymphödem bekommen haben, folgende Frage: „Warum habe ich ein Lymphödem bekommen und meine gleichaltrige Freundin, die von demselben Chirurgen mit der gleichen Methode operiert und, wie ich auch, nachbestrahlt wurde, keines?

Eine Erklärung hierfür kann eine unterschiedliche Beschaffenheit der Lymphgefäße des Armes bei den beiden Damen gewesen sein. Wenn jemand ein solches Armlymphgefäßbündel hat, dessen efferente Lymphgefäße außerhalb der Achselhöhle im oberhalb oder unterhalb des Schlüsselbeins befindlichen Lymphknoten münden, so kann nach der Entfernung von Lymphknoten aus der Achselhöhle über diesen Weg die Lymphe unbehindert abfließen. Verfügt jemand über diesen Weg nicht, so ist die Lymphödemgefährdung größer.

Es gibt auch **andere Operationen**, bei welchen der Chirurg bewusst die Möglichkeit der Entstehung eines Lymphödems in Kauf nehmen muss:

Wenn bei einem **Raucherbein,** einer **arteriellen Verschlusskrankheit,** die notwendige Wiederherstellung der Blutversorgung der Gliedmaße einen operativen Eingriff erforderlich macht – das Blut wird durch ein eingepflanztes Rohr oder ein hierfür entferntes Venensegment geleitet – entwickelt sich oft eine **Lymphödemkombinationsform.** Diese entsteht zum Teil infolge der unvermeidbaren Durchtrennung von Lymphgefäßen, denn der Operateur sieht die Lymphgefäße nicht! Einen wesentlichen Faktor stellt darüber hinaus die so genannte Reperfusionsschädigung dar, eine mit einer gewaltigen Erhöhung der Durchlässigkeit der Wand der Bluthaargefäße und der postkapillären Venolen einhergehenden, zum Anstieg der lymphpflichtigen Last führenden Störung. Wenn im Falle einer lebensgefährlichen **Minderdurchblutung der Herzmuskulatur** zur Herstellung eines so genannten **„aortokoronaren Bypasses"** (Umgehungskreislaufes) aus dem Bein ein Venensegment entfernt wird, kann sich ein Beinlymphödem entwickeln.

Leider gibt es auch Fälle, bei denen es sich um **ärztliche Behandlungsfehler** handelt.

Bei **Operationen in der Leiste** ist die größte Vorsicht, sowohl bei der Indikationsstellung als auch beim Eingriff selbst, geboten!

Hier verlaufen die Lymphgefäße des Beins gebündelt; ein langer, horizontal geführter Schnitt kann zur Durchtrennung sämtlicher Lymphsammelgefäße der unteren Gliedmaßen führen und gleich-

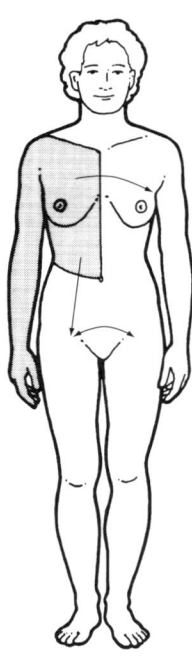

Abb. 3.4: Zum Tributargebiet der axillären Lymphknoten gehört nicht nur der Arm, sondern auch der gleichseitige obere Quadrant des Rumpfes. Aus diesem Grunde führt die Entfernung von Lymphknoten aus der Achselhöhle meist zu einem Lymphödem, nicht nur des Armes, sondern auch des Rumpfquadranten [L102].

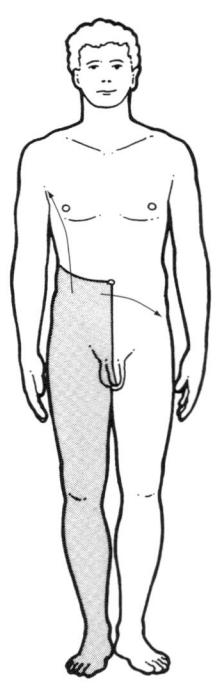

Abb. 3.5: Zum Tributargebiet der Leistenlymphknoten gehört nicht nur das Bein, sondern auch der gleichseitige untere Quadrant des Rumpfes. Aus diesem Grunde führt die Entfernung Leistenlymphknoten meist nicht nur zu einem Lymphödem des Beines, sondern auch des Rumpfquadranten und es kann sich ein Genitallymphödem entwickeln [L102].

Zwischen den Lymphgefäßen, bzw. dem regionären Lymphknoten der einzelnen Rumpfquadranten gibt es Verbindungen (Anastomosen).

zeitig eine Lymphblockade der äußeren Geschlechtsorgane verursachen. Grundsätzlich gilt: Keine Entfernung von Fettgewebe, Lipomen (gutartige Fettgewebsgeschwulst) und Fibromen (gutartige Bindegewebsgeschwulst) aus der Leiste! Eine vorsichtige Entfernung eines Lymphknotens zur histologischen Untersuchung aus der Leiste ist statthaft, aber nur dann, wenn dies vom fachkundigen Onkologen gefordert wird. Im Fall einer bösartigen Erkrankung gelten selbstverständlich ganz andere Gesichtspunkte; in diesem Fall muss die Leiste ausgeräumt und die Entstehung eines Lymphödems in Kauf genommen werden.

Wir werden uns in Kapitel 7 mit dem Lipödem beschäftigen. An dieser Stelle sei lediglich erwähnt, dass nach operativer Entfernung von Fettgewebe (Lipektomie) sowie nach dem Absaugen von Fettgewebe (Liposuktion, Fettgewebskürettage) Lymphödeme entstehen können. Da diese Eingriffe überflüssig sind, muss man auch in diesen Fällen von Behandlungsfehlern sprechen. Auch nach operativen Eingriffen am Kniegelenk (Meniskusoperationen) kann ein – bei richtiger Technik vermeidbares – Lymphödem entstehen, wenn ein wichtiges Lymphgefäßbündel durchtrennt wird. In Kapitel 6.1 wird von Krampfadernoperationen die Rede sein. An dieser Stelle sei nur darauf hingewiesen, dass die Entwicklung eines Lymphödems infolge einer fehlerhaften Operationstechnik ein Behandlungsfehler ist. Belangt werden kann der Operateur auch dann, wenn er seiner **Aufklärungspflicht** nicht nachgekommen ist.

- **Entzündungen der Lymphgefäße**

Wiederholte Lymphgefäßentzündungen (Lymphangitis) können auch zu einem Lymphödem führen. Hierzulande sind als Verursacher **Bakterien**, **Pilze** und **Viren** zu nennen.

Im Bereich tropischer Regenwälder verursacht die so genannte **Filariasis,** eine **Fadenwurminfektion,** Lymphödeme. In Europa muss man an diese Form denken, wenn ein Lymphödem bei einer Person auftritt, welche sich irgendwann einmal in einem solchen Gebiet aufgehalten hat. Dies hat die wichtige Konsequenz, dass die Patienten außer der Komplexen Physikalischen Entstauungstherapie auch medikamentös behandelt werden müssen.

- **Fettsucht**

Stauungsbedingte örtliche Lymphödeme können im Falle einer krankhaften Fettsucht im Bereich von Fettschürzen entstehen.

- **Absichtlich verursachte (sog. „artifizielle") Lymphödeme**
Wenn wir an dieser Stelle erwähnen, dass es Menschen gibt, die, um sich berenten lassen zu können, durch das Abschnüren einer Gliedmaße, durch unbewegliches Hängenlassen eines Arms, durch Beklopfen des Handrückens mit einem Hammer ein Lymphödem erzeugen, so geschieht dies in erster Linie der Vollständigkeit halber. Da wir aber heutzutage mit diesen sogenannten **artifiziellen Lymphödemen** viel häufiger als früher konfrontiert sind, sei darauf hingewiesen, dass sich auch aus diesen Lymphödemformen ein tödliches Angiosarkom entwickeln kann!

3.3 Die Diagnosestellung des Lymphödems

Es kann nicht die Zielsetzung dieses Ratgebers sein, genau zu beschreiben, wie der Arzt das Lymphödem diagnostiziert. Wir meinen jedoch, es sei wichtig, dass unsere Leser Bescheid wissen, dass für den Arzt, der im Bereich der Lymphologie zuhause ist, hierfür die so genannte **Basisdiagnostik** fast in jedem Fall ausreicht. Leider wird die Lymphologie an den medizinischen Fakultäten der Universitäten ausgeklammert und ist auch nicht Teil irgendeiner Facharztausbildung. Deshalb muss der bereits im Berufsleben stehende Arzt das erforderliche Wissen und die notwendige Erfahrung persönlich erlangen. (Im Zusammenhang mit dem Begriff „Lymphologie" gibt es auch bei zuständigen Sozialpolitikern oft gravierende Mängel in ihrem Wissen: Sie meinen, dass dadurch, dass die Fachärzte für Innere Medizin Erkrankungen der blutbildenden Organe, der Milz sowie die Geschwülste der Lymphknoten behandeln können, sie auch die Lymphangiologie beherrschen, d. h. die Erkrankungen des Lymphgefäßsystems als Organ der Zirkulation. Dies ist aber keineswegs der Fall.)

Fehlen die lymphologischen Kenntnisse, so kommt der Arzt mit der Basisdiagnostik nicht zurecht. In diesem Falle wird er aber auch durch den Einsatz spezieller Untersuchungsmethoden nicht weiterkommen, weil er die Befunde nicht beurteilen kann. Wir schließen uns der Meinung von Professor BRUNNER (Zürich) an, dass ein solcher Arzt den Patienten zur Diagnostik in ein lymphologisches Zentrum schicken sollte.

Was versteht man unter Basisdiagnostik?

An erster Stelle steht die Aufnahme der **Krankengeschichte**, wobei sich der Arzt reichlich Zeit nehmen muss. Nachdem der Kranke seine Beschwerden vorgetragen hat, müssen gezielt Fragen gestellt werden. Danach kommt die **körperliche Untersuchung**. Sie beginnt mit der Betrachtung des vollständig entblößten Körpers zur Feststellung des Körperbaus und sichtbarer krankhafter Veränderungen.

Der nächste Schritt ist die Tastuntersuchung der Körperoberfläche zur Beurteilung der Beschaffenheit der Gewebe, der Beweglichkeit der Gelenke, einer eventuellen Druckschmerzhaftigkeit. Bei beiden Geschlechtern wird das Austasten des Enddarms vorgenommen (das Austasten der Scheide ist Aufgabe des Frauenarztes). Dann kommt das Abhorchen des Herzens und der Lungen. Dies wird gegebenenfalls durch Phonokardiographie (Aufzeichnung des Herzschalls) bzw. Röntgen **ergänzt, jedoch nicht ersetzt**. Beim Abhorchen muss der Oberkörper frei sein; das so genannte „Kassendreieck" reicht nicht aus (☞ Abb. 3.6)! Anschließend wird der Arzt im Falle von Beinschwellungen nichtinvasive Methoden zur Untersuchung der Blutgefäße einsetzen: Das Ultraschall-Dopplerverfahren (Messung der Blutströmung in Blutgefäßen mittels Ultraschall), eventuell Lichtreflexionsrheographie (Verfahren zur Beurteilung der Funktion der Venen) und Venenverschlussplethysmographie (Aufzeichnung von Schwankungen des druckabhängigen Rauminhalts des Beins zur Beurteilung der Venenfunktion).

Sollte ein Arzt bei der Untersuchung einer nach einer Brustkrebsbehandlung aufgetretenen Armschwelllung eine **Phlebographie** (Röntgenologische Darstellung der Venen) ins Gespräch bringen, so **lehnen Sie dies ab!** Eine Armschwellung nach einer Brustkrebsbehandlung beruht nicht auf einer Abflussbehinderung des Blutes aus dem Arm infolge einer narbenbedingten Einengung der in der Achselhöhle befindlichen großen Vene (Vena axillaris). Allerdings bedeutet dies nicht, dass eine derartige Störung **neben dem Lymphödem** nicht zusätzlich vorliegen kann, **sie ist aber niemals die alleinige Ursache der Armschwellung!** Und liegt sie tatsächlich vor, so wird zwar der Schweregrad des Lymphödems erhöht, **therapeutische Konsequenzen ergeben sich hieraus jedoch überhaupt keine**. Den als „Venoly-

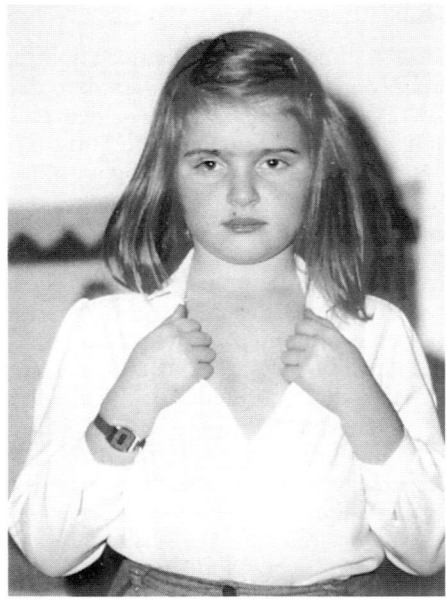

Abb. 3.6: Das „Kassendreieck". Wenn bei Fieber nur hier abgehorcht wird, kann eine Wundrose unentdeckt bleiben [C157].

se" oder „**Phlebolyse**" bezeichneten operativen Eingriff – die Befreiung der Vene vom Narbengewebe – lehnen wir entschieden ab. Die Operation kann den Zustand verschlechtern, sie bessert ihn aber niemals. Wir empfehlen unseren Leserinnen, zur Behandlung einer vermeintlichen oder vielleicht tatsächlich bestehenden Verengung der Achselhöhlenvene auch eine sog. „**Stent-Behandlung**", falls ihnen eine solche empfohlen wird, abzulehnen. Ein sog. „intravaskulärer Stent" ist ein Metalldraht oder -rohr, welches in ein verengtes Blutgefäß mit der Zielsetzung, dessen Durchgängigkeit zu gewährleisten, eingeführt wird. Die Stent-Behandlung ist nicht ohne Risiken. Diese muss man in Kauf nehmen, wenn es sich um die Verengung einer wichtigen Schlagader handelt, nicht aber in der erörterten Situation.

Auch wenn ein Armlymphödem von der Verengung der Achselhöhlenvenen begleitet ist, ist die Komplexe Physikalische Entstauungstherapie voll wirksam.

Es sei noch darauf hingewiesen, dass bei der Phlebographie ein Röntgenkontrastmittel in eine Ellenbogenvene gespritzt werden muß. Dies kann an sich schon zu einer Verschlechterung des Lymphödems führen, in erster Linie dann, wenn zufällig einige Tropfen des Kontrastmittels nicht in die Vene, sondern außerhalb der Vene gespritzt werden. Auch eine so genannte Isotopenphlebographie, bei welcher die Venen mit Hilfe eines radioaktiven Isotops untersucht werden, ist überflüssig.

Trotz der grundlegenden Problematik der sekundären Arm- und Beinlymphödeme nach operativen und strahlentherapeutischen Krebsbehandlungen gibt es einen Unterschied, welchen wir nicht unerwähnt lassen wollen. Wir sahen, dass einem venösen Abflusshindernis bei der Entstehung eines „dicken Arms" nach der Ausräumung der Achselhöhlenlymphknoten selbst wenn tatsächlich vorhanden, keine die Therapie beeinflussende Rolle zukommt. Nach Operationen in der Bauchhöhle bzw. im Beckengebiet sind hingegen tiefe Bein-, ja sogar Beckenvenenthrombosen gefürchtete Komplikationen. Aus diesem Grund ist es sehr wohl möglich, dass unmittelbar nach einer derartigen Operation eine Beinschwellung auftritt, welche kein Lymphödem, sondern ein Phlebödem infolge eines venösen Abflusshindernisses darstellt. Dass bei der Entstehung eines Phlebödems eine Insuffizienz des Lymphgefäßsystems ausnahmslos immer eine wesentliche Rolle spielt, werden wir in Kapitel 6 sehen. In der überwiegenden Mehrzahl der Fälle tritt eine Beinvenenthrombose noch im Krankenhaus auf. Die Ärzte werden meist keine diagnostischen Probleme haben, denn im Gegensatz zum Lymphödem ist die Bein- und Beckenvenenthrombose bei den Chirurgen wohlbekannt. Die notwendige Therapie wird eingeleitet. Fehler kommen trotzdem vor. So wird gelegentlich ein akutes postoperatives Lymphödem als Venenthrombose gedeutet und dann eine langdauernde Therapie mit gerinnungshemmenden Medikamenten eingeleitet. Diese nicht ganz ungefährlich Therapie ist bei einem Lymphödem überflüssig.

Weit verbreitet ist die Auffassung, dass nach einer sog. **„Wertheim'schen"** radikalen Gebärmutterkrebsoperation und einer darauffolgenden Bestrahlung nur dann ein „dickes Bein" auftritt, wenn eine Beinvenenthrombose im Hintergrund steht, d. h., dass eine „reine" Lymphostase für diese Beinschwellungen niemals verantwortlich gemacht werden könne. Diese Ansicht ist falsch. Bei dem Einsatz der Phlebographie und der noch zu erörternden Lymphographie beim „dicken Bein" nach operativen und strahlentherapeutischen Malignombehandlungen im besprochenen Bereich sollte stets äußerste Zurückhaltung gewahrt werden. Wird Ihnen ein derartiger Eingriff empfohlen, lassen Sie sich bitte stets genau über die Indikation aufklären. Nur wenn der Onkologe oder Gynäkologe zur Beurteilung des Krebsleidens selbst diese Untersuchungen als indiziert betrachtet, müssen sie auch auf die Gefahr hin durchgeführt werden, dass sich die Schwellung verschlechtert. Auch im Falle eines sekundären Beinlymphödems nach Malignombehandlung kann die Schwellung auf einem Krebsrezidiv beruhen. Zur Behandlung des „dicken Beins" ergeben sich aber aus phlebographischen oder/und lymphographischen Befunden keine therapeutischen Konsequenzen. Aus diesem Grund dürfen wir die potenzielle Gefährdung, d. h. die Möglichkeit einer Schwellungszunahme, nicht in Kauf nehmen. Sollte der Arzt Ihnen sagen, dass er nur anhand eines phlebographischen Befundes in der Lage sei, die Diagnose Lymphödem zu stellen, so empfiehlt sich ein Arztwechsel.

Spezielle Untersuchungen

Was nun spezielle Untersuchungsverfahren betrifft, wollen wir uns als erstes mit dem **Farbstofftest** beschäftigen. Sagt Ihnen der Arzt, dass er zur Diagnosestellung Lymphödem, d. h. zur Entscheidung der Frage, ob ein Ödem ein Lymphödem ist, oder nicht, diesen Test benötigt, so lehnen Sie dies entschieden ab. Vor vielen Jahren haben wir Lymphologen diese einfache Methode routinemäßig eingesetzt. Wir injizierten in die Schwimmhaut einen gewissen blauen Farbstoff (Patentblauviolett); beim Gesunden schimmerten die angefärbten Lymphgefäße durch die Haut, beim Lymphödemkranken färbten sich keine Lymphgefäße an. Auch der Farbstofffleck sah beim Lymphödemkranken ganz anders aus als beim Gesunden. Die Erfahrung zeigte aber im Laufe der Jahre, dass dieses Verfahren nicht besonders zuverlässig war: nicht selten gab es nämlich „falsch-positive" Befunde. Dies bedeutet, dass der Test gelegentlich auch bei anderen Ödemformen positiv war. Es ist sehr bedauerlich, dass in der Zeitschrift „Der Internist", dem Organ des Berufsverbandes deutscher Internisten, im Januar 2002 aus der Klinik für Kardiologie, Angiologie und Pneumonologie des Universitätsklinikums Düsseldorf ein Artikel erschienen ist, in welchem der folgende Satz steht: „Ist der Dye-Test (‚Dye' klingt wissenschaftlicher als das deutsche ‚Farbstoff') positiv, kann die Diagnose eines **lymphatischen Staus** gestellt werden". Dem ist nicht so!

Gelegentlich sind Überempfindlichkeitsreaktionen aufgetreten, sogar ein Todesfall ist zu beklagen. Wir haben in unserer gutachterlichen Tätigkeit eine junge Frau gesehen, bei welcher es am Fußrücken nach der Injektion des Farbstoffs zu einem so ausgedehnten Absterben der Gewebe gekommen ist, daß Sehnen frei lagen! Unser Rat lautet: Sagt ihnen ein Arzt, dass er einen Farbstofftest machen will, erkundigen Sie sich, weshalb. Und wenn die Antwort lauten sollte, um die Diagnose „Lymphödem" stellen oder diese verwerfen zu können, verweigern Sie Ihre Zustimmung. Der Farbstofftest ist heute nur dann berechtigt, wenn im Rahmen eines unbedingt erforderlichen operativen Eingriffes die Lymphgefäße sichtbar gemacht werden müssen. Dies kann z. B. bei einem so genannten chylösen Reflux der Fall sein (☞ Kap. 3.6.3).

Im gleichen Sinne äußern wir uns auch über die **direkte ölige Lymphographie**. Auch dies war früher ein Routineverfahren, sollte aber heutzutage nicht mehr zum Einsatz kommen, weil

- es keinen Befund gibt, welcher die Methode der Wahl der Lymphödembehandlung – die Komplexe Physikalische Entstauungstherapie – beeinflussen würde,
- an der Stelle, wo ein Lymphgefäß operativ freigelegt wird, um in dieses das ölige Kontrastmittel spritzen zu können, hässliche Narben entstehen können, vor allem dann, wenn es zu Wundinfektionen, zur verzögerten Wundheilung, gekommen ist,
- sich ein bestehendes Lymphödem verschlechtert und in einer sich im „Stadium 0 der Latenz" des Lymphödems befindlichen Gliedmaße ein manifestes Lymphödem provoziert werden kann und
- schwere, sogar tödliche Zwischenfälle zu beklagen waren.

Nach den Autoren des bereits erwähnten Artikels in der Zeitschrift „Der Internist" ist die direkte ölige Lymphographie „indiziert bei Patienten vor mikrovaskulären chirurgischen Rekonstruktionen". Dies ist ein Irrtum: Sie ist auch in diesen Fällen kontraindiziert, weil das Kontrastmittel zur Verödung der Lymphgefäße führen kann.

Wir betonen mit Nachdruck, dass sich diese Aussagen ausschließlich auf die Diagnose des Lymphödems beziehen, nicht aber auf eventuelle Fragestellungen onkologischer Art. Wenn der Onkologe im Rahmen einer Krebsdiagnostik auf den Befund einer direkten öligen Lymphographie angewiesen ist, so müssen die Risiken dieser Methode in Kauf genommen werden.

Völlig unbedenklich und lediglich mit einer minimalen Strahlenbelastung einhergehend ist die so genannte **indirekte Lymphographie,** bei welcher ein wässriges Röntgenkontrastmittel in die Haut gespritzt wird. Auf dem Röntgenbild lässt sich dann die Beschaffenheit der Lymphgefäße beurteilen. Gelegentlich spürt man an der Injektionsstelle ein leichtes Brennen, vereinzelt kommen vorübergehende örtliche, aber ganz harmlose allergisch-entzündliche Reaktionen vor. Wir raten den Lesern, sich gegen diese Methode nicht zu sträuben. Sie wird auch vom Lymphologen eingesetzt, der den Befund zur Diagnosestellung nicht benötigt, sondern ein Gutachten zu erstellen hat: Gerichte begnügen sich nicht mit aufgrund der Basisdiagnostik getroffenen Aussagen. Sie wünschen „Beweise". Die indirekte Lymphographie gibt Auskunft über das Aussehen und über die Beschaffenheit der Lymphgefäße.

Eine andere Methode, die bereits erwähnte **Isotopenlymphographie** oder **Lymphszintigraphie,** ermöglicht die Beurteilung der Funktion der Lymphgefäße. Der Nuklearmediziner spritzt einen wegen der Größe seiner Moleküle lymphpflichtigen Stoff in die Gewebe, es kann Eiweiß oder auch ein anderer entsprechender Stoff sein, welcher mit einem radioaktiven Atom verbunden ist. Dann misst er die Strahlungsintensiät in den regionären Lymphknoten, d. h. bei der Untersuchung der oberen Gliedmaße in der Achselhöhle, bei der Untersuchung der unteren Gliedmaße in der Leiste. Im Falle funktionstüchtiger Lymphgefäße findet man eine hohe Strahlenintensität, eine subnormale oder sogar fehlende deutet auf funktionelle Störungen der Lymphgefäße hin.

Abhängig davon, ob in die Haut, unter die Haut oder in die Muskulatur injiziert wird, erhält man eine Information über den funktionellen Zustand der Lymphgefäße der Haut, derjenigen des Unterhautbinde- und -fettgewebes bzw. der tiefen unter der Muskelhaut befindlichen. Das Verfahren ist frei von Risiken. Die Strahlenbelastung ist so gering, dass man es ruhig auch wiederholt, z. B. zur Therapiekontrolle anwenden kann. Anzumerken ist allerdings, dass das Verfahren nicht absolut zuverlässig ist: Ein negativer Befund schließt ein Lymphödem nicht aus und es kann sein, dass bei einem positiven Befund gar kein Lymphödem besteht.

Wenn der Arzt nach der Basisdiagnostik bzw. nach der Durchführung der genannten phlebologischen Methoden den Einsatz spezieller Untersuchungsverfahren als erforderlich erachtet, so werden heute nacheinander sowohl die indirekte Lymphographie als auch die Isotopenlymphographie durchgeführt.

Im Kapitel 7 werden wir uns mit dem Lipödem beschäftigen. Sowohl das Lipödem als auch dessen Kombinationsformen (Lipolymphödem und Lympholipödem) kann der Lymphologe ohne weiteres vom Lymphödem unterscheiden. Sollte Ihr Arzt hierfür den Einsatz der so genannten „hochauflösenden Farb-Duplex-Sonographie" benötigen, können Sie dies ohne weiteres akzeptieren, da die Risiken dieses Verfahrens gleich Null sind. **Unter keinen Umständen willigen Sie in die Entnahme eines Lymphgefäßes zur histologischen Untersuchung ein.** Es gibt überhaupt keinen Befund, welcher die Behandlung in irgendeiner Weise beeinflussen würde. Ihr Leiden könnte sich aber dramatisch verschlechtern!

Weiterführende Diagnostik

Mit der Erstellung der Diagnose „Lymphödem" ist der Arzt noch weit davon entfernt, sich hinsichtlich der Therapie bereits Gedanken machen zu können. Er hat noch zwei wichtige Aufgaben:

- Die Feststellung der Ursache des Lymphödems.
- Eine allumfassende Durchuntersuchung („Check-up").

Die ausschlaggebende zu entscheidende Frage ist, ob das Lymphödem **gut- oder bösartiger Natur** ist. Mit der Definition dieser Begriffe haben wir uns bereits beschäftigt. Ein bösartiges Lymphödem kann Folge eines noch nicht diagnostizierten und behandelten Krebsleidens sein, kann aber auch nach einer Krebsbehandlung auftreten (Krebsrezidiv, Metastase).

Zur Differenzierung zwischen gut- und bösartigen Formen liefert bereits die Basisdiagnostik wichtige Hinweise. Die wichtigsten Merkmale sind die Folgenden:

- Gutartige Lymphödeme gehen nicht mit der Abnahme der körperlichen Leistungsfähigkeit, Schwäche, Appetitlosigkeit, Fieber einher. Dies sind Zeichen, welche im Sinne einer bösartigen Form zu deuten sind.
- Das Voranschreiten gutartiger Lymphödeme von Stadium zu Stadium erfolgt langsam. Eine sehr rasche Verschlechterung deutet auf eine bösartige Form hin.
- Bösartige Lymphödeme können mit heftigen – ohne Schmerzmittel unerträglichen – Schmerzen in der geschwollenen Gliedmaße, einhergehen. Gutartige Lymphödeme sind entweder völlig schmerzfrei oder wenn Schmerzen vorhanden sind, sind diese zwar lästig, aber nie unerträglich und ihre Ursachen sind leicht festzustellen. Wenn das Lymphödem beginnt und sich Flüssigkeit im Gewebe staut, kann dies mit einem unangenehmen Spannungsgefühl einhergehen. Es kann auch sein, dass der Lymphstau Teile des Bewegungsapparates erfasst, dass Haltungsanomalien zu so genannten Myogelosen (Muskelhärte) führen; die hieraus resultierenden Schmerzen haben einen rheumatischen Charakter.
- Gutartige Lymphödeme verursachen keine Lähmung und keine Einschränkung des aktiven Bewegungsumfanges oder/und eine Herabsetzung der Kraftentfaltung der geschwollenen Gliedmaße.
- Gutartige Lymphödeme verursachen kein Geschwür. Wenn sich nach der Amputation einer krebsig entarteten Brust ein Lymphödem entwickelt und an der vorderen Brustkorbwand ein Geschwür entsteht, so kann dies unter keinen Umständen Folge des Lymphstaus sein. Es handelt sich entweder um ein Krebsgeschwür oder um die Folge der Bestrahlung (die zweitgenannte Möglichkeit ist heutzutage sehr selten geworden). Nicht zu verwechseln mit Geschwüren ist die Mazeration (Aufquellung) der Haut bei einer höckrigen Elephantiasis zwischen den Höckern: Die Haut hebt sich ab und es kann zu schweren, so genannten putriden (fauligen) Entzündungen kommen.
- Der Gesunde hat oberhalb des Schlüsselbeins eine Grube. Entsteht auf der Seite, auf welcher sich ein Armlymphödem

entwickelt hat, in diesem Bereich eine Vorwölbung, so ist dies ebenfalls ein Verdachtsmoment Richtung bösartiger Lymphödemform.

Wenn der Verdacht auf eine **bösartige Lymphödemform** besteht, muss eine gründliche Durchuntersuchung erfolgen. Wegen der großen Wichtigkeit dieser Frage betonen wir noch einmal, dass in diesem Falle die Basisdiagnostik meist nicht ausreicht und dass der Lymphologe bzw. der Onkologe alle diagnostischen Verfahren des ärztlichen Labors: bildgebende Methoden (Computer- und Kernspintomographie, Ultraschall), Probepunktionen (Einführung einer Hohlnadel in Körperhöhlen oder Organe zur Gewinnung von Flüssigkeit oder Gewebe), Entnahme von verdächtigen Lymphknoten zur histologischen Untersuchung einsetzen muss, wenn sie zur Abklärung erforderlich sind.

Wenn die beruhigende Feststellung, dass das Lymphödem gutartiger Natur ist erfolgte, sind noch die folgenden Fragen von Bedeutung:

- Bei **primären Lymphödemen** muss festgestellt werden, ob neben dem Lymphödem auch andere Fehlbildungen, Dysplasien, vorhanden sind. Zukünftig wird darüber hinaus wahrscheinlich ein Gentest von therapeutischer Bedeutung sein.
- Bei **sekundären Lymphödemen** müssen zwei Möglichkeiten untersucht werden:

Bei Personen, die sich irgendwann – vielleicht als Touristen oder Geschäftsreisende – in einem tropischen Regenwaldgebiet aufgehalten haben, muss man an die Möglichkeit einer Filariasis (Fadenwurminfektion) denken. (Bei einer durch die Filariasis verursachten Lymphödemform sind Medikamente erforderlich.)

- In unklaren Fällen muss man an die Möglichkeit denken, dass es sich um eine Selbstverstümmelung, um ein **artifizielles Lymphödem** handelt. Diese ätiologische (= ursächliche) Diagnose ist für den erfahrenen Lymphologen leicht. Unerfahrene Ärzte denken meist an diese leider keineswegs seltene Lymphödemform, welche hinsichtlich ihrer Therapie ein sehr schwerwiegendes Problem darstellt, meist überhaupt nicht.

Die Erstellung der Diagnose Lymphödem und die Feststellung von Stadium und Ursache, reichen immer noch nicht aus, um die Therapie einleiten zu können. **Bevor dies geschehen kann,**

muss eine allumfassende Durchuntersuchung durchgeführt werden. Es ist keine Seltenheit, dass jemand außer dem Lymphödem noch irgendeine andere Krankheit oder sogar mehrere Krankheiten hat. Ist dies der Fall, müssen alle Begleiterkrankungen geheilt bzw. in Ordnung gebracht werden. Nur dann wird die Behandlung des Lymphödems erfolgreich sein können. Die Formulierung „in Ordnung gebracht werden" bezieht sich auf chronische Krankheiten, wie z. B. den Bluthochdruck oder die Zuckerkrankheit. Diese können im Prinzip nicht geheilt, aber durch entsprechende Therapie in Ordnung gehalten werden.

3.4 Vorbeugung

Als erstes wollen wir uns mit der Frage beschäftigen, ob es möglich ist, der Entstehung von sekundären Lymphödemen einen Riegel vorzuschieben.

3.4.1 Vorbeugung von Armlymphödemen nach Brustkrebsbehandlung

Jede Brustkrebsoperation, unabhängig davon, welche Methode verwendet wird, wird in **Vollnarkose** durchgeführt. Wird das Narkosemittel intravenös (= in eine Vene) appliziert, sollte hierfür nicht eine Vene des gefährdeten Armes verwendet werden: wird an der linken Brust operiert, nimt man eine Vene des rechten Armes und umgekehrt. In der unmittelbaren Nachbarschaft der Ellbogenvene gibt es Lymphgefäße und es **kann** (muss nicht!) passieren, dass ein bis zwei Lymphgefäße verletzt werden. Diese Gefahr wächst, wenn es nicht auf Anhieb gelingt, die Kanüle in der Vene zu platzieren und wenn aus der punktierten Vene Blut ins Gewebe gelangt.

Darüber hinaus **kann** (muss nicht) infolge der Reizung der Venenwand durch die in ihre Lichtung eingebrachte Kanüle sowie durch das in die Vene infundierte Narkosemittel eine Venenentzündung (Phlebitis) auftreten. Es kann passieren, dass einige Tropfen des Narkosemittels in die Gewebe gelangen (paravenöse Injektion): Die Folge ist eine Entzündung (Periphlebitis). Diese Entzündung erfasst mit Sicherheit die in der Nachbarschaft befindlichen Lymphgefäße: es kommt zu **Lymphgefäßentzündungen**. Die Folge ist ein Stillstand der Lymphpumpen mit einer darauffolgenden Gerinnung der stillstehenden Lymphsäule. Hieraus resultiert später eine bindegewebige Umwandlung der Lymphe und die Verödung des Lymphgefäßes. Wenn dies geschieht, wird die Transportkapazität der Lymphgefäße, welche, wie wir sahen, nach der Entfernung von Lymphknoten aus der Axilla eine Sicherheitsventilfunktion auszuüben haben, eingeschränkt.

Anzumerken ist, dass diese Empfehlung von fanatischen Anhängern der so genannten „evidence based medicine" als „anekdotisch" bezeichnet wird, da sie nicht mittels einer sog. **„prospektiven randomisierten Studie"** untermauert ist. Eine solche Studie müsste so aussehen, dass man aufgrund des Zufalls einer großen Zahl von Patientinnen das Narkosemittel in eine Vene des gefährdeten Armes infundiert, einer gleich großen Zahl von anderen Patientinnen in eine Vene des gegenseitigen Armes. Nach sagen wir fünf Jahren müsste dann untersucht werden, ob es hinsichtlich der Lymphödem-Häufigkeit und des Lymphödem-Schweregrades einen „statistisch signifikanten" Unterschied gibt. Aber das ist nicht alles. Da zahlreiche andere Faktoren, von denen noch die Rede sein wird, das Geschehen beeinflussen, müssten all diese berücksichtigt und eine komplizierte so genannte „multifaktorielle Analyse" durchgeführt werden. Da wir wissen, dass die Verwendung einer Vene des gefährdeten Armes schädlich sein kann, verbietet übrigens die ärztliche Ethik, eine solche – überflüssige – Studie durchzuführen.

Was nun die Wahl der Operationsmethode – modifizierte radikale Operation, „Quadrantensektion", „Lumpektomie" – betrifft, haben wir bereits mitgeteilt, dass nach Quadrantensektion und Lumpektomien Lymphödeme seltener entstehen als nach modifizierten radikalen Operationen und dass nach der „Sentinel-Operation" wahrscheinlich noch seltener Lymphödeme entstehen werden, das letztere ist aber zum Zeitpunkt der Entstehung des Manuskriptes dieses Büchleins noch nicht bewiesen. Hierzu ist aber noch zu sagen, dass wenn die Geschwulst größer als 0,5 cm ist, diese Methode nicht in Frage kommt. Sie darf nur im Rahmen streng kontrollierter Studien eingesetzt werden, da sich nach Literaturangaben die sog. „falsch-negativen" Befunde

(d. h. krebsfreier Wächter-Lymphknoten und von Krebs befallene Lymphknoten in der Achselhöhle) zwischen 0 und 20 % bewegen.

Erneut erinnert sei an dieser Stelle daran, dass der Krebs und nicht das sekundäre Lymphödem nach Krebsbehandlung die Wahl der Operationsmethode bestimmt!

Oft wird behauptet, dass nach brusterhaltenden Operationen keine Lymphödeme entstünden. Dies stimmt aber nicht, weil die Entfernung von axillären Lymphknoten – mit der Ausnahme der „Sentinel-Methode" im Falle krebsfreier Sentinel-Lymphknoten – auch bei diesen Eingriffen erforderlich ist. (Wenn nach brusterhaltenden Operationen eine Bestrahlungstherapie vorgenommen werden muss, erhöht sich die Lymphödemhäufigkeit zusätzlich.) Übrigens sehen wir immer häufiger nach brusterhaltenden Operationen ein Lymphödem der zurückgebliebenen bestrahlten Brust und Erysipele dieser Brust. Das Brustlymphödem ist viel schwieriger zu behandeln als das Armlymphödem, vor allem dann, wenn die Brust infolge der Röntgenbestrahlung stark verhärtet ist (☞ Abb. 3.7).

Wir kommen gleich zur Frage der intravenösen Injektion noch einmal zurück. Was nun die Operation selbst betrifft: Operieren ist eine Handarbeit! (Das altgriechische Wort „Cheirurgein" bedeutet „mit der Hand verrichten"). In einer in England durchgeführten und am europäischen Brustkrebskongress 2001 vorgestellten Studie wurde gezeigt, dass der Reihenfolge nach folgende Faktoren mit einem erhöhten Lymphödem-Risiko nach Brustkrebsoperationen einhergehen:

- Ein unerfahrener Arzt operiert!
- Die Operation erfolgte auf der so genannten dominanten Seite, d. h. bei Rechtshändern handelte es sich um einen Krebs in der rechten, bei Linkshändern in der linken Brust.
- Es bestehen Metastasen in axillären Lymphknoten.
- Es wurde bestrahlt.

Nach von einem erfahrenen Chirurgen durchgeführten Brustkrebsoperationen entstanden also viel seltener Lymphödeme, als nach von Anfängern durchgeführten. (Eine deutsche Studie erbrachte den Beweis, dass das Schicksal eines an Darmkrebs Leidenden in erster Linie von der Person des Operateurs abhängig

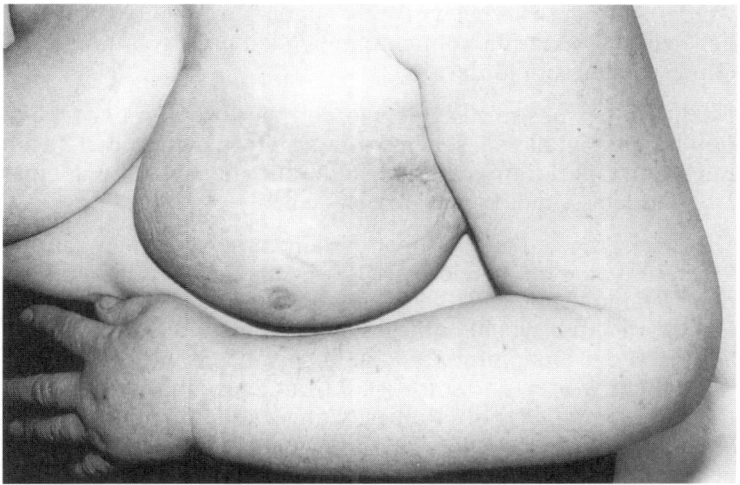

Abb. 3.7: Nach einer brusterhaltenden Brustkrebsoperation entwickelte sich ein Lympödem nicht nur des Armes, sondern auch der Brust. In der Brust entstand eine Wundrose [M150].

ist). Dies ist nicht verwunderlich. Bei vorsichtigem, sauberem Operieren, Unterbindung der afferenten Lymphgefäße der entfernten Lymphknoten und sorgfältiger Blutstillung sammelt sich in der Achselhöhle keine eiweißreiche Flüssigkeit (= „Serom") an: es entstehen weniger, die Entstehung lympho-lymphatischer Anastomosen behindernde, Narben.

Der Schweizer plastische Chirurg CLODIUS hat vor vielen Jahren dafür plädiert, dass man nach der Entfernung von Lymphknoten aus der Achselhöhle sofort, d. h. als abschließender Akt der Brustkrebsoperation, die durchtrennten afferenten und efferenten Lymphgefäße miteinander verbindet, d. h., eine künstliche **lympho-lymphatische Anastomose** schafft. Diese sinnvolle Idee wurde aber – sicherlich wegen des großen Aufwandes einer solchen, mehrere Stunden lang dauernden Operation – niemals in die Praxis umgesetzt.

Es kann sein, dass irgend wann in der Zukunft **lymphangiogenetische Faktoren,** Stoffe, welche die Entstehung neuer Lymphgefäße fördern, an Stelle einer solchen Operation verabreicht werden können. Hierbei wird aber allergrößte Vorsicht erforderlich sein: Diese Stoffe können nämlich auch die Karzinogenese (Krebsentstehung) fördern!

Nachdem wir uns mit Problemen der Narkose und der Operation beschäftigt haben, sehen wir uns an, wie man **in den Tagen nach der Operation** vorgehen sollte, um der Entstehung eines Lymphödems einen Riegel vorzuschieben.

Die erste Frage lautet: soll man bereits am ersten Tag nach der Operation eine mit vorsichtiger Bewegung der Schulter verbundene Krankengymnastik beginnen oder soll die Schulter für die Dauer von einer Woche ruhiggestellt werden und erst am achten Tag nach der Operation die Krankengymnastik begonnen werden? Befürworter der sofortigen Krankengymnastik vertreten die Auffassung, dass die Ruhigstellung mit der Gefahr der Versteifung (= Ankylose) des Schultergelenks einhergeht, diejenigen, die für eine einwöchige Ruhigstellung plädieren, verneinen, dass dies passieren kann und weisen darauf hin, dass eine ungestörte Wundheilung nur bei Ruhigstellung des verletzten Körperteils möglich ist. Wer wird, wenn ein Finger durch ein Küchenmesser verletzt ist, diesen, nach dessen Verbindung, fleißig beugen und strecken?

Die Studien, welche zur Entscheidung dieser Streitfrage durchgeführt wurden, zeigten einander widersprechende Resultate und eine wissenschaftliche so genannte „Meta-Analyse" (die Überprüfung aller Studien mittels Verfahren der statistischen Mathematik) dieser Studien steht aus. Wir plädieren, da eine einwöchige Ruhigstellung der Schulter mit Sicherheit keine Ankylose verursacht, für diese Verfahrensweise.

Es taucht auch die Frage auf, ob es einen Sinn hat, bereits in den Tagen nach der Operation manuelle Lymphdrainage-Behandlungen einzusetzen?

Kann man durch Bandagieren bzw. durch das Tragen eines medizinischen Kompressionsstrumpfes die Entstehung eines Lymphödems verhindern?

Es gibt im Zusammenhang mit dem Brustkrebs eine diesbezügliche wissenschaftliche Untersuchung des Nuklearmediziners PECKING. Es handelt sich um 60 Patienten, welche in drei Gruppen eingeteilt wurden. In der ersten Kontrollgruppe wurde nach der Operation einen Monat lang nichts gemacht, anschließend kam die Bestrahlung. Nach 5 Jahren gab es in 30 % Lymphödeme (die Umfangsdifferenz war größer als 5 cm). In der zweiten Gruppe wurde während des Monats zwischen der Operation und der Bestrahlung der gefährdete Arm bandagiert. Nach fünf Jahren hatten 25 % ein Lymphödem. In der dritten Gruppe wurde während des Monats zwischen Operation und Bestrahlung täglich Lymphdrainage appliziert. Nach fünf Jahren hatten nur 5 % ein Lymphödem. Zehn Jahre nach der Brustkrebsbehandlung war die Lymphödemhäufigkeit in der ersten Gruppe 45,9 %, in der zweiten 61,5 %, in der dritten 29,7 %. Die funktionelle Isotopenlymphographie zeigte, dass nur die manuelle Lymphdrainage in der Lage war, die Funktion der Lymphgefäße zu bessern. Als Zeichen der Schädigung der Lymphgefäße, herbeigeführt durch die Entfernung von Lymphknoten aus der Achselhöhle, und als Bestrahlungsfolge verlängerte sich die Halbwertzeit (diejenige Zeitspanne, in welcher durch die Lymphgefäße so viel radioaktiver Stoff abtransportiert wird, dass nur noch 50 % übrig bleiben) im Bereich der Injektionsstelle in der Kontrollgruppe nach der Operation um 42 Minuten, in der Gruppe der mit manueller Lymphdrainage behandelten Frauen nur um 26 Minuten. Unter Bandage war die Halbwertzeit noch länger als ohne Behandlung, sie betrug 52 Minuten.

Eine **Kompressionsbehandlung** zur Vorbeugung des Lymphödems ist also schädlich. Was die in dieser Hinsicht wirksame manuelle Lymphdrainage betrifft: Für ihren Einsatz nach **jeder Brustkrebsbehandlung** können wir heute im Besitz nur dieser einzigen Studie nicht eintreten. Wir müssen uns freuen, wenn die Kostenträger die Behandlung eines **bestehenden** Lymphödems bezahlen. (Die Behandlung muss **beim Auftreten** des des Lymphödems sofort in Angriff genommen werden!)

Aufgrund langjähriger Erfahrungen empfehlen wir in den Sommermonaten **vorbeugende** manuelle Lymphdrainage-Behandlungen, wenn die folgenden Lymphödem-Risikofaktoren vorhanden sind:

- Starke Übergewichtigkeit
- Zyklisch-idiopathische Ödeme (☞ Kap. 8)
- Zuckerkrankheit
- Über- und Unterfunktion der Schilddrüse

- Gleichzeitige Hormontherapie
- Autoimmunkrankheiten (z. B. die rheumatoide Arthritis).

Das, was wir über die unmittelbare postoperative Zeit gesagt haben, bezog sich auf jene Fälle, in denen der Arm nicht sofort nach der Operation anschwoll. Sollte dies passieren, ist der **sofortige** Einsatz der Komplexen Physikalischen Entstauungstherapie indiziert.

Nicht selten wird der Onkologe nach der Operation zusätzlich noch eine Bestrahlungstherapie für erforderlich halten. Trotz der bewiesenen Tatsache, daß hierdurch die Lymphödemgefährdung steigt, gilt auch in diesem Falle der gleiche Gesichtspunkt, wie bei der Operation: Absoluten Vorrang hat die optimale Krebsbehandlung, die Lymphödemgefährdung ist nebensächlich! Wenn ein Krebs nicht operiert, sondern nur bestrahlt wird, kann es auch zu einem Lymphödem kommen.

Der Arzt ist **verpflichtet**, mit den Patientinnen über die von ihm vorgeschlagene Therapie ein ausführliches **Aufklärungsgespräch** zu führen. Aus diesem Grunde ist es sinnlos, sich darüber Gedanken zu machen, ob es richtig ist, einer Frau, der die Diagnose Brustkrebs mitgeteilt wird, nicht nur das zu erläutern, worin die Krebstherapie besteht, sondern auch über sämtliche mögliche Gefahren, Nebenwirkungen dieser Therapie zu sprechen. Dies bedeutet, dass das Lymphödem erwähnt werden muss und nicht nur das: über das Lymphödem, über dessen mögliche Komplikationen und seine Behandlung muss gesprochen werden.

Erinnern wir uns an die Befunde von PECKING: Von 428 Frauen hatten drei Jahre nach einer operativen und strahlentherapeutischen Brustkrebsbehandlung 19 % ein klinisch manifestes Lymphödem, aber bei 77 % waren schwere Störungen in der Funktion der Lymphgefäße nachzuweisen, ohne dass der Arm geschwollen gewesen wäre. **Dies bedeutet, dass sich diese Frauen im „Stadium 0 der Latenz" des Lymphödems befanden.**

Nach der Brustkrebs-Operation muss der Arzt, noch vor der Entlassung der Patientin aus dem Krankenhaus diese beraten, wie sie ihr Leben zu gestalten hat, um der Entstehung eines Lymphödems einen Riegel vorzuschieben. Er muss ihr erklären, dass die Bedeutung des „Stadiums 0 der Latenz" darin besteht, dass die Transportkapazität der Lymphgefäße und damit ihre funktionelle Reserve eingeschränkt ist: aus diesem Grund soll sie **alles unterlassen, was Lymphgefäße schädigen kann und was zum Anstieg der lymphpflichtigen Last führt.** Leider wird diese Aufklärung oft versäumt. (Im Jahre 1987 haben wir eine Studie veröffentlicht, in welcher wir mitgeteilt haben, dass die von uns befragten Patienten lediglich in 18 % der Fälle von ihren Ärzten aufgeklärt wurden. Die Frage, ob sie eine Aufklärung nach der Brustkrebs-Operation wünschten, bzw. gewünscht hätten, haben 97 % mit Ja beantwortet. Es klingt unglaublich, aber es ist wahr: Nachdem wir in einer von der Deutschen Krebshilfe herausgegebenen Broschüre die international üblichen Gesichtspunkte der Lymphödemprophylaxe nach Brustkrebs-Operationen veröffentlicht haben – es sind jene, welche unsere Leser nachstehend abgedruckt finden – protestierte ein „sachkundiger" Mediziner beim Geschäftsführer der Krebshilfe und behauptete, wir würden die vom Schicksal gezeichneten Frauen nur unnötig verunsichern! Die Dinge, die ein lymphödemgefährdeter Mensch beachten muss, sind nicht solcherart, dass sie das Lebensglück vernichten würden. Tritt aber ein Lymphödem auf, so bedarf diese Krankheit in der überwiegenden Mehrzahl der Fälle einer lebenslangen Behandlung. Und was die Folgen des Nicht- oder Falschbehandelns sein können, haben wir bereits besprochen. Der „sachkundige" Mediziner hat gegen das Gesetz verstoßen, welches die ärztliche Aufklärung zwingend vorschreibt.)

Wie soll eine Frau leben, bei der eine Brustkrebsbehandlung durchgeführt wurde und die kein klinisch manifestes Lymphödem hat, d. h. dass ihr Arm nicht geschwollen ist, bei der man aber davon ausgehen muss, dass sie sich im „Stadium 0 der Latenz" befindet, d. h. dass sie stark lymphödemgefährdet ist? (Ob jemand das große Glück hat, zu jener ganz kleinen Gruppe zu gehören, in welcher der funktionelle Zustand der Lymphgefäße intakt geblieben ist, lässt sich heute mittels einer „funktionellen Isotopensymphographie" entscheiden. Allerdings müsste infolge individueller Unterschiede eine erste solche Untersuchung bereits vor der Brustkrebsbehandlung durchgeführt werden. Dann müsste die Untersuchung etwa jährlich wiederholt werden, weil sich die Folgen der hohen Belastung der eine Sicherheitsventilfunktion ausführenden, auf Hochtouren arbeitenden Lymphgefäße sowie ihr Altern eines Tages doch bemerkbar machen könnten. Zwar ist die Strahlenbelastung bei der Lymphszintigraphie gering, es sei dennoch dahingestellt, ob ein Patient bereit ist, sich jährlich dieser Prozedur zu unterwerfen. Wir meinen, dass es besser ist, davon auszugehen, daß man sich im „Stadium 0 der Latenz" des Lymphödems befindet und die entsprechenden Vorsichtsmaßnahmen beachtet).

Wir haben die Ratschläge, die Liste des „Tuns und des Lassens", welche der Arzt nach der Brustkrebsoperation der Patientin vor ihrer Entlassung erteilten sollte, in Tabelle 3.4 zusammengefasst. Einige Punkte wollen wir nachfolgend kommentieren.

- Wurde die Brust amputiert und keine so genannte „primäre Brustrekonstruktion" (d. h. ein plastisch-chirurgischer Aufbau einer neuen Brust) durchgeführt, wird das Tragen einer **Brustprothese** erforderlich sein. Leider wird in diesem Zusammenhang oft ein falscher Rat erteilt, indem eine Brustprothese empfohlen wird, deren Gewicht sich an dasjenige der zurückgebliebenen Brust anpasst. Begründet wird dies damit, dass ein Nicht-Ausgleich, wenn die zurückgebliebene Brust groß und schwer ist, Haltungsanomalien zur Folge hätte. Diese Behauptung ist rein spekulativer Art. Man kann vermuten, dass dem so sei, bewiesen ist es aber nicht. Wir kennen keine Studie, in welcher, sagen wir 100 Frauen fünf Jahre lang eine federleichte, hundert andere eine schwere Prothese getragen hätten und dann ein unabhängiger Orthopäde festgestellt hätte, ohne zu wissen, welche der von ihm beurteilten Frauen eine schwere oder eine leichte Prothese trug, das bei denjenigen Frauen, die die leichte Prothese getragen haben, statistisch signifikant häufiger Haltungsanomalien entstanden sind als in der Gruppe mit der schweren Brustprothese. Mit absoluter Sicherheit kann hingegen der Lymphologe sagen, dass **wenn der Träger des Büstenhalters in die Schulter und die Brustkorbwand einschneidet, dies an sich ein Lymphödem verursachen kann!**

Tab. 3.4: Empfehlung für Patienten nach einer Brustkrebsbehandlung (Operation, Bestrahlung, Operation plus Bestrahlung) zur Verhütung eines Armlymphödems.

Zum Alltag, Beruf und Haushalt:
Verletzungen, Überanstrengungen, Hitze- und Kälteeinwirkungen meiden!
1. Tragen Sie mit dem gefährdeten Arm keine schweren Koffer oder Einkaufstaschen!
2. Vorsicht mit dem Küchenmesser!
3. Vorsicht bei Nähen (Fingerhut benützen)!
4. Bedienen Sie keinen heißen Ofen oder Backofen ohne Handschuhtopflappen!
5. Vorsicht beim Bügeln!

Bei der Kleidung:
Die Träger des Büstenhalters dürfen weder an der Schulter noch am Brustkorb einschneiden. Die Brustprothese soll so leicht wie möglich sein. Die Ärmel Ihres Kleides bzw. Ihrer Bluse sollten nicht abschnüren. Röcke, Hosen und Gürtel sollen keinen Druck ausüben.

Bei der Schönheits- und Körperpflege und beim Friseur:
Peinlichste Sauberkeit und gründliche Zahn- und Hautpflege!

- Bei der Nagelpflege den Nagelfalz nicht schneiden!
- Keine reizenden Kosmetika, keine alkalische Seife verwenden!
- Vorsicht bei der Sauna! Sie kann, muss aber nicht schädlich sein.
- Kein Sonnenbrand!
- Die Schulter und den Oberarm vor der Hitzeeinwirkung der Trockenhaube schützen!

Im Garten:
Verletzungen vermeiden (Stacheln, Dornen, Geräte!)
Katzenkratzer vermeiden!

Beim Sport:

- Keine ruckartigen Bewegungen mit der Schulter des gefährdeten Armes (Vorsicht beim Rudern, Tennis und Golf)!
- Keine Frostschäden!
- Keine Verletzungen! (Alpines Skilaufen ist gefährlich, Langlauf weniger; ruhiges Schwimmen ist empfehlenswert).

Bei der Ernährung:

Sollgewicht halten bzw. im Falle einer Fettsucht durch Diät und Bewegung wiedergewinnen!
Es gibt keine „Lymphödemdiät". Achten Sie auf Ausgewogenheit! Reichlich Vitamine!

Bei der Urlaubsplanung:
Meiden Sie insektenverseuchte Gebiete!

Beim Arzt:

- Lassen Sie den Blutdruck nicht auf der operierten Seite messen (Ausnahme: Notfall)!
- Lassen Sie sich keine Injektionen (weder in die Haut noch in die Muskeln, in die Vene oder in ein Gelenk) auf der operierten Seite geben (Ausnahme: Notfall)!
- In die Operationsnarben dürfen keine Medikamente, auch kein Iskador gespritzt werden!
- Auf der operierten Seite soll kein Blut aus der Vene genommen werden, es sei denn, dass es anderswo nicht möglich ist (Ausnahme: Notfall)!
- Keine Akupunkturbehandlung, keine „Heilanästhesie" auf der operierten Seite durchführen lassen!

Sofort den Arzt aufsuchen bei

- Entzündung am gefährdeten Arm
- Zahnfleischentzündung
- Mandelentzündung

Meiden Sie aktives und passives Rauchen!

Wir sprachen davon, dass es Menschen gibt, bei denen ein Oberarmlymphgefäßbündel in ober- oder unterhalb des Schlüsselbeins befindliche Lymphknoten mündet. Darüber hinaus gibt es immer Brustwandlymphgefäße, welche aus dem lymphstaugefährdeten Gebiet des gleichseitigen oberen Rumpfquadranten Lymphe zu den Lymphknoten der gegenseitigen Achselhöhle transportieren und solche, welche zu den Lymphknoten der gleichseitigen Leiste führen. Das Einschneiden des Trägers des Büstenhalters verhindert den Lymphstrom in diesen Lymphgefäßen, d. h. dass eine wichtige Sicherheitsventilfunktion zunichte gemacht wird. **Die Träger des Büstenhalters dürfen** also weder an der Schulter noch am Brustkorb einschneiden. Die Brustprothese soll so leicht wie möglich sein (☞ Abb. 3.8). Gegebenenfalls legen Sie ein Polster unter den Träger! Die Ärmel Ihres Kleides bzw. Ihrer Bluse sollen nicht abschnüren. Röcke, Hosen und Gürtel sollen keinen Druck ausüben; die freie Atmung ist wichtig!

Und noch eine Bemerkung über Haltungsanomalien. Aufgrund unserer langjährigen Erfahrungen wissen wir, dass Haltungsano-

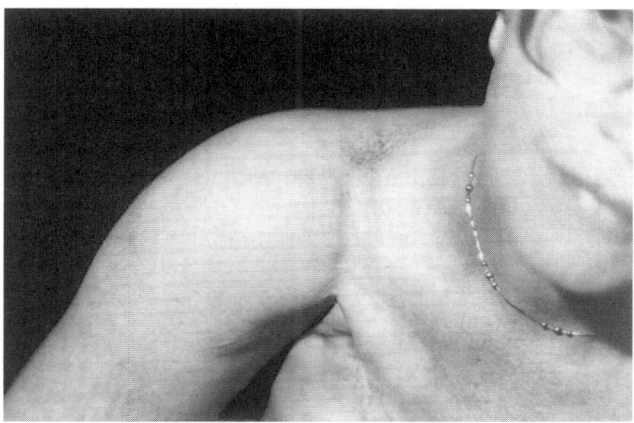

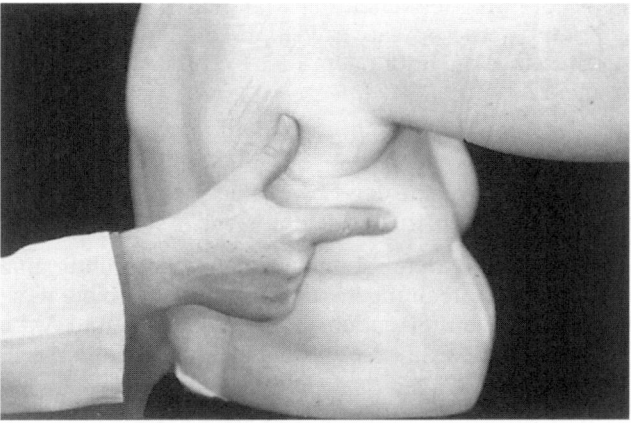

Abb. 3.8: Wenn eine Patientin nach einer modifizierten radikalen Brustkrebs-Operation eine zu schwere Brustprothese trägt, schneidet der Träger des Büstenhalters tief ins Gewebe ein [C157].

malien bei brustamputierten Frauen sehr oft vorhanden sind. Wir sind der Meinung, dass diese mit der Art der Brustprothese überhaupt nichts zu tun haben. Wir erklären sie mit der seelischen Depression, mit dem „Hängenlassen des Kopfes", wodurch schmerzhafte Muskelverspannungen entstehen.

Der Lymphologe ist in der Lage, solche Zustände zu erkennen und aus diesen Konsequenzen für die Behandlung zu ziehen: seelische Betreuung der Patientin auf der einen und physikalische Therapie auf der anderen Seite können erforderlich sein.

Wenn die zurückgebliebene Brust wirklich sehr groß und schwer ist, ist es übrigens vernünftig, diese im Zuge der Krebs-Operation operativ zu verkleinern. Die Entfernung des Drüsengewebes ist auch die beste Brustkrebsprophylaxe:

Auf dem Europäischen Brustkrebskongress 2002 teilten LEUUWEN und Mitarbeiter mit, dass Frauen, bei denen sich in einer Brust Krebs entwickelt hat, ein drei- bis vierfaches Risiko tragen, dass in der zurückgebliebenen bzw. der anderen Brust ein neuer Krebs entsteht.

Es sei auf die Möglichkeiten der Mammarekonstruktion hingewiesen: Durch eine operative Wiederherstellung der verlorenen Brust wird ein Armlymphödem nicht verursacht und nicht verschlimmert.

Wenn die Patientin berufstätig ist, gilt der Grundsatz, dass Tätigkeiten, welche mit einer hohen Verletzungsgefahr verbunden sind, und solche, welche den Bewegungsapparat des gefährdeten Armes stark belasten, zu vermeiden sind.

Büroangestellte können Schreibarbeiten vollschichtig, mit gelegentlichen Unterbrechungen durchführen. Vermieden werden sollten Arbeiten mit reizenden, ätzenden Stoffen und Akkordarbeit. Große Temperaturschwankungen sind schädlich.

Mit dem Auffüllen von Lagerregalen darf sich die Patientin nicht beschäftigen (wenn nach der Operation bestrahlt wird, muss der Radiologe der Patientin erklären, dass Bewegungsarten, welche mit Überdehnungen im Schultergelenk verbunden sind, vermieden werden müssen: Der Arm ist weniger belastbar als ohne Bestrahlungstherapie).

Als Schreibkraft sollen die Patientinnen in Abständen von jeweils 30 Minuten eine kurze Pause machen.

Als Reinigungsfrau, Packerin und Büglerin sollte die Patientin nicht tätig sein, auch nicht als Kellnerin in einem Bierlokal (in einer Konditorei kann sie ruhig bedienen).

Es bedarf wohl keiner ausführlichen Erörterung, dass eine Verletzung mit dem Küchenmesser schwer wiegende Folgen haben kann. Die Verletzung führt zum Verlust von Körpergewebe und zum Austritt von Blut, nicht nur nach außen, sondern auch nach innen. Es kommt zu einer Entzündung, wobei gewisse Entzündungsprodukte entstehen, welche nur über die Lymphgefäße abtransportiert werden können, d. h. die lymphpflichtige Last steigt. Gleichzeitig werden Lymphgefäße, welche vielleicht noch funktionsfähig waren, durchtrennt. Leicht gesellt sich auch eine Infektion dazu. Diese steigert wiederum die lymphpflichtige Last und greift auf die Lymphgefäße über, die Lymphgefäßentzündung setzt aber die Transportkapazität des Lymphgefäßsystems weiter herab.

Dass beim Bügeln Vorsicht am Platz ist, hat zwei Gründe: Auf der einen Seite ist das Bügeln eine anstrengende Arbeit, auf der anderen Seite kann man die Hand verbrennen. Eine Brandwunde ist im selben Sinne zu bewerten wie eine Verletzung mit einem Messer.

Auch der Grundsatz, wonach bei Gartenarbeiten besondere Vorsicht geboten ist, ist einleuchtend. Leider lassen sich Patientinnen, die gern in ihrem Garten arbeiten, schwer überzeugen, dass ein einziger Rosendornstich verhängnisvolle Folgen haben kann.

Aktives, aber auch passives Rauchen sollte vermieden werden, da es die Lymphpumpe schädigt. Aber bei bestimmten Frauen erhöht es auch das Brustkrebsrisiko, und zwar bei denjenigen, die eine Erbanlage tragen, die sie gegenüber den im Zigarettenrauch enthaltenen Giftstoffen besonders empfindlich macht. Wissenschaftliche Untersuchungen haben den Beweis erbracht, dass Raucherinnen, bei denen die Erbanlage für ein bestimmtes Entgiftungsenzym defekt ist, viermal so häufig an Brustkrebs erkranken wie Raucherinnen mit einem normalen Enzym. Fehlt dieses Enzym, so sammeln sich giftige Stoffe im Körper an und schädigen das genetische Material; es kommt zu einer Entartung von Zellen.

Von wesentlicher Bedeutung ist die Tatsache, dass **Fettleibigkeit** einen Lymphödem-Risikofaktor darstellt. Eine Abmagerungskur bei übergewichtigen Patientinnen bzw. das Erhalten des Sollgewichts ist aus diesem Grunde wesentlich.

In diesem Zusammenhang soll die Tatsache nicht unerwähnt bleiben, dass aufgrund unserer heutigen Kenntnisse keine Diät bekannt ist, welche in der Lage wäre, einen besonderen Schutz gegen das Auftreten eines Krebsrezidivs oder einer Krebsmetastase zu gewährleisten. Leider wimmelt es in der Paramedizin und der Laienpresse von den verschiedensten „Krebsdiäten". Lediglich eine fettreiche Nahrung scheint bei Patientinnen nach einer Brustkrebsbehandlung schädlich zu sein. Es wird empfohlen, dass der Fettbestandteil nicht mehr als 25 % der zugeführten Kalorien beträgt. Es gibt keine spezifische Diät, welche beim Lymphödem eine günstige Wirkung hat. Eine nicht zu üppige, ausgewogene, an Vitaminen reiche Kost ist die einzige Diätvorschrift, an die man sich halten soll.

Die Patientin sollte sich viel im Freien bewegen, wandern. (Übrigens hat eine an mehr als 25 000 norwegischen Frauen durchgeführte Untersuchung den Beweis erbracht, dass regelmäßige körperliche Betätigung vor Brustkrebs schützt. Bei Frauen, welche sich pro Woche mindestens vier Stunden lang im Freien bewegt haben, entstand um 37 % seltener Brustkrebs als bei Frauen mit einer sitzenden Lebensweise.)

Bei der Auswahl ihres Urlaubsortes sollte die Patientin auf die Möglichkeit einer guten Körperhygiene achten und insektenverseuchte Gebiete meiden. Ein einziger Insektenstich kann zum schlagartigen Auftreten eines Lymphödems führen!

Bei passivem Freizeitvergnügen wie beim Fernsehen sollte die Patientin ihre Körperhaltung häufig ändern und den Arm aus dem Schulter-, Ellenbogen- und Handgelenk des Öfteren bewegen.

Für viele Menschen ist der Sport unabdingbar für Wohlbefinden und Lebensfreude. Die Patientin muss keineswegs auf den Sport verzichten. Gewisse Einschränkungen gibt es aber. Im Sinne der Aufklärungspflicht, zu welcher wir, die Autoren dieses Büchleins, als Ärzte verpflichtet sind, werden wir Sie im folgenden detailliert beraten. Als mündige Menschen treffen Sie dann Ihre Entscheidung selbst.

> Es ist keineswegs **sicher**, dass das Nichtbeachten dieser Einschränkungen ein Lymphödem herbeiführt, es **kann** aber passieren!

Wenn wir zur Vorsicht mahnen, so geschieht dies aus Gründen, die Sie bereits kennen: Die Entfernung von Lymphknoten aus Ihrer Achselhöhle beeinträchtigt den Lymphabfluss aus Ihrem Arm und aus dem Bereich des gleichseitigen oberen Rumpfquadranten. Die Beeinträchtigung wird wesentlich verstärkt, wenn Sie nach der Operation auch bestrahlt wurden. Sinkt der Lymphabfluss unter einen kritischen Wert, kann die eiweißhaltige Gewebsflüssigkeit nicht abgeleitet werden und der Arm, aber auch das Gebiet des Rumpfquadranten schwellen an. Dann entsteht ein Lymphödem des Armes und – wenn Sie brusterhaltend operiert wurden – möglicherweise auch der Brust. Zwar ist ein Lymphödem keine Katastrophe – es kann, wie Sie im Kapitel 3.5 lesen können, erfolgreich behandelt werden – es handelt sich dennoch um eine chronische Krankheit und man sollte seinem Entstehen einen Riegel vorschieben.

Kein Kampfsport, kein Leistungssport, kein Hochleistungssport! Kein Krafttraining für die obere Körperhälfte! Zu groß wäre die Belastung und damit die Produktion von Lymphe und zu groß ist die Verletzungsgefahr. Eine Ausnahme können wir uns vorstellen: Stehen Sie in der Weltrangliste der Tennisspielerinnen an vornehmer Stelle, sind Sie Rechtshänderin und wurde eine linksseitige Brustkrebsbehandlung durchgeführt, so können sie Ihren Beruf als Profisportlerin weiter ausüben. Wenn Sie aus Hobby Tennisspielen, müssen wir Ihnen mitteilen, dass Tennisspielen ein- bis zweimal wöchentlich in 25 %, tägliches Tennisspielen in 45 % der Fälle einen so genannten Tennisellenbogen verursacht. Der Tennisellenbogen bedeutet eine Entzündung und ist schmerzhaft. Schmerz und Entzündung erhöhen die lymphpflichtigen Lasten, wodurch es zur Entstehung eines Lymphödems kommen kann. Eine Statistik, welche die Frage, wie oft ein nach einer Brustkrebsbehandlung auftretender Tennisellenbogen zur Manifestation eines Lymphödems führt beantwortet, gibt es nicht. Die Entscheidung treffen Sie, liebe Leserin! Wir haben dafür Verständnis, wenn Sie sagen, das Tennisspielen sei Ihnen so wichtig, dass Sie das Risiko der Entstehung eines Lymphödems in Kauf nehmen. Unsere Pflicht ist es aber, Sie aufzuklären. Wir können und dürfen Ihnen nicht einfach sagen, spielen Sie ruhig Tennis, es kann nicht schaden. Täten wir dies, und bekämen Sie ein Lymphödem, so hätten Sie das Recht, uns zu verklagen und das Gericht gäbe Ihnen Recht.

Die gleichen Gesichtspunkte, wie beim Tennis, gelten für Golf, Handball und Kegeln.

Üben Sie Ihren Lieblingssport vernünftig aus. Ruhiges Schwimmen ist nützlich, wenn Sie sich aber überanstrengen, kann eine schmerzhafte so genannte Schwimmerschulter entstehen. Dies wäre selbstverständlich ein Lymphödemrisikofaktor. Skilanglauf geht nicht mit einer so großen Verletzungsgefahr wie Alpinski einher, stürzen kann man aber auch beim Langlauf. Wenn Sie sich den lymphödemgefährdeten Arm brechen, wird mit sehr großer Wahrscheinlichkeit ein Lymphödem entstehen. Beim alpinen Skifahren hängt neben Ihrem Können viel vom Schweregrad der Piste, von der Schneequalität und ähnlichen Faktoren ab.

Grundsätzlich ist zu beachten, dass Sportschäden das Ergebnis von Unfällen oder Überlastung sein können und dass 40 % aller Heim- und Freizeitunfälle bei Spiel und Sport geschehen.

Zu Ihrer Information haben wir die verschiedenen Sportschäden zusammengestellt:

- Die bereits erwähnte **Schwimmschulter** – ein chronisch-entzündlicher Zustand – kann auch bei Tennisspielern, Werfern und Gewichthebern entstehen.
- Ein so genannter **Werferarm** ist eine Entzündung der Sehne eines Armmuskels, des so genannten Bizeps, bzw. eine Schleimbeutelentzündung (subacromiale Bursitis). Er kann bei den folgenden Sportarten auftreten: Fußball, Handball, Baseball, Volleyball, Tennis, Speerwurf, Schwimmen, Kanufahren, Rudern, Gewichtheben, Fechten, Ringen, Golf, Tischtennis, Badminton, Squash. Bei diesen Sportarten kommen gelegentlich sogar Armbrüche (so genannte Stressfrakturen) vor.

Bei der **Schönheits- und Körperpflege** sowie beim **Friseur** sind peinlichste Sauberkeit und gründliche Hautpflege zu beachten. Die Haut ist ein lebenswichtiges Organ, welches unter anderem im Dienste der Immunabwehr steht. An der Universitätshautklinik in Kiel durchgeführte Untersuchungen haben den Beweis erbracht, dass die menschliche Haut sogar Antibiotika bildet, als Defensine bezeichnete Eiweißkörper, welche eine ganze Reihe von Bakterien und Hefepilzen abzutöten in der Lage sind.

Besondere Vorsicht ist beim Sonnenbad geboten! Die ultravioletten Strahlen schädigen die Immunfunktion der Haut und kommt es zur Hautrötung, so bedeutet dies eine akute Entzündung. Es erhöht sich die lymphpflichtige Last und da die Entzündung auch die Lymphgefäße erfasst, sinkt die Transportkapazität. Es kommt vor, dass nach einem Sonnenbrand schlagartig eine Wundrose entsteht und dass anschließend ein Lymphödem auftritt. Zu den Spätschäden der Sonnenstrahlschäden gehört der Untergang der elastischen Fasern der Haut. Dies hat eine Beeinträchtigung der Lymphbildung zu Folge.

Verwenden Sie also zum **vorsichtigen** Sonnenbad eine Creme mit einem Schutzfaktor 60! Besuchen Sie kein „Bräunungsstudio"! Eine „gesunde Bräune" ist schädlich und gefährlich; sie begünstigt die Entstehung eines sog. „schwarzen Krebses" (= malignes Melanom).

Die Gründe für die bei der Schönheits- und Körperpflege angegebenen Vorschriften liegen auf der Hand. Über die Notwendigkeit der peinlichsten Sauberkeit sowie der gründlichen Hautpflege haben wir schon gesprochen. Schmutz ist gleichbedeutend mit der Gefahr einer bakteriellen Infektion, einer Pilzinfektion, einer Wundrose, welche selbst, wenn sie rechtzeitig und erfolgreich behandelt wird, zum Auftreten des Lymphödems führen kann. Warum bei der Nagelpflege der Nagelfalz nicht geschnitten werden soll, warum beim Feilen Vorsicht geboten ist, und warum die Nagelhaut weder zurückgeschoben noch beschnitten werden darf, muss aufgrund der bisherigen Ausführungen nicht mehr erörtert werden. Reizende, allergisierende Kosmetika können eine Entzündung zur Folge haben.

Grobe, knetende Massagen des gefährdeten Armes sowie des entsprechenden Rumpfquadranten, wie sie bei der Sportmassage üblich sind, sind zu vermeiden.

Warum soll der **Blutdruck** nicht auf der operierten Seite gemessen werden? Die Antwort ist einfach. Sie wissen bereits, dass der Lymphdruck im Arm nach Brustkrebsbehandlung mit Lymphknoten-Entfernung aus der Axilla erhöht ist, und dass dies mit der Gefahr des Eindringens von Lymphe in die Lymphgefäßwand einhergeht. Man sollte durch das Aufblasen der Manschette den Lymphstau auch vorübergehend nicht erhöhen.

Im Zusammenhang mit unserem Rat, bei der Narkose zur Brustkrebsoperation unter keinen Umständen die Vene des gefährdeten Armes zu benützen, haben wir bereits darauf hingewiesen, dass dieser Rat für Dogmatiker der „evidence based medicine" unbegründet ist, da er nicht durch „prospektive randomisierte" Studien untermauert ist. Allerdings gibt es eine „retrospektive" (= rückblickende) Studie: Im Jahr 2001 wurde anhand von 252 Patientinnen berichtet, dass statistisch signifikant häufiger Lymphödeme entstanden sind, wenn nach Brustkrebsoperationen in die Ellenbeuge des gefährdeten Armes gestochen wurde.

Gewarnt sei freilich vor sinnlosen Übertreibungen: Man sollte am gefährdeten Arm keinen Armreif mit der Inschrift tragen, in eine Vene dieses Armes keine Injektion, keine Infusion zu geben und kein Blut zu entnehmen. Bei einem Notfall sollte die Aufmerksamkeit des Anästhesisten keine Sekunde lang abgelenkt werden. Und wenn nach beidseitger Entfernung des axillären Lymphknoten beide Arme gefährdet sind, entnimmt man trotzdem Blut, versucht es aber, wenn möglich aus einer Fuß- bzw. Handvene.

Die ablehnende Haltung dieser Gruppe von Ärzten bezieht sich auf sämtliche Empfehlungen, Ratschläge, welche wir beschrieben haben, auf Ratschläge, deren wesentlicher Teil seit Jahrzehnten von erfahrenen Klinikern erteilt werden. Wenn wir auf Grund der experimentellen Medizin wissen, dass bei einem Menschen, dessen Armlymphgefäßsystem sich nach Brustkrebsbehandlung im „Stadium 0 der Latenz" befindet, alles, was die lymphpflichtige Last steigert oder/und die Transportkapazität senkt, zur Manifestation des Lymphödems führen kann; wenn wir und viele andere wiederholt Patientinnen gesehen haben, bei denen es in solchen Fällen zu einem schlagartigem Auftreten des Lymphödems gekommen ist, und wenn die ärztliche Ethik es verbietet, der Frage mittels der Methode der evidenz-basierten Medizin nachzugehen, wären wir keine Ärzte, wenn wir auf die falschen Propheten hören würden.

Darüber hinaus hat der Lymphologe LEDUC gezeigt, dass das Tragen eines 4 kg schweren Gewichtes zur Einengung der Achselhöhlenvene führt; unsere Leserinnen wissen, dass dies zur Erhöhung der lymphpflichtigen Last führt. Welcher Arzt wäre nun bereit, eine Studie durchzuführen, in welcher eine große Gruppe von Patientinnen im lymphödemfreien Zustand nach Brustkrebsbehandlung eine festgelegte Zeit lang einen schweren Koffer tragen, eine andere gleich große Gruppe während dieser Zeit ohne Koffer spazieren würde? Alle Damen müssten anschließend **mindestens** fünf Jahre lang kontrolliert werden!

Was die Zahnfleischentzündung, die **Paradentitis** oder **Periodontitis** betrifft: Dies ist eine Entzündung der den Zahn umgebenden Gewebe; den Ausgangspunkt bildet meist eine Zahnfleischentzündung (= Gingivitis). Es ist heute bekannt, dass aus diesem kranken Gewebe Bakterien in die Blutbahn gelangen; diese können zu schweren Erkrankungen der Schlagadern führen, deren Folge Herzinfarkt und Hirnblutung sein kann. Wir müssen davon ausgehen, dass ein zufälliges Eindringen von Bakterien aus der Blutbahn in den gefährdeten Arm – dessen Immunabwehr geschwächt ist – durch örtliche entzündliche Vorgänge zur Manifestation des Lymphödems führen könnte. Zahnärztliche Behandlungen dieser Prozesse sollten unter antibiotischem Schutz vorgenommen werden. Anzumerken ist, dass das Rauchen ein wichtiger Paradentitis-Risikofaktor ist.

3.4.2 Vorbeugung von Beinlymphödemen nach Unterleibskrebsoperationen

Aus Gründen, welche wir später noch besprechen werden, ist derjenige Patient, dessen Beinlymphgefäßsystem sich im „Stadium 0 der Latenz" befindet, wesentlich stärker lymphödem gefährdet, als dies beim Lymphgefäßsystem des Armes der Fall ist.

Es gibt bis jetzt keine wissenschaftlichen Untersuchungen darüber, wie sich die Beinlymphgefäße nach verschiedenen Unterleibskrebsbehandlungen bei jenen Patienten verhalten, die (noch) lymphödemfrei sind. Grundsätzlich müssen wir sie als lymphödemgefährdet betrachten, d. h. davon ausgehen, daß sie sich im „Stadium 0 der Latenz" des Lymphödems befinden.

Aus diesem Grund sind Vorsichtsmaßnahmen angebracht; wir haben diese in der Tab. 3.5 zusammengestellt und wollen sie auch detailliert erörtern (☞ Abb. 3.9 bis 3.11).

Nach Unterleibskrebsbehandlungen muss auf eine sorgfältige Hygiene im Genital- und Analbereich geachtet werden, da bakterielle Infektionen, die zur Manifestation des Lymphödems führen, oft hier ihren Ursprung haben.

Was die Ernährung, die Urlaubsplanung, die Sauna, die Kosmetik und das Sonnenbad betrifft, gelten hier die gleichen Ratschläge wie bei Armlymphödemgefährdeten. Was den Beruf betrifft: Ungünstig ist es, sich als Köchin/Koch zu betätigen (stundenlanges Stehen und Wärme!).

Im Zusammenhang mit dem **Sport** weisen wir auf Folgendes hin:

- **Knochenbrüche,** welche mit Weichteilverletzungen und oft sehr erheblichen Blutungen einhergehen, sind ziemlich häufig bei den folgenden Sportarten zu beobachten: Fußball, amerikanisches Football, Rugby, Handball, Feldhockey, Eishockey, alpiner Skilauf, Skilanglauf, Snowboard, Turnen, Reiten, Radfahren, Inlineskating.
- **Schäden der Schlagadern** können durch Dauerlauf und Radfahren entstehen.
- Das Joggen kann zu der chronischen Gelenkserkrankung **Arthrose** führen.
- **Blasen** kommen am Fuß bei Leichtathletik, an der Hand bei Skilanglauf, Cricket, Rudern, Tennis, Badminton und Squash vor.
- **Offene Wunden** kommen bei Sportlern sehr häufig vor, vor allem beim Fußball, amerikanischen Football, Rugby, Eishockey, Reiten und Radfahren.

Im Zusammenhang mit dem Fußball weisen wir noch darauf hin, dass mittels der Isotopenlymphographie der Beweis erbracht wurde, dass diese Sportart stets zur Schädigung der Beinlymphgefäße führt.

- Zu einem **Riss der Achillessehne** können die folgenden Sportarten führen: Fußball, Handball, Volleyball, Basketball, Tennis, Squash, Badminton, Laufen und Springen.
- Ein so genanntes **Tennisbein** – ein Riss eines Muskels, des so genannten *Musculus gastrocnemius* – kommt nicht nur beim Tennisspielen vor, sondern auch bei Badminton, Squash, Volleyball, Basketball, Handball und Springen.

Tab. 3.5: Empfehlungen für Beinlymphödem-Gefährdete.

- Berufe, welche stundenlanges Stehen erfordern, sind ungünstig
- Sorgfältige Körperpflege (Zähne, Haut, vor allem Analbereich und Füße)!
- Tragen Sie kein enges und/oder hochhackiges Schuhwerk und keinen einschneidenden Pumpsabschluss!
- Gehen Sie nicht außerhalb der Wohnung barfuß (Verletzungsgefahr)!
- Vorsicht bei der Fußpflege; den Nagelfalz nicht schneiden!
- Keine reizenden, allergisierenden Kosmetika verwenden!
- Keine Injektion (weder in die Haut noch in die Muskeln oder in ein Gelenk) auf der gefährdeten Seite geben lassen!
- Keine Akupunkturbehandlung! Keine Blutegelbehandlung!
- Bei der Urlaubsplanung insektenverseuchte Gebiete meiden!
- Keine Frostschäden (bei kalter Witterung warme Socken tragen)!
- Im Fall einer Fußpilzerkrankung (Einrisse zwischen den Zehen, gelbe brüchige Nägel) sofort zum Arzt!
- Im Fall einer bakteriellen Infektion (Fieber, Rötung, Schüttelfrost) sofort zum Arzt!
- Vorsicht mit der Sauna; manche Patienten tolerieren sie nicht!
- Kein Sonnenbrand!
- Hinsichtlich Sport siehe Tabelle 3.4
- Sollgewicht halten! Ernähren Sie sich ausgewogen!
- Tragen Sie keine Slips mit in die Haut einschneidenden Abschlussrändern, die sichtbare Rillen hinterlassen. Unterhosen mit Bein bevorzugen. Keine engen Gürtel, keine engen Jeanshosen!
- Krampfadern nur im Fall einer absoluten Indikation operieren/veröden lassen!
- Meiden Sie aktives und passives Rauchen!

Hinsichtlich der **Kleidung** beachten Sie, dass Sie keine Slips mit in die Haut einschneidenden Abschlussrändern, welche auf der Haut sichtbare Rillen hinterlassen, tragen dürfen. Bevorzugen Sie Unterhosen mit Bein. Tragen Sie keine engen Gürtel. Tragen Sie keine Socken, welche am Abschlussrand Abschlussrillen hinterlassen. Tragen Sie keine engen Jeanshosen, welche die Leiste und den Rumpf abschnüren. Tragen Sie keine hochhackigen Schuhe.

Tragen Sie kein enges und hochhackiges **Schuhwerk** und keinen einschneidenden Pumpsabsatz! Enge Schuhe mit einschneidendem Rand verhindern den freien Abfluss der Lymphe. Hochhackiges Schuhwerk schränkt die Auf- und Abbewegung des Fußgelenkes beim Gehen stark ein; hierdurch werden die Wa-

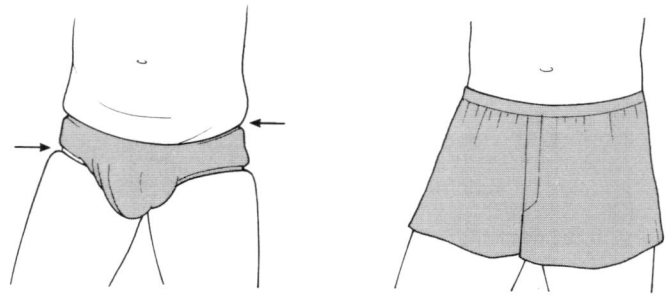

Abb. 3.9: Falsche, abschnürende und richtige Slips [C157].

denmuskelpumpe und die Sprunggelenkpumpe praktisch ausgeschaltet. Diese Pumpen sind beim Gehen außerordentlich wichtig, sie sind es, welche das Blut in den Venen der Beine herzwärts treiben. Wenn diese Pumpen nicht ordnungsgemäß arbeiten können, kommt es in den Beinen zu einem venösen Stau. Sie wissen, dass dies zum Anstieg der lymphpflichtigen Wasserlast führt. Beinlymphödempatienten sollen daran denken, dass orthopädische Anomalien einen Lymphödemrisikofaktor darstellen. Im Falle von Fußfehlformen tragen Sie Einlagen. Vermeiden Sie Frostschäden (Bei kalter Witterung warme Socken tragen)!

Gehen Sie nicht außerhalb der Wohnung barfuß (Verletzungsgefahr)! Vorsicht bei der Fußpflege; den Nagelfalz nicht schneiden!

Pilzerkrankungen

Im Falle einer **Fußpilzerkrankung** (Hauteinrisse zwischen den Zehen, gelbe brüchige Zehennägel) sofort zum Arzt! Die Arzneimittelfirma Janssen erteilt im Falle häufiger Pilzerkrankungen die folgenden Ratschläge:

- Tragen Sie Kleidungsstücke, in denen Sie nicht schwitzen.
- Verwenden Sie Wäsche, die gekocht werden kann.
- Wechseln Sie die Wäsche täglich, vor allem wenn Sie geschwitzt haben.
- Vermeiden Sie an kritischen Orten wie in Hallenbädern und Umkleideräumen barfuß zu gehen.

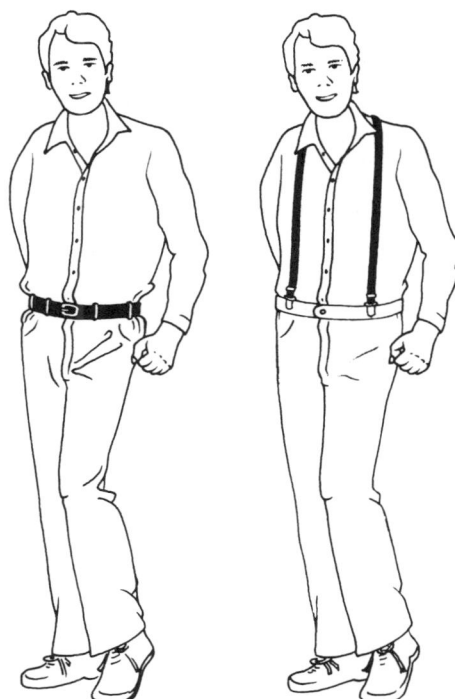

Abb. 3.10: Enge Gürtel (links) sind schädlich, sie blockieren den Lymphabfluss und beeinträchtigen die Atmung. Rechts: Bequeme Hosen und Hosenträger [C157].

- Legen Sie Badetücher nicht auf „infizierte" Böden oder benutzen Sie für das Abtrocknen ein anderes Badetuch.
- Trocknen Sie sich am Kopf beginnend nach unten ab, die Füße zuletzt.
- Benutzen Sie Fußduschen.
- Vermeiden Sie alkalische Seifen.
- Beachten Sie eine allgemeine Körperhygiene.
- Führen alle diese Maßnahmen nicht zum Erfolg, so empfiehlt sich, ein Mittel gegen Pilze vorbeugend einzusetzen, d. h. die Füße (Zehenzwischenräume nicht vergessen!) mit einem Antimykotikum behandeln und/oder in die Socken und Schuhe Puder streuen.

Grobe, knetende Sportmassage ist auch bei beinlymphödemgefährdeten Menschen schädlich: Es kommt zu einer Mehrdurchblutung mit einem nachfolgenden Anstieg der lymphpflichtigen Last. Wenn der Masseur „blaue Flecken" eindrückt, dann sind Bluthaargefäße zerrissen worden. Das in die Gewebe hinausgeratene Blut ist eine zusätzliche lymphpflichtige Last und selbstverständlich wurden nicht nur Bluthaargefäße, sondern auch Lymphgefäße beschädigt.

Im Fall bakterieller Infektion (Fieber, Rötung, Schüttelfrost) sofort zum Arzt!

3.4.3 Vorbeugung von anderen sekundären Lymphödemformen

Im Zusammenhang mit der Vermeidung von anderen „iatrogenen", d. h. vom Arzt verursachten Lymphödemen, weisen wir darauf hin, dass

- Lymphknoten zu histologischen Untersuchungen nur dann entfernt werden sollten, wenn dies im Sinne der Krebsbehandlung unumgänglich ist.
- Da eine Venenentnahme für einen aorto-koronaren Bypass zu einem Lymphödem führen kann, ist es auch deswegen günstiger, hierfür eine Arterie zu benutzen. Muss eine Beinvene verwendet werden, sollte dieser Eingriff von einem **erfahrenen Chirurgen** vorgenommen werden.

Krampfaderoperationen sollten an einem lymphödemgefährdeten Bein nur dann durchgeführt werden, wenn hierfür eine **absolute Indikation** besteht (siehe Kap. 6)
Wenn jemand ein **Lipödem** hat und sich im Zustand nach einer Unterleibskrebsbehandlung befindet, sollte unter keinen Umständen Fettgewebe operativ entfernt oder abgesaugt werden (siehe Kap. 7).
Bei Reisen in tropische Regenwälder müssen vorbeugende Maßnahmen gegen Filariasis (Fadenwurmkrankheit) durchgeführt werden: Die Einnahme eines entsprechenden Präparates und Schlafen unter einem Moskitonetz.

3.4.4 Gesichtspunkte der Vorbeugung beim primären Lymphödem

Was vorbeugende Maßnahmen im Zusammenhang mit **primären** Lymphödemen betrifft, ergeben sich heute die folgenden Gesichtspunkte:

- Ist eine Gliedmaße vom Lymphödem befallen, ist es durchaus möglich und sogar wahrscheinlich, dass sich die andere Gliedmaße im „Stadium 0 der Latenz" befindet. Sollte sich dieser Verdacht mittels der funktionellen Isotopenlymphographie bestätigen, gelten die im Zusammenhang in Tabelle 3.4 und 3.5 zusammengefassten Gesichtspunkte, und die Gliedmaße sollte von Zeit zu Zeit kontrolliert werden
- Es empfiehlt sich, bei Familienmitgliedern einer an einem hereditären Lymphödem leidenden Patientin Gentests durchzuführen und im Falle eines positiven Testergebnisses die Personen zu beobachten (vielleicht wird es in Zukunft möglich sein, den Defekt zu korrigieren, oder es zu ermöglichen, dass eine an einem hereditären Lymphödem leidende Patientin ein mit Sicherheit gesundes Kind zur Welt bringen kann).
[Am 28. 2. 2002 berichtete die FAZ, dass in den USA eine 30-jährige Frau, in deren Familie die Alzheimer-Krankheit[1] gehäuft vorkommt und die selbst die genetische Veranlagung für diese entsetzliche Krankheit hat, dank der reproduktiven Genetik ein gesundes Kind zur Welt brachte. Der Bruder der Patientin wurde im Alter von 35 Jahren bereits vergesslich. Bei der Schwester, die inzwischen ein Pflegefall ist und in einem Heim lebt, zeigten sich mit 38 die ersten Symptome von Alzheimer. Der Vater, der ebenfalls unter Erinnerungs- und Wahrnehmungsstörungen gelitten hatte, war im Alter von 42 Jahren gestorben. Man entnahm der Patientin 23 Eizellen, die dann im Labor mit dem Sperma ihres Mannes befruchtet wurden. Die Untersuchung der entstandenen Embryonen ergab, dass insgesamt vier Embryonen gesund (frei vom genetischen Defekt) waren. Diese vier Embryonen wurden ihr in die Gebärmutter eingesetzt. Anzumerken ist, dass die sog. „Präimplantationsdiagnostik" (PID) in Deutschland momentan verboten ist.

---

[1] Ein erblicher, unaufhaltsam voranschreitender Verlust des Gedächtnisses und der intellektuellen Fähigkeiten mit Übergang in schwerste Verblödung.

Am 4.4.2002 berichtete die International Herald Tribune, dass es englischen Ärzten gelungen ist, ein Kleinkind, welches infolge eines genetischen Defektes kein Immunsystem besaß, durch Gentherapie zu heilen. Ohne Gentherapie hätte das Kind sein Leben isoliert, in einem sterilen Raum verbringen müssen!]
Da die Schwangerschaft beim primären Lymphödem einen Risikofaktor darstellt (nach BRUNNER vor allem eine dritte Schwangerschaft) sollten die Frauen während einer Schwangerschaft vorbeugend eine Kompressionsstrumpfhose tragen.

3.5 Die Behandlung des Lymphödems

3.5.1 Die Notwendigkeit der Behandlung

Leider vertritt nicht jeder Arzt den Standpunkt, dass das Lymphödem bei seinem Auftreten, bei Beginn des Stadiums I sofort in Behandlung genommen werden muss.

BARTH schreibt z. B.: „Nach Brustkrebs-Operation ist der Umfang in der Mitte des Oberarms fast immer 2–5 cm größer, was keine Beschwerden macht und bedeutungslos ist".

Viele Frauen, die sich nach einer Brustkrebs-Operation wegen einer Armschwellung beim Arzt melden, werden abgewiesen. Bei der Aufnahme der Krankengeschichte unserer Patientinnen notieren wir immer wieder folgende Aussagen: „Mein Arzt sagte mir, damit müssen Sie sich einfach abfinden, da kann man nichts machen!" Manchmal noch härter: „Freuen Sie sich, dass Sie am Leben geblieben sind!"

Im Falle angeborener primärer Lymphödeme äußern sich Kinderärzte gelegentlich so, dass das Kind es wahrscheinlich „auswachsen" wird. Die Tatsache, dass das Lymphödem zur Progression neigt, mit der Gefahr von Erysipelen und einer sarkomatösen Entartung einhergeht, gibt Anlass den Standpunkt zu vertreten, dass **die Behandlung des Lymphödems bereits im Stadium I absolut indiziert ist:** Wehret den Anfängen! Kinderärzte sehen ihre früheren Patienten im Teenager-Alter nicht mehr, wenn sich das Lymphödem manifestiert; sie kommen zu uns.

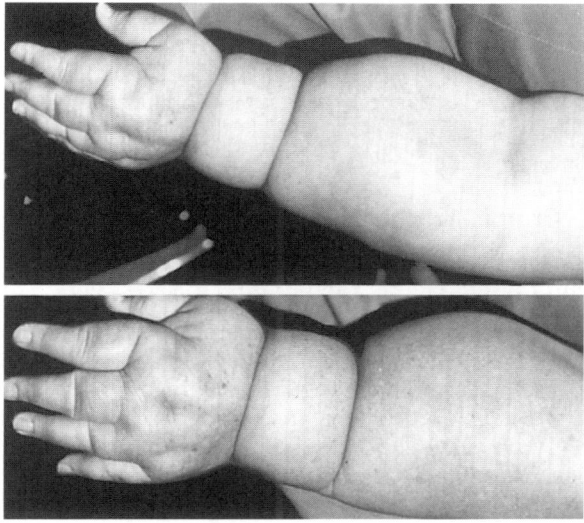

Abb. 3.11: Elephantiastisches Armlymphödem nach operativer und strahlentherapeutischer Brustkrebsbehandlung [C157].

Wir können die Gewebe eines lymphödematös geschwollenen Armes mit einem Sumpf, diejenigen eines gesunden Armes mit einem lustig sprudelnden Gebirgsbach vergleichen. Im Gegensatz zu dem durch frische Gewebsflüssigkeit ununterbrochen durchspülten normalen Gewebe stauen sich im Falle eines Lymphödems die verschiedenen Abbauprodukte der Zellen. Diese teils giftigen Stoffe und die Beeinträchtigung der Zellatmung und der Zellernährung sowie zusätzlich noch der angestiegene Gewebsdruck führen zu Zellschädigungen und zur Fettablagerung. Wie in Kapitel 2.5 geschildert, reagiert der Körper auf den Eiweißstau mit einer Bindegewebsvermehrung. Dieses neugebildete Bindegewebe verhärtet sich allmählich. Man kann diese Geschehnisse mit einer Narbenbildung vergleichen. Die Verhärtung der Gewebe kann die Beweglichkeit der Gliedmaße einschränken. **Eine spontane Heilung eines chronischen Lymphödems ist nicht möglich.** Ganz im Gegenteil, man muss vor allem dann, wenn infektiöse Schübe, Wundrosen auftreten, mit einer **Verschlechterung** rechnen.

Die Hand kann z. B. ballonartig anschwellen, der Arm kann der-artig monströse Ausmaße erreichen, dass er wie ein schwerer Klotz am Rumpf hängt: Elephantiastische Beinlymphödeme behindern das Gehen, Arbeitsunfähigkeit kann die Folge sein.

3.5.2 Grundsätzliche Gesichtspunkte der Behandlung

An erster Stelle steht eine gründliche Untersuchung durch einen auf diesem Gebiet sachkundigen Arzt. (Siehe Kap. 3.3)

Es darf niemals eine Behandlung bei einem Therapeuten ohne ärztliche Untersuchung vorgenommen werden! Mit Nachdruck sei in diesem Zusammenhang darauf hingewiesen, dass Heilpraktiker weder in der Diagnose noch in der Therapie bösartiger Geschwülste und des Lymphödems ausgebildet sind. Sie können lediglich einen Verdacht äußern, welcher zu einer umgehenden fachärztlichen Untersuchung Anlass geben muss.

Die grundsätzlichen Gesichtspunkte beim Entscheidungsprozess bezüglich der Therapie **aller Krankheiten** sind die Folgenden:

Zwischen der Art der Indikation auf der einen Seite, der Wirksamkeit, aber auch den Risiken, Nebenwirkungen und Komplikationsmöglichkeiten der einzusetzenden Methode auf der anderen Seite, muss ein vernünftiges Gleichgewicht bestehen. Im Falle einer **absoluten, oder vitalen Indikation**, bei Krankheiten, welche ohne adäquate Therapie früher oder später zum Tod oder zumindest zu wesentlichen Funktionsausfällen führen, müssen große Risiken in Kauf genommen werden.

Im Falle einer akuten Blinddarmentzündung, eines Darmverschlusses oder bei einem Krebsleiden z. B. besteht eine absolute Indikation für eine Operation. Die plastische chirurgische Korrektur abstehender Ohren ist nur relativ indiziert.

Bevor wir die Methoden, welche zur Behandlung des Lymphödems vorhanden sind, unter die Lupe nehmen, muss darauf hingewiesen werden, dass wir heute die Aussage treffen müssen, dass **das Lymphödem mit keinem der zur Verfügung stehenden**

Verfahren, d. h. weder mit einem konservativen noch mit irgendeinem operativen, so heilbar ist wie z. B. eine Blinddarmentzündung mittels einer Operation. Das Lymphödem ist eine chronische Krankheit, vergleichbar z. B. mit der Hochdruckkrankheit und der Fettsucht. Beim Lymphödem müssen wir uns damit begnügen, das klinisch manifeste Lymphödem in das „Stadium 0 der Latenz" zurückzuführen, so, wie bei der Hochdruckkrankheit der Blutdruck durch die regelmäßige Einnahme blutdrucksenkender Mittel und bei der Fettsucht das Körpergewicht durch Diät und Bewegung auf möglichst normalem Niveau gehalten werden müssen.

Hieraus ergeben sich die folgenden Grundsätze:

- **Es ist absolut indiziert, das Lymphödem zu behandeln.**
- **Risiken konservativer Methoden gegenüber operativen müssen sorgfältigst abgewogen werden.**

Der bedeutendste Arzt der antiken Welt (geboren um 460, gestorben um 370 v. Chr.), HIPPOKRATES, formulierte einen Grundsatz, der – nach der Übersetzung der Autoren dieses Büchleins und übertragen in die heutige Welt – auf Deutsch wie folgt lautet: „Krankheiten, die auf konservative Therapie nicht reagieren, werden operiert. Bringt auch die Operation keine Heilung, wird bestrahlt." Dieser Grundsatz hat, wie auch der Eid des HIPPOKRATES, seine Aktualität nicht verloren. In diesem Sinne beginnen wir die Erörterung der Therapie des Lymphödems mit **konservativen Verfahren**.

3.5.3 Konservative Therapie

Die Komplexe Physikalische Entstauungstherapie (KPE)

Bei der heutigen Methode der Wahl der Lymphödembehandlung, der Komplexen Physikalischen Entstauungstherapie (KPE), ist das Verhältnis zwischen Indikation und Wirksamkeit auf der einen und Risiken auf der anderen Seite optimal. Wir vertreten den Standpunkt, dass die KPE, vorausgesetzt, dass keine Kontraindikation vorhanden ist, bei allen gutartigen Lymphödemen absolut indiziert ist. Bei den bösartigen Lymphödemformen besteht aber eine **relative** Kontraindikation. Dies bedeutet, dass die KPE nur unter der Voraussetzung eingeleitet werden darf, dass die Krebsbehandlung, in einer in jeder Hinsicht adäquaten Art und Weise, entweder bereits durchgeführt wurde oder im Gange ist. Darüber hinaus bedarf jede evtl. Begleiterkrankung einer adäquaten Therapie. Die meisten Begleiterkrankungen machen eine sachkundige Modifikation der KPE erforderlich.

Der Lymphologe handelt also genauso wie jeder andere Facharzt. Der Facharzt für Nierenerkrankungen, der Nephrologe, hat, um nur ein Beispiel zu nennen, die Pflicht, nicht nur die Niere zu untersuchen und zu behandeln, sondern z. B. auch eine Blutarmut, eine Herzerkrankung etc., falls diese vorhanden sind. Sollte es sich um ein bösartiges Lymphödem handeln, so ist eine onkologische Behandlung die vorrangige Aufgabe.

Merkmale der Komplexen Physikalischen Entstauungstherapie (KPE)

Die KPE ist eine **Tetrade,** d. h., dass sie aus **vier gleichwertigen Pfeilern** besteht: aus **Hautpflege, manueller Lymphdrainage, Kompressionsbehandlung** und **entstauender Krankengymnastik, Bewegungstherapie.**

Sie ist eine **2-Phasen-Therapie**, bestehend aus

- Der Phase 1 der **Entstauung** und
- einer sich nahtlos anschließenden Phase 2 der **Konservierung** bzw. **Konservierung und Optimierung.** (Tab. 3.6)

Sie wird von diplomierten Fachkräften der physikalischen Medizin durchgeführt, die die KPE in einem speziellen Kurs gelernt haben. Form und Intensität der Anwendungen der KPE schreibt der Arzt vor, dem Zustand des Kranken angepasst. Hiervon, vom fachlichen Können und vom persönlichen Einsatz der Therapeuten und weitgehend auch von der sog. „Compliance" (von der aktiven Mitarbeit) des Patienten hängt der Erfolg ab.

Die **Technik** der Manuellen Lymphdrainage (ML) wurde in der 1. Hälfte des 20. Jahrhunderts von VODDER entwickelt. Mehr als ein halbes Jahrhundert später wurde der Wirkmechanismus der Manuellen Lymphdrainage geklärt:

Wie wir in Kapitel 1.3 gesehen haben, wird durch die Manuelle Lymphdrainage die Entstehung von Lymphe aus der Gewebsflüssigkeit in den Lymphhaargefäßen gefördert. Im Kapitel 1.1

Tab. 3.6: **Die zwei Phasen der KPE.**

Anwendung	Phase 1	Phase 2
Hautpflege	Fortlaufend	Fortlaufend
Manuelle Lymphdrainage	Zumindest einmal täglich	Nach individuellen Erfordernissen
Kompression	24-Stunden-Bandagen	Elastischer Kompressionsstrumpf tagsüber
Bewegungstherapie	Täglich	Täglich

war davon die Rede, dass die Manuelle Lymphdrainage auch die Pulsation der Lymphgefäße anregt. Die Manuelle Lymphdrainage ist heute eine von der naturwissenschaftlichen Medizin voll anerkannte Methode mit einem genau definierten Indikationsgebiet.

Mit Aussagen wie „die Lymphe ist die wahre Gesundheitsquelle, aber auch Gesundheitshüter" (VODDER), „zu mehr Wohlbefinden, zur Steigerung der Abwehrkräfte durch die Lymphdrainage" (SCHNEIDER-SIEMENS) und Empfehlungen, die Manuelle Lymphdrainage bei ersten Anzeichen einer Erkältung – oder sogar vorbeugend, wenn viele an einem „grippalen Infekt" leiden – verstopfter Nase, Kopfschmerzen, Haarausfall, Ohrenschmerzen, Halsschmerzen, Blähungen, Spannungsgefühlen in der weiblichen Brust, Menstruationsbeschwerden, Nervosität, Konzentrationsschwäche, Schlafstörungen u. Ä. einzusetzen, hat die Lymphologie nichts zu tun.

(Derartige mystische Formulierungen von medizinischen Laien veranlassten BEHRENDT und STRAUER in ihrem in „Der Internist" veröffentlichten Artikel sich wie folgt zu äußern: „Die Manuelle Lymphdrainage ist eine spezifisch **philosophische** Methode der Gliedmaßendekompression verbreitet durch FÖLDI". Mit dem Missbrauch des Ausdruckes „philosophisch" wollen die Autoren wahrscheinlich zum Ausdruck bringen, die Manuelle Lymphdrainage sei wissenschaftlich unbewiesen [das altgriechische Wort „Philosophie" bedeutet „Liebe zur Weisheit"]; dass dies nicht stimmt, werden wir später noch beweisen. (Übringens hat unser Freund ASDONK bereits vor uns die Manuelle Lymphdrainage verbreitet und in der Medizin salonfähig gemacht.)

Die Manuelle Lymphdrainage stärkt die Abwehrkräfte des Körpers gegenüber Infektionen nicht. Es ist eine ganz andere Sache, dass sich die örtliche Immunabwehr tatsächlich bessert, wenn durch die Komplexe Physikalische Entstauungstherapie, als **Tetrade**, ein Lymphödem aus einem klinisch manifesten Stadium in das „**Stadium 0 der Latenz**" zurückgedrängt wird, d. h. dass die Transportkapazität zwar nicht bis zu ihrem normalen Wert, aber doch erhöht wird.

Zum Verständnis dessen, wie die ML beim Lymphödem eingesetzt wird und warum dies so geschieht, schildern wir, wie eine Patientin, die ein Lymphödem nach Brustkrebsbehandlung bekommen hat, im Rahmen der Phase I der KPE behandelt wird.

Durch eine in Nabelhöhe verlaufende horizontale und durch die Mitte des Brustbeins verlaufende vertikale Linie – man nennt diese „**lymphatische Wasserscheiden**" – wird der Rumpf in vier Quadranten geteilt. Die Lymphgefäße nicht nur des Armes, sondern auch des gleichseitigen oberen Rumpfquadranten münden in axilläre Lymphknoten. Zwischen den beiden oberen Quadranten gibt es aber Verbindungen (Abb. 3.4 und 3.5). Dies bedeutet, dass aus dem **linken** oberen Quadranten ein geringer Teil der dort entstandenen Lymphe in Lymphknoten der **rechtsseitigen** Achselhöhle gelangt und umgekehrt. (Ähnlich ist die Situation bei den Beinen und den unteren Quadranten, wobei zum Quellgebiet der Leistelymphknoten auch die entsprechende Hälfte der Geschlechtsteile gehört). Anzumerken ist noch, dass es auch zwischen den Lymphgefäßen der jeweiligen **oberen** und **unteren** Quadranten Verbindungen gibt, d. h. dass z. B. ein geringer Teil der im **linken oberen** Quadranten gebildeten Lymphe in die **linksseitigen Leistenlymphknoten** gelangt.

Da nun zum **Quellgebiet der axillären Lymphknoten nicht nur der Arm, sondern auch der gleichseitige obere Rumpfquadrant gehört, erfasst nach der Entfernung von Achselhöhlenlymphknoten das Lymphödem sowohl den Arm als auch den Rumpfquadranten.** Begonnen wird die Manuelle Lymphdrainage niemals in diesem Staugebiet selbst, sondern in den Bereichen des gegenseitigen oberen und gleichseitigen unteren Quadranten. In Kapitel 1 war davon die Rede, dass durch die Dehnung der Lymphgefäßwand von außen durch Manuelle Lymphdrainage, die Lymphpumpe zur verstärkten Tätigkeit veranlasst wird. Mit Hilfe der in Kapitel 3.3 erörterten „funktionellen Isotopenlymphographie" konnte gezeigt werden, dass diese im Bereich des gegenseitigen oberen Rumpfquadranten durchgeführte Manuelle Lymphdrainage dazu führt, dass der in die Schwimmhaut der lymphödematösen Hand injezierte radioaktive lymphpflichtige Stoff viel schneller in der Achselhöhle erscheint, als dies **ohne** Lymphdrainage der Fall wäre.

Erst **nach** der Behandlung der benachbarten Quadranten beginnt der Therapeut das lymphödematöse Gebiet selbst zu behandeln. Vorerst wird aus dem kranken Quadranten über die Wasserscheide hinweg **vorsichtig** Ödemflüssigkeit in die beiden benachbarten Quadranten hinübergeschoben, damit diese von den hier befindlichen Lymphhaargefäßen aufgenommen und von den Lymphsammelgefäßen in die Lymphknoten dieses Quadranten transportiert werden kann. Vorsicht ist geboten, damit die hier befindlichen Lymphgefäße durch den plötzlichen Anstieg der lymphpflichtigen Last nicht überlastet werden.

Aber es gibt noch einen Grund, der zur Vorsicht mahnt. Wir wissen, dass nach einer operativen und strahlentherapeutischen Brustkrebsbehandlung in etwa 30% der Fälle auch der kontralaterale Arm geringgradig geschwollen ist. Die Patientin merkt es nicht, es fällt auch bei der Untersuchung nicht auf, aber der Vergleich des Armvolumens vor Behandlungsbeginn und am Ende der Phase I der KPE zeigt, dass das Volumen auch dieses Armes kleiner geworden ist. Man muss auch in diesen Fällen davon ausgehen, dass auch die Lymphgefäße dieses Armes und des entsprechenden Rumpfquadranten geschädigt sind. Beim Hinüberschieben der Ödemflüssigkeit muss der Behandler also sehr vorsichtig vorgehen.

Erst danach beschäftigt sich der Therapeut mit dem kranken Arm, und zwar der Reihe nach zuerst mit der Schulter, anschließend mit dem Oberarm, dann mit dem Unterarm und zuletzt mit der Hand und den Fingern.

Beinlymphödeme werden sinngemäß in der gleichen Weise behandelt.

Betont sei an dieser Stelle, dass die Technik der Manuellen Lymphdrainage erlernt und eingeübt werden muss, dass aber mit der Zeit jeder Therapeut seine eigenen Handgriffe entwickelt. Es kommt also nicht, wie von medizinischen Laien behauptet wird, auf die „unverfälschte Originalmethode" nach VODDER an und es stimmt nicht, dass „je exakter die Grifftechnik, desto besser die erwünschte Wirkung". Es kommt auf das Prinzip an, **dass man die Ödemflüssigkeit von der Gliedmaßenperipherie nicht einfach zentripetal verschiebt, sondern dass die Behandlung der angrenzenden, staufreien Körperareale Vorrang hat.**

Es ist völlig verkehrt, ein Lymphödem mit Ausstreichmassage zu behandeln, indem man mit der Hand (oder dem Fuß) beginnend, über den Unterarm bzw. den Unterschenkel die Ödemflüssigkeit Richtung Schulter bzw. Hüfte und letzten Endes in den Quadranten verschiebt. Ein derartiges Vorgehen führt zwar zur vorübergehenden Abnahme der Schwellung der Gliedmaße, das Lymphödem des Rumpfquadranten wird jedoch vergrößert. In diesem Bereich entsteht dann allmählich eine narbige Gewebsverhärtung und diejenigen Lymphgefäße, welche einen Abtransport der Gewebs- bzw. Lymphödemflüssigkeit in die Lymphknoten der Gegenseite befördern könnten, werden blockiert. Letzten Endes wird also das Lymphödem durch die falsche Behandlung nicht gebessert, sondern verschlechtert. Es ist ein großer Fehler, wenn manche Autoren zur Behandlung des Lymphödems einfach „Massage" empfehlen: eine „Massage" kann sogar schädlich sein!

Nach Beendigung der Manuellen Lymphdrainage muss die kranke Gliedmaße **bandagiert** werden. Bandagierungen haben den Zweck, das Wiederansammeln von Ödemflüssigkeit zu verhindern und einen weiteren wichtigen Bestandteil der KPE, die entstauende Krankengymnastik zu ermöglichen. Jedes Lymphödem führt unweigerlich zum Untergang derjenigen Strukturen des Hautgewebes, denen dieses seine normale Elastizität verdankt, den elastischen Fasern. Dieser Umstand, sowie das Sinken des Gewebedruckes infolge einer wirksamen Ödementleerung würde ohne das Anlegen von Bandagen unweigerlich zur erneuten Wiederansammlung von Ödemflüssigkeit führen. Die Bandage erhöht den Gewebedruck und ermöglicht, dass die behutsam vorgenommene entstauende Krankengymnastik/Bewegungstherapie, die Kontraktionen der Muskulatur, eine weitere Ödementleerung bewirkt.

Wurde die KPE im Stadium I begonnen, so ist damit das Behandlungsziel **weitgehend** erreicht; die Zurückbildung der umschriebenen, einer chronischen Entzündung entsprechenden Veränderung wird von der „Phase II der Konservierung" der KPE erwartet.

Bei Behandlungsbeginn erst im Stadium II und III bleibt das proliferierte, vernarbte Bindegewebe am Ende der Phase I – vorerst – zurück; nur die Ödemflüssigkeit wird durch die Phase I der KPE eliminiert. Das vernarbte Bindegewebe wird dann vom Körper allmählich, im Zuge der „Phase II der Konservierung und Optimierung", abgebaut. Es kann in schweren Fällen erforderlich sein, in den Verlauf der Phase II von Zeit zu Zeit intensive Phasen I dazwischenzuschalten.
Wie lange dauert die Phase I der KPE? Die **fachliche** Antwort auf diese Frage ist einfach, und sie lautet: Die Phase I ist beendet, wenn der Flüssigkeitsanteil der Schwellung verschwunden ist. Dies wird bei einem unkomplizierten Lymphödem ohne Begleiterkrankungen, wenn die Behandlung im Stadium I begonnen wird, etwa zwei bis vier Wochen in Anspruch nehmen. Bei Behandlungsbeginn im Stadium II kann sie vielleicht etwas länger dauern. Bei Behandlungsbeginn im Stadium III dauert die Phase I einige Monate.

> **Wir betonen mit großem Nachdruck, dass die Manuelle Lymphdrainage, in isolierter Form, zur Behandlung des Lymphödems ungeeignet ist.** Die Gewebe können für die Dauer von ein bis zwei Stunden etwas weicher werden, sonst passiert nichts. **Nur die gesamte Tetrade der KPE ist zur Behandlung des Lymphödems geeignet.**

Eine wichtige Aufgabe des Arztes besteht darin, zu beurteilen, ob die Phase I der KPE unter stationären Bedingungen erfolgen soll oder ambulant in der Praxis eines in der KPE ausgebildeten Therapeuten.

Die Gründe, welche es erforderlich machen, dass die Phase I in einer Fachklinik für Lymphologie durchgeführt wird, sind in der folgenden Tabelle 3.7 zusammengestellt.

Tab. 3.7: Gründe, welche bei Beginn der Phase I der KPE in den Stadien I und II eine stationäre Behandlung in einer Fachklinik für Lymphologie erforderlich machen.

- Malignes Lymphödem: das Lymphödem wird durch einen aktiven Krebs verursacht.
- Lymphödem des Kopfes
- Lymphödem der Geschlechtsteile
- Schlechter Allgemeinzustand
- Ärztliche Behandlung erfordernde Begleiterkrankungen (Mulitmorbidität)
- Säuglinge
- Der Therapeut kann nicht täglich behandeln. Während der „Phase I der Entstauung" müssen die Patienten täglich mindestens einmal behandelt werden; nur der Sonntag kann ohne Behandlung bleiben. Dies bedeutet aber, dass der Patient von der Samstagsbehandlung bis zur nächsten Behandlung am Montag eine Kompressionsbandage tragen muss. Wenn es während der Woche Feiertage gibt, an denen nicht behandelt werden kann, sollte für die „Phase I der KPE" ein entsprechend langer ferientagfreier Zeitraum eingeplant werden.
- Neben dem Lymphödem besteht eine „eiweißverlierende Enteropathie", chylöse Ergüsse, Lymph-(Chylus)zysten/-fisteln (Kap. 3.6.3)
- Es gibt Probleme mit dem Rezeptieren von Materialien zum Bandagieren oder/und mit der Versorgung von maßangefertigten medizinischen Kompressionsstrümpfen (Anmessen, Rezeptieren, Kontrolle der Strümpfe)
- Erysipelschübe in der Anamnese; Erysipelrisikofaktoren sind vorhanden
- Transport-/Verkehrsprobleme: Mit bandagierten Gliedmaßen kann man kein Auto lenken!

Es sei noch darauf hingewiesen, dass Sie während der Phase I krankgeschrieben werden müssen; als Hausfrau müssen Sie weitgehend entlastet werden.

Selbstverständlich muss der Arzt bereit sein und – in Anbetracht der geltenden „Heilmittelrichtlinien" und seines Budgets (zum Zeitpunkt des Erstellens des Manuskriptes spricht man offiziell nur von „Richtgrößen"; überschreitet der Arzt diese, so wird damit gedroht, dass sein Honorar gekürzt wird) – in der Lage sein, die Anwendungen der KPE und die erforderlichen Materialien für das Bandagieren und die für die „Phase II" der KPE erforderlichen Kompressionsstrümpfe zu rezeptieren (Tab. 3.8).

Tab. 3.8: Materialbedarf zur Kompressionsbehandlung der Phase I der Komplexen Physikalischen Entstauungstherapie beim Armlymphödem.

- Schlauchverband E 6 Tricofix, 2 m
- Mollelastbinden 6 cm, 2 Stück
- Polstermaterial Schaumstoff, 2 Stück
- Komprilan Kurzzugbinden 6 cm, 1 Stück
- Komprilan Kurzzugbinden 8 cm, 1 Stück
- Komprilan Kurzzugbinden 10 cm, 3 Stück
- Komprilan Kurzzugbinden 12 cm, 2 Stück
- Leukoplast

Materialbedarf zur Kompressionsbehandlung der Phase I der Komplexen Physikalischen Entstauungstherapie beim **Beinlymphödem**:

- Schlauchverband K Tricofix, 3 m
- Mollelastbruder 6 cm, 2 Stück
- Polstermaterial Schaumstoff, 2 Stück
- Idealbinden 20 cm, 2 Stück
- Komprilanbinden 20 cm, 2 Stück
- Komprilanbinden 8 cm, 2 Stück
- Komprilanbinden 10 cm, 5 Stück
- Komprilanbinden 12 cm, 5–8 Stück

Nach der Beendigung der Phase I beginnt nahtlos die Phase II. Nahtlos bedeutet, dass der Patient in Gegenwart des Arztes den medizinischen Kompressionsstrumpf anzieht, und dass dieser kontrolliert wird, ob er gut sitzt, nirgendwo abschnürt oder schlottert. Wenn der Strumpf nicht in Ordnung ist, muss er der Herstellerfirma zurückgeschickt werden und die Phase I darf noch nicht beendet werden. Dann erfolgt das **Aufklärungsgespräch** und erst danach kann der Patient in die Phase II entlassen werden. Bei diesem Gespräch wird dem Patienten erklärt, dass

- der medizinische Kompressionsstrumpf (Strumpfhose, Armstrumpf) nur tagsüber getragen werden muss und dass er einer sorgfältigen Pflege bedarf,
- diejenigen Ratschläge, welche für lymphödemgefährdete Menschen gelten, im Zuge der „Phase II" sorgfältig zu befolgen sind. Sollte irgendwann eine Operation erforderlich sein, darf – mit der Ausnahme eines Notfalls – die Ellenbogenvene des kranken Armes zu Injektion/Blutentnahme nicht benützt werden. (Bei einer unserer Patientinnen, die sich in der „Phase II der KPE" befand, musste eine Hüftgelenksoperation

durchgeführt werden. Trotz des Protestes der Patientin wurde das Norkosemittel in eine Ellenbogenvene des kranken Armes infundiert. Der Narkosearzt antwortete ihr, man hätte sie unnötigerweise verunsichert und überdies sei die Vene im lymphödematösen Arm zur Infusion besser geeignet als diejenigen im gesunden Arm. Bereits einige Stunden nach der Operation ist es zu einem schlagartigen Wiederauftreten der Schwellung gekommen).

An einem Armlymphödem leidenden Patienten sollte gesagt werden, dass sie darauf achten sollen, dass das Band der Armbanduhr breit genug sein soll, damit der venöse und lymphatische Abfluss aus der Hand nicht beeinträchtigt wird (Abb. 3.12).

- Gesprochen werden muss über die **Ernährung**: diese sollte sich von derjenigen eines Gesunden nicht unterscheiden. (Medizinische Laien empfehlen gelegentlich eine auf Magermilch und getrockneten Brötchen aufgebaute, so genannte **„Mayr-Diät"** mit der Zielsetzung, den Patienten eiweißarm zu ernähren, weil das Lymphödem eiweißreich ist. Würde man mit einer „Mayr-Diät" im Körper einen Eiweißmangel erzielen und dadurch auch den Eiweißgehalt des Blutes herabsetzen, so käme es zu einer **Zunahme!** des Lymphödems. Glücklicherweise sinkt dieser infolge einer für die Dauer von einigen Wochen applizierten Mayr-Kur nicht.)

Eingeschränkt werden sollte die Kochsalzaufnahme, weil das Kochsalz zur Retention von Wasser im Körper führt. Kaffee und Teegenuss sind unbedenklich, ein Alkoholverbot ist nicht erforderlich. Es ist völlig sinnlos, beim Lymphödem die Flüssigkeitszufuhr einzuschränken, wie dies in einem Buch über „Venöse Abflussstörungen" vor einigen Jahren empfohlen wurde. Tut man dies und trocknet der Körper bei warmen Wetter aus, ist dies fast genauso schädlich wie die Einnahme von Entwässerungsmitteln. Die durch Trinken aufgenommene Flüssigkeitsmenge soll einzig und allein vom Durst, also von keinerlei Vorschrift bestimmt sein.

- Wie oft der Patient im Zuge der Phase II ML-Behandlungen benötigt, wird vom Arzt entschieden; auch um diese entscheiden und, falls erforderlich, neue Kompressionsstrümpfe rezeptieren zu können, sind **regelmäßige ärztliche Untersuchungen** unbedingt erforderlich.

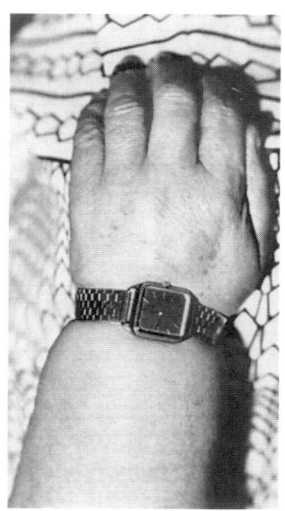

Abb. 3.12: Patientinnen mit sekundärem Armlymphödem nach operativer und strahlentherapeutischer Brustkrebsbehandlung sollen darauf achten, dass das Band der Armbanduhr den venösen und den lymphatischen Abfluss aus der Hand nicht behindert.

Hauthygienische Maßnahmen müssen nach ärztlicher Vorschrift kontinuierlich, krankengymnastische Übungen regelmäßig durchgeführt werden. Die Häufigkeit der ML-Behandlungen beim Therapeuten schreibt der Arzt vor; er entscheidet darüber, ob irgendwann die Maßnahmen der Phase II ausschleichend abgesetzt werden können.

Nicht unerwähnt lassen wollen wir, dass die Behandlung von Beinlymphödemen schwieriger ist als diejenige von Armlymphödemen: nach einer von den Autoren in 2002 berechneten Statistik werden nach ambulanter Behandlung von Armlymphödemen infolge unzulänglichen Therapieresultaten Patienten in 20 %, nach derjenigen von Beinlymphödemen in über 56 % der Fälle in unsere Klinik eingewiesen.

Die Erklärung ist einfach. Wir werden in Kapitel 6 davon berichten, dass in den Beinen nur beim Liegen ein normales Verhältnis zwischen Ultrafiltration und Resorption in dem Sinne besteht, dass 90 % des pro Zeiteinheit ultrafiltrierten Wassers zur Resorption kommt. Beim Stehen wird nur ultrafiltriert, überhaupt nicht resorbiert; beim Laufen ist die Situation wesentlich günstiger, aber keineswegs so günstig wie beim Liegen. Dies bedeutet, dass die Lymphpumpen der Beine nur während der Nachtruhe bequem arbeiten können; tagsüber üben sie ununterbrochen eine Sicherheitsventilfunktion aus; beim Lymphödem können sie aber nicht einmal die normale lymphpflichtige Last bewältigen! Dies bedeutet, dass das Beinlymphödem immer eine Lymphödemkombinationsform ist, schwerer als das einfache Lymphödem und freilich auch schwieriger zu behandeln.

Besonders wichtig ist die Behandlung von **Genitallymphödemen**. Wenn das Hautgewebe über der Schambeingegend infolge von Bestrahlungen verhärtet ist, oft mit horizontal verlaufenden Einziehungen, muss sich die Behandlung vorerst auf deren Lockerung konzentrieren. Das Hautgewebe muss wieder geschmeidig und beweglich werden. Wir pflegen in unserer Klinik hierzu neben der ML auch das „Unguentum lymphaticum" einzusetzen. Oft kommt es bereits zu einer deutlichen Entstauung, bevor die Genitalien selbst in Behandlung genommen wurden. Bei Penislymphödemen werden Penisbandagierungen eingesetzt. Auch bei Lymphödemen der weiblichen Genitalien muss eine Kompressionsbehandlung durchgeführt werden.

Risiken der KPE

Es gibt Risiken, aber diese sind leicht vermeidbar. Was die manuelle Lymphdrainage betrifft, so ergeben sich Risiken, wenn die Kontraindikationen missachtet werden. Diese werden den Physiotherapeuten bei den vorgeschriebenen Lehrgängen für Komplexe Physikalische Entstauungstherapie, welche mit einer Prüfung enden, vermittelt. Die Physiotherapeuten wissen genau, dass sie die einweisenden Ärzte konsultieren müssen.

Die manuelle Lymphdrainage darf nicht eingesetzt werden

- Im Falle einer Unzulänglichkeit des Herzens, bei einer Herzinsuffizienz
- Bei akuten Beinvenenkrankheiten und bei entzündlichen Ödemen, wenn es sich um eine Infektion handelt. Eine Ausnahme bildet, jedoch nur in einem Krankenhaus, eine auf sachkundige Arzneimitteltherapie nicht gut reagierende Wundrose.
- Der Hals muss ausgespart bleiben bei der Überfunktion der Schilddrüse, bei Herzrhythmusstörungen und im Falle einer Überempfindlichkeit des so genannten Sinus caroticus. Bei

über 60-Jährigen muss der Behandler das Einverständnis des Arztes zur Halsbehandlung einholen.
- Bei einer Schwangerschaft und bei einer ganzen Reihe von Krankheiten darf die sog. „Bauchtiefdrainage" nicht eingesetzt werden.
- Kompressionsbandagen können, wenn falsch appliziert, das Absterben der Haut, so genannte Drucknekrose verursachen. Sie sind, wenn im Falle eines Beinlymphödems gleichzeitig eine arterielle Verschlusskrankheit besteht, verboten. Auch die Bewegungstherapie kann schaden, wenn sie in unvernünftiger Weise, den Zustand des Patienten nicht beachtend, eingesetzt wird.

Was die **Person des Therapeuten** betrifft, so weisen wir darauf hin, dass in Deutschland an den von den Krankenkassen vorgeschriebenen Lehrgängen nur staatlich anerkannte Physiotherapeuten und Masseure teilnehmen dürfen, die aber nach bestandener Prüfung genauso Anfänger sind wie ein junger Arzt, der gerade sein Diplom in die Hand bekommen hat. Übung macht den Meister! Es gibt aber Länder, in denen die Ausbildung der Physiotherapeuten in der KPE überhaupt nicht geregelt ist. Es gibt in diesen Ländern Personen, die an einem Wochenende etwas über die KPE gehört haben und sich anschließend als Fachleute betrachten. Infolge der Freizügigkeit im Bereich der Europäischen Gemeinschaft kann es passieren, dass ein sog. „Heilmasseur", dessen Ausbildung zu diesem Beruf sechs Wochen lang dauert und der in Deutschland nicht zu KPE-Lehrgängen zugelassen wird, in einem anderen Land der Gemeinschaft aber sehr wohl, sich in Deutschland niederlässt. Es ist auch nicht ausgeschlossen, dass sich diese Personen in Deutschland als Lehrkräfte in Schulen für KPE betätigen wollen. Wir empfehlen Ihnen, Ihren Arzt, der Sie zur KPE schickt, zu fragen, wo der Therapeut seine Ausbildung erhalten hat. Und lassen Sie sich nur von solchen Therapeuten behandeln, welche auf der Basis der naturwissenschaftlich orientierten Schulmedizin stehen.

Wenn Sie z. B. unter der Massagebank eine Pyramide sehen und auf Ihre Frage, was diese zu bedeuten hat, die Antwort bekommen, sie diene zur „Bündelung der Erdstrahlen", sollten Sie sich von diesem Therapeuten nicht behandeln lassen. Erdstrahlen gibt es nur in der Phantasie dieser Menschen.

Eine den Prinzipien der naturwissenschaftlichen Medizin entsprechende Therapie muss stets auf **Messungen** beruhen. Bei einem Hochdruckkranken muss der Blutdruck vor Beginn der Behandlung gemessen und regelmäßig kontrolliert werden. Bei einem Zuckerkranken werden der Blutzuckerwert bzw. andere Laborbefunde die Grundlage der Therapie bilden. Im Falle eines Gliedmaßenlymphödems müssen wir dessen Ausmaß vor Behandlungsbeginn zahlenmäßig erfassen und den Erfolg der Behandlung auch an diesen Zahlen messen. Zur alltäglichen Orientierung genügt das Messen des Umfanges der Gliedmaßen. Für wissenschaftliche Zwecke nimmt man Volumenmessungen vor. Auch die Gewebshärte kann gemessen werden. In den nicht seltenen Fällen, in denen die Beweglichkeit der Schulter oder/und des Ellenbogens eingeschränkt ist, werden auch deren Veränderungen zahlenmäßig erfasst.

Zusammenfassung der Grundprinzipien der KPE

Die KPE ist beim gutartigen Lymphödem sehr wirksam und zwar sowohl was die Entstauung durch die Phase I als auch die Konservierung bzw. Konservierung und Optimierung durch die Phase II betrifft.

Bei malignen Formen bringt sie meist eine spürbare Erleichterung. Wir wiederholen aber das bereits besprochene:

In der überwiegenden Mehrzahl der Fälle führt die KPE zu keiner **Heilung** im eigentlichen Sinne des Wortes, lediglich zu einer Symptomfreiheit, d. h. zum Zurückführen der Krankheit in das „Stadium 0 der Latenz". Unsere Leser wissen, dass dieser Zustand mit einer Lymphödemgefährdung verbunden ist. Auch wenn nichts passiert, bedeutet das Altern, dass die Transportkapazität der Lymphgefäße allmählich herabsinkt. **Sie müssen Ihre Lebensweise so gestalten, dass Sie nichts tun, was die Transportkapazität der Lymphgefäße gefährdet bzw. die lymphspflichtige Last erhöht!**

Die Richtlinien hinsichtlich Lebensweise, Beruf, Diät, Sport, etc. gelten wie im Kapitel 3.4 beschrieben! Ein völliges Wiederherstellen des normalen Zustandes einer lymphödematösen Gliedmaße kann durch die Phase 1 der KPE nur dann gelingen, wenn diese bereits im ersten reversiblen Stadium eingeleitet wird bevor es zur Bindegewebs- und Fettablagerung gekommen ist. In diesem erfreulichen Zustand kann der Patient in die Phase 2 der Konservierung der KPE hinübergeführt werden.

Wie wir sahen, führt die „Phase I der Entstauung", wenn die KPE erst im zweiten Lymphödemstadium der „spontanen Irreversibilität" in Angriff genommen wird, zur Beseitigung der eiweißreichen Flüssigkeitsansammlung. Das proliferierte Binde- und Fettgewebe bleibt vorerst zurück; zu einer allmählichen Zurückbildung bedarf es mehrerer Jahre der Phase 2.

Es ist im allgemeinen üblich, die dem Arzt zur Verfügung stehenden Behandlungsmöglichkeiten entweder als kausale (ursächliche) oder als symptomatische (Krankheitszeichen betreffende) Therapie zu bezeichnen. Wir sprechen von einer kausalen Therapie, wenn es uns gelingt, die Ursache des Leidens zu beseitigen. Um hierfür ein Beispiel zu nennen: Die sog. „lobäre" Lungenentzündung wird vom Krankheitserreger Pneumokokkus verursacht. Die kausale Therapie dieser Lungenentzündung besteht in der Verabreichung eines Arzneimittels, welches die Pneumokokken tötet. Ein solches Arzneimittel ist z. B. das Penicillin. Bevor das Penicillin entdeckt wurde, konnte die Lungenentzündung lediglich symptomatisch behandelt werden. Es wurde z. B. das meist sehr hohe Fieber durch fiebersenkende Arzneimittel sowie durch Priesnitz-Umschläge gesenkt. Es ist selbstverständlich, dass die kausale Therapie viel wertvoller ist als die symptomatische, aber auch mit der früheren symptomatischen Therapie konnten zweifelsohne Leben gerettet werden.

Ist nun die KPE des Lymphödems eine kausale oder eine symptomatische Therapie? Ohne Zweifel ist die KPE eine kausale Behandlung des Lymhödems. Wie in diesem Büchlein schon mehrfach erklärt, ist für das Lymphödem eine eingeschränkte Transportkapazität der Lymphgefäße verantwortlich, unabhängig davon, ob es sich um ein auf einer Entwicklungsstörung beruhendes primäres Lymphödem oder um ein sekundäres Lymphödem handelt. Das Absinken der Transportkapazität des Lymphgefäßsystems unter das Niveau der normalen lymphpflichtigen Last führt zum verhängnisvollen Eiweißkörperstau in den Geweben. Durch die KPE wird der Eiweißkörperstau beseitigt und die Transportkapazität des Lymphgefäßsystems mindestens auf das Niveau der normalen lymphpflichtigen Last angehoben.

Dieselben Gründe, welche eine Bandagierung notwendig machen, erklären, warum nach erfolgreichem Abschluss der ersten Phase der KPE eine Bestrumpfung notwendig ist und zudem einen unabdingbaren Bestandteil der zweiten Phase darstellt. Für manche Patientinnen ist es sehr schwer, sich mit dem Tragen des Kompressionsarmstrumpfes bzw. Handschuhs abzufinden, da die Erkrankung für jeden sofort sichtbar wird. Es führt aber kein Weg daran vorbei; die elastische Insuffizienz der Haut muß kompensiert werden. Das Tragen von Kompressionsstrümpfen darf freilich keine Schmerzen und keine Abschnürungen verursachen.

Viele Patienten empfinden nach einer gewissen Zeit den medizinischen Kompressionsstrumpf als ausgesprochen angenehm. Wie bereits ausgeführt, müssen die Kompressionsstrümpfe bei Lymphödempatienten stets nach Maß angefertigt werden. Die Kompressionsklasse, die Art der Halterung und das Fabrikat müssen vom Arzt rezeptiert werden. An einem Lymphödem nach Brustkrebsbehandlung leidende Patientinnen, bei denen neben dem Armlymphödem eine Schädigung des den Arm versorgenden Nervengeflechts vorliegt, vertragen nur leichte Kompressionsarmstrümpfe.

Diese Gedanken führen uns bereits zur Problematik **der zweiten Phase der Komplexen Physikalischen Entstauungstherapie,** welche der Erhaltung bzw. der Erhaltung und der Optimierung des in der ersten Phase erzielten Therapieerfolges dient.

Die zweite Phase der KPE

Mit der ersten Phase der KPE ist die Behandlung des Lymphödems keineswegs abgeschlossen. Zur Konservierung bzw. der Erhaltung und Optimierung des Therapieerfolges muss der Patient auch durch seine ganze Lebensweise beitragen. In dieser Hinsicht bildet das Lymphödem keine Ausnahme, dies ist bei jeder chronischen Erkrankung so. Wenn z. B. jemand an Fettsucht leidet, wird er seine in einer „Schlankheitsklinik" erzielte Gewichtsreduktion nicht halten können, wenn er sich erneut den Freuden des mit Schlagsahne gekrönten Kuchens widmet. Der Blutdruck wird erneut ansteigen, wenn die notwendigen Arzneimittel nicht eingenommen und die Speisen versalzen werden.

Die Komplexe Physikalische Entstauungstherapie ist, wie bereits wiederholt betont, eine Zwei-Phasen-Therapie: Die „Phase 1 der Entstauung" muss ohne Unterbrechung nahtlos in die „Phase 2 der Konservierung" bzw. in die „Phase 2 der Konservierung und Optimierung" übergehen.

Während der Phase 2 muss sich der Lymphödem-Patient an die ärztlichen Vorschriften halten (Tragen des nach Maß angefertigten medizinischen Kompressionsstrumpfes, Hautpflege, regelmäßige Bewegungstherapie, eventuelle manuelle Lymphdrainagebehandlungen usw.).

Wichtig ist es zu wissen, dass die Komplexe Physikalische Entstauungstherapie in etwa 90% der Fälle das Auftreten von Wundrosen, welche vor Therapiebeginn immer wieder vorgekommen sind, verhütet.

Patienten, die vor der Einleitung der Phase I Erysipelschübe hatten, erkranken nachher in statistisch signifikanter Weise seltener an einer Wundrose, vorausgesetzt, dass keine Erysipelas-Risikofaktoren vorhanden sind.

Von einer noch größeren Bedeutung ist Folgendes: Im Laufe der Jahre 1986 bis 2001 haben wir etwa 60000 Lymphödem-Patienten gesehen, die mit KPE behandelt wurden. Nur in einem einzigen Fall entwickelt sich ein Angiosarkom. Dies bedeutet, dass **die KPE, konsequent durchgeführt, den besten Schutz gegen das Angiosarkom darstellt.**

Anzumerken ist, dass der Wirksamkeitsnachweis der KPE nach den Kriterien der „evidence based medicine" nicht erbracht wurde und auch nicht erbracht werden kann. Es wurde und wird auch keine in jeder Hinsicht homogene Population von Patienten randomisiert, d. h. auf Grund des Zufalles in zwei Gruppen eingeteilt, um die erste unbehandelt zu lassen, oder mit irgendeiner anderen Methode zu behandeln und die zweite mit KPE. Darüber hinaus müsste, da die KPE eine Tetrade ist, eine sog. multifaktorielle Analyse den Stellenwert der vier Bestandteile untersuchen, und dies reichte immer noch nicht: in die Analyse müssten auch die Therapeuten einbezogen werden. Wie im Zusammenhang mit der Brustkrebsoperation und der Lymphödemhäufigkeit die Person des Chirurgen eine entscheidende Rolle spielt, ist dies auch bei den Therapeuten der Fall.

Es gibt exzellente, aber auch mittelmäßige Therapeuten. Wie soll man eine einheitliche Therapeutengruppe zusammenstellen? Neben den nicht überwindbaren fachlichen Schwierigkeiten, verbietet es die ärztliche Ethik, eine solche Studie durchzuführen: wir wissen, dass die KPE heute die Methode der Wahl und bei Beachtung der Kontraindikationen und sachkundig durchgeführt, von keinen Risiken behaftet ist.

Der berühmte Schweizer Angiologe BOLLINGER hat festgestellt, dass der beim unbehandelten Lymphödem krankhaft erhöhte Lymphdruck in den initialen Hautlymphgefäßen durch die KPE normalisiert wird. Wie wir sahen, konnte mittels der funktionellen Isotopenlymphographie gezeigt werden, dass die ML beim Lymphödem die Funktion der geschädigten Lymphgefäße bessert. E. FÖLDI erbrachte im Jahr 2000 den Beweis, dass die KPE den für das Lymphödem charakteristischen entzündlichen Prozess günstig beeinflusst.

Misserfolge der KPE können beim Arzt, beim Therapeuten oder beim Patienten liegen. Ihre Ursachen sind in Tabelle 3.9 zusammengestellt. Was den Arzt betrifft, so sollte, wenn die KPE in fachkundiger Weise durchgeführt wird und es seitens des Patienten bestimmt keine Probleme gibt und der übliche Therapieerfolg ausbleibt, der erste Gedanke sein, dass die Annahme, es handle sich um ein gutartiges Lymphödem falsch war: Vielleicht ist die Transportkapazität der Lymphgefäße doch durch einen Krebs reduziert! (In diesem Zusammenhang muss betont werden, dass eine erfolgreiche KPE kein Beweis für die Gutartigkeit des Lymphödems ist: gelegentlich reagiert auch das maligne Lymphödem auf die KPE!)

Wenn Begleiterkrankungen nicht diagnostiziert bzw. nicht behandelt werden, bleibt der Therapieerfolg aus.

Es kann sich um Probleme mit dem medizinischen Kompressionsstrumpf handeln und es kann sein, dass die regelmäßige ärztliche Kontrolle während der Phase unterbleibt.

Was den Therapeuten betrifft: Im Falle eines Behandlungsfehlers kann man freilich keinen Therapieerfolg erwarten. Auf die Notwendigkeit der täglichen Behandlung wurde schon hingewiesen.

Ein Misserfolg bei einem Anfänger ist kein Misserfolg der KPE.
Die häufigsten, den Therapeuten betreffenden Fehler sind:

- Es wird **ausschließlich** ML eingesetzt;
- es werden bei der Durchführung der ML grobe Fehler gemacht (z. B. der Büstenhalter wird nicht entfernt und schnürt ab);
- anstelle der ML wird eine Ausstreichmassage durchgeführt;
- es wird nicht täglich behandelt;
- das Bandagieren wird unsachgemäß vorgenommen.

> **Es hängt weitgehend von Ihrer aktiven Mitarbeit** (mit dem englischen Wort „compliance"), **liebe Patientin, lieber Patient, ab, ob es möglich ist, den durch die „Phase I" erreichten Erfolg zu halten** (wenn die Behandlung im ersten Stadium begonnen wurde), **oder nicht nur zu erhalten, sondern sogar zu verbessern** (wenn die Behandlung im Stadium II/III begonnen wurde). Peinlichste Körper- und Hautpflege, das Tragen gut gepflegter Strümpfe, Krankengymnastik/Bewegungstherapie sind unabdingbar! Sollte es bei guter Compliance zu Problemen kommen, ist ihr Arzt gefragt: Sie müssen gründlichst untersucht werden.

Im Zusammenhang mit einem Bestandteil der KPE, der ML, wird immer wieder die Frage gestellt, ob es durch deren Einsatz beim Lymphödem nach Brustkrebsbehandlung zu Krebsmetastasen kommen kann. Wenn wir nun diese Frage mit Nein beantworten, müssen wir aber klar sagen, dass dies mittels den Kriterien der evidenz-basierten Medizin nicht untersucht wurde und auch nicht mehr untersucht werden kann. Warum „mehr"? Man hätte in den 60er Jahren des 20. Jahrhunderts, als die KPE keine allgemein anerkannte Methode der Lymphödem-Behandlung war, eine Gruppe von an sekundären Lymphödemen nach Brustkrebsbehandlung leidenden Frauen mit KPE behandeln müssen; eine gleich große andere Gruppe hätte man entweder unbehandelt lassen oder mit irgendeinem anderen Verfahren (aber unbedingt ohne ML) behandeln müsen. Die beiden Gruppen hätten „homogen" sein müssen hinsichtlich des Schweregrads des Krebses, Lebensalter und Ähnlichem. Ein Vergleich der Häufigkeit der Metastasen nach zehn bis 20 Jahren hätte eine unanfechtbar klare Antwort auf die Frage gegeben. Der Zug, um

Tab. 3.9: Fehler des Arztes, des Therapeuten und des Patienten schmälern den Erfolg des KPE.

Arzt	Therapeut	Patient
Ätiologische Diagnose[2] falsch	• Ausbildung, Erfahrung, Einsatzbereitschaft mangelhaft	**Schlechte Compliance**
• Das Lymphödem ist nicht gut-, sondern bösartig	• Während der Phase I der KPE keine tägliche Behandlung	• Trägt ausgeleierten Kompressionsstrumpf • Trägt den Kompressionsstrumpf nicht
Begleiterkrankungen • nicht erfasst • nicht, oder inadäquat behandelt	• Willkürliche Änderung der Technik der ML • Während der Phase I häufiger Therapeutenwechsel	• Vernachlässigt Krankengymnastik/ Hautpflege • Missachtet Verhaltensregeln • Nimmt zu
Probleme mit dem medizinischen Kompressionsstrumpf		**Gute Compliance**
• Falsch angemessen • Falsch rezeptiert (Kom-(pressionsklasse etc.) • Fabrikationsfehler nicht entdeckt • Nicht kontrolliert (ausgeleierter Strumpf wird getragen)		• Krebsrezidiv • Auftreten von Begleiterkrankungen
Regelmäßige Untersuchung des Patienten während der Phase II wird versäumt		

eine solche Studie durchzuführen, ist längst abgefahren: Welcher Patient wäre heute noch bereit, auf die KPE zu verzichten und welcher Arzt täte dies? Wir bestimmt nicht! (Allerdings gibt es eine bescheidene kleine Studie aus Kanada mit dem Ergebnis, dass bei Frauen mit Lymphödemen nach Brustkrebsbehandlung die ML die Metastasenhäufigkeit nicht erhöht). Worauf begründen wir dann unser „Nein"?

---

[2] Die Ursache der Krankheit betreffende Diagnose

- Bei der Einführung der direkten öligen Lymphographie im 20. Jahrhundert haben manche befürchtet, dass das visköse Öl, welches unter hohem Druck in das Lymphgefäß infundiert wurde, Krebszellen aus Lymphgefäßen und Lymphknoten wegspült, wodurch diese in die Blutbahn gelangen und Metastasen verursachen. Diese Ängste wurden anhand von Studien zurückgewiesen und dann nicht mehr vorgebracht. **Die zarte ML hat eine wesentlich geringere mechanische Einwirkung auf Krebszellen als das in das Lymphgefäß infundierte Öl.**
- Man injizierte bei einer Gruppe von Kaninchen in eine Pfote Krebszellen. Anschließend wurden die Tiere auf Grund des Zufalls in zwei Gruppen aufgeteilt. Bei der Hälfte der Tiere wurden regelmäßig von der Injektionsstelle beginnend nach oben in Richtung Leiste Ausstreichmassagen vorgenommen, die anderen Tiere ließ man in Ruhe. Es zeigte sich, dass das Massieren keinen Einfluss auf die Entstehung von Metastasen hatte; die massierten Tiere bekamen nicht früher Metastasen und starben auch nicht früher als die nicht massierten. Nun könnte man meinen, die Massage hätte deswegen keine Wirkung, weil die Tiere ja im Käfig ununterbrochen hin- und herspringen und dadurch eine „Selbstmassage" durchführen; vielleicht lässt sich dieser Effekt durch Massage nicht weiter steigern. Deshalb wurde noch ein weiterer Versuch durchgeführt, und zwar so, dass diesmal das Bein, in welches die Krebszellen gespritzt wurden, durch Durchtrennung des motorischen Nervs gelähmt wurde. Auch diesmal änderte sich nichts. Diesen Ergebnissen halten manche die Behauptung entgegen, man könnte tierexperimentelle Ergebnisse doch nicht auf die „Krone der Schöpfung" – den Menschen – übertragen. Wenn auch BANTING und BEST dieser Meinung gewesen wären, gäbe es heute kein Insulin; die beiden übertrugen die beim Hund erzielten Befunde auf den Menschen!
- Nach kräftigem, auf einen Krebs ausgeübtem Druck und oft auch nach der Resektion einer Krebsgeschwulst kann man im Blut Krebszellen nachweisen. Diese Tatsache veranlasste im letzten Quartal des 20. Jahrhunderts in Deutschland einen Chirurgen namens HACKETHAL zur Behauptung, die Schulmedizin sei durch die von ihr durchgeführte Krebsvorsorgeuntersuchung für den Tod vieler Krebskranker verantwortlich: der auf die Brust bzw. auf die Prostata ausgeübte Druck bei Mam-

mographie bzw. bei der rektalen Untersuchung verursache Krebsmetastasen. Eine Fachkommission der Ärztekammer hat diesen Angriff zurückgewiesen. Die Tatsache, dass diejenigen Krebszellen, welche aus einem Krebsknoten passiv in die Blutbahn eingeschleust werden in Organen keine Absiedlungen bilden, zeigt, dass die Entstehung von Metastasen ein **aktiver Vorgang** ist, dessen Mechanismus uns durch im Jahre 2001 publizierte Ergebnisse verständlich wird. Um Absiedlungen bilden zu können, produzieren die Krebszellen **lymphangiogenetische Faktoren**, Stoffe, welche zur Neubildung von Lymphgefäßen führen und das Eindringen der Krebszellen in das Lymphgefäßsystem ermöglichen. Sie produzieren auch **hämangiogenetische Stoffe:** hierdurch erreichen sie, dass Blutkapillaren des Kranken in die Kolonie hineinwachsen und deren Ernährung ermöglichen. **Die Krebszellen bedürfen also keiner mechanischen Hilfe; wenn sie Metastasen bilden „wollen", dann tun sie es.**

Wenn nun die ML keine Krebsmetastasen verursacht, warum bildet das bösartige Lymphödem eine relative Kontraindikation gegenüber der ML?

Die Gründe sind die folgenden.

- Es muss sichergestellt werden, dass der Krebskranke eine adäquate onkologische Behandlung bekam, bzw. dass diese im Gange ist
- Der Arzt muss dem Therapeuten eine Anweisung geben, dass die entartete Region aus der ML ausgespart bleibt.

Wenn diese Voraussetzungen erfüllt sind, wird derjenige Arzt, der sowohl in der Lymphologie als auch in der Onkologie fachkundig ist, die relative Kontraindikation aufheben.

Die „Intermittierende apparative Kompressionstherapie"

Im Folgenden werden wir uns mit der so genannten **intermittierenden apparativen Kompressionstherapie** des Lymphödems beschäftigen.

Bei diesem Verfahren wird auf die geschwollene Gliedmaße eine Gummimanschette appliziert und diese mit Hilfe einer Pumpe mit Luft aufgeblasen, mit der Zielsetzung, die Ödemflüssigkeit aus der Gliedmaße wegzudrücken. Es handelt sich also um eine **Pneu-**

momassage (Luftmassage). Wir lehnen diese Methode ab, weil sie den anatomischen Gegebenheiten und den dem Lymphödem zugrunde liegenden krankhaften Veränderungen widerspricht.

Was die **Anatomie** betrifft, gehört, wie bereits ausgeführt, zum Quellgebiet der in der Achselhöhle befindlichen Lymphknoten nicht nur der Arm, sondern auch der gleichseitige obere Quadrant des Rumpfes, zu denjenigen der Leistenlymphknoten nicht nur das Bein, sondern auch der gleichseitige untere Rumpfquadrant und die entsprechende Hälfte der Geschlechtsteile.

Es widerspricht der Vernunft, **die Ödemflüssigkeit aus der Gliedmaße in den ebenfalls vom Lymphstau erfassten Rumpf mit Gewalt hineinzupumpen.** Das eiweißreiche Wasser kann dort leicht liegen bleiben. Wenn dies geschieht, wird **in diesem Bereich die Vernarbung verstärkt und damit diejenigen Lymphgefäße blockiert, welche ihren Inhalt in die Lymphknoten der gegenseitigen Achselhöhle bzw. in diejenigen der gleichseitigen Leiste transportieren.**

Das bedeutet, dass die lymphödematöse Gliedmaße zwar vorübergehend dünner wird, der Rückfall ist aber programmiert. Eine katastrophale Komplikation der Luftmassage eines Beinlymphödems ist die Erzeugung eines Lymphödems der Geschlechtsteile. In einer in Amerika durchgeführten Studie an 128 Beinlymphödempatienten kam es zu folgenden Ergebnissen: 75 dieser Patienten wurden nie mit einer Pumpe behandelt; in dieser Gruppe kam ein Genitallymphödem nur ein einziges Mal vor, dies entspricht 1,33 %. 53 Patienten wurden regelmäßig mit der intermittierenden apparativen Kompression behandelt; in dieser Gruppe hatten 23 Patienten, d. h. 43 %, ein Genitallymphödem. Ein Genitallymphödem zu behandeln ist tausendmal schwieriger als ein Lymphödem der Gliedmaßen. Zudem sind die Therapieerfolge meist mager!

Was die **dem Lymphödem zugrunde liegenden krankhaften Veränderungen betrifft,** haben wissenschaftliche Untersuchungen darüber gezeigt, dass durch die Luftmassage aus der geschwollenen Gliedmaße wesentlich mehr Wasser als Eiweiß entfernt wird. Es ist leicht einzusehen, dass sich dadurch die Eiweißkonzentration der Ödemflüssigkeit erhöht. Dies ist schädlich, da eine höhere Eiweißkonzentration in der Ödemflüssigkeit die Vernarbung verstärkt.

Wir haben im Zusammenhang mit den Folgen der Entfernung von Lymphknoten aus der Achselhöhle davon gesprochen, dass dieser Eingriff zum Anstieg des Lymphdruckes führt und dass leicht Lymphe in die Lymphgefäßwand sickern kann. Unweigerlich führt das „Melken" der Gliedmaße zum wellenartigen weiteren Anstieg des Lymphdruckes; hierdurch wird die Gefahr der Vernarbung der Lymphgefäßwand weiter erhöht.

Es ist unbegreiflich, dass Kostenträger derartige Apparate zum Hausgebrauch bezahlen.

Wir erwähnen in diesem Zusammenhang noch, dass es Geräte gibt, bei welchen zur Kompression nicht Luft, sondern Quecksilber benützt wird. Diese sind ebenfalls abzulehnen.

Unter den Therapeuten, welche die Komplexe Physikalische Entstauungstherapie erlernt haben, gibt es einige ganz wenige „schwarze Schafe". Wir verstehen hierunter diejenigen, welche anstelle der manuellen Lymphdrainage das Lymphödem mit kräftigen **Ausstreichmassagen** behandeln. Dieses Verfahren ist genauso schädlich wie eine Luft- oder Quecksilbermassage. Sollte jemand versuchen, Sie in dieser Weise zu behandeln, verlassen Sie die Praxis und melden Sie den Vorfall Ihrem Arzt.

Der Behauptung von BEHRENDT und STAUER in der Zeitschrift „Der Internist", dass eine normale, regulär durchgeführte Massage ... den lymphatischen Abfluss unterstützen und das Gewebe weich halten kann" widersprechen wir mit Nachdruck.

Hochlagerung

In dem bereits erwähnten Artikel, welcher in der Zeitschrift „Der Internist" im Januar 2002 erschienen ist, wird die „Hochlagerung der Extremität" als „eine einfache und effektive Maßnahme zur Reduktion des Lymphödems" gepriesen. Dem ist nicht so. Nicht ohne Grund nennen wir nach BRUNNER das Stadium II dasjenige der **Irreversibilität:** das Wort weist auf die Tatsache hin, dass die **Hochlagerung wirkungslos ist.** Selbstverständlich gilt dies auch für das Stadium III. Richtig ist, dass die Hochlagerung im Stadium I zur Reduzierung des Lymphödems führt, die Phase I der KPE führt in diesem Stadium zu einer vollkommenen Entstauung. Auch weil „eine kontinuierliche Bettruhe erforderlich ist" (nach der zutreffenden Aussage des Artikels) lehnen wir dieses Verfahren ab: Der Lymphödempatient soll nicht liegen, im Gegenteil, er soll sich bewegen!

Der medizinische Kompressionsstrumpf als Alleinbehandlung

Dieses von manchen Ärzten praktizierte Vorgehen ist ein grober Fehler. Der medizinische Kompressionsstrumpf ist integraler Teil der Tetrade der Phase II der KPE, zur Entstauung ist er ungeeignet.

Hitzebehandlung

Dieses in China traditionelle Verfahren wird heute mittels eines Mikrowellenofens durchgeführt. Nach der Hitzeapplikation wird die Gliedmaße stets gewickelt. Über günstige Erfahrungen berichten auch die europäischen Autoren: Der Italiener Fox und der Pole OLSZEWSKI. Selbstverständlich wollten wir mit dieser Methode eigene Erfahrungen sammeln und kauften für teures Geld einen in Italien hergestellten Mikrowellenofen. Wir scheiterten aber am Widerstand einiger Therapeuten, die den Patienten einredeten, wir beabsichtigten an ihnen mit einer krebserzeugenden Maschine zu experimentieren. (Freilich ist dies Unsinn; gewisse Malignome werden gerade durch Hitzeapplikation behandelt!)

Arzneimitteltherapie

Kann man anstelle der zeitaufwändigen und ihre aktive Mitarbeit erfordernden Komplexen Physikalischen Entstauungstherapie das Lymphödem genau so gut mit Arzneimitteln behandeln? Schön wäre es, aber es geht zumindest nach dem heutigen Stand der Medizin nicht. Wir werden die einzelnen in Frage kommenden Arzneimittel der Reihe nach besprechen.

Die Gruppe der Benzopyrone

Als erstes erörtern wir die so genannten **Benzopyrone.** In diese Gruppe gehört das **Cumarin** (die chemische Bezeichnung lautet 5–6-Alpha-Benzopyron) und die so genannten **Flavonoide**.

Die Autoren dieses Büchleins haben vor etwa 30 Jahren den Beweis erbracht, dass die Verabreichung von Benzopyronen den Schweregrad solcher Lymphödeme, welche man auf chirurgischem Wege bei Versuchstieren herbeiführt, wesentlich herabsetzen kann. Wir führten diesen Effekt zum Teil auf eine Stimulation der Makrophagen zurück. Sie wissen bereits, dass diese Zellen Eiweißmoleküle fressen und abbauen. Gelingt es, diese Tätigkeit der Makrophagen zu erhöhen, so sinkt die Eiweißkonzentration in der Ödemflüssigkeit. Wie Sie wissen, sinkt dadurch automatisch auch der kolloid-osmotische Druck. Im Prinzip ist dieser Effekt gleichbedeutend mit einem erhöhten Abtransport von Eiweißmolekülen aus der Ödemflüssigkeit über Lymphgefäße. Eine zusätzliche Wirkung der Benzopyrone besteht darin, dass sie die Funktion der Lymphpumpe verbessern.

Es ist möglich, dass Ihr Arzt die Benzopyron-Behandlung des Lymphödems ins Gespräch bringt. Seit einer Veröffentlichung unseres früheren Mitarbeiters, CASLEY-SMITH, in einer führenden medizinischen Zeitschrift über seine günstigen Erfahrungen mit der Cumarin-Behandlung des Lymphödems zeigt sich weltweit ein großes Interesse für diese Therapieform. Diese Begeisterung teilen wir nicht. CLODIUS erbrachte nämlich den Beweis, dass man bei einer Cumarin-Behandlung des Lymphödems etwa 11 Jahre bräuchte, um denjenigen Therapieerfolg zu erzielen, welchen die Phase 1 der Komplexen Physikalischen Entstauungstherapie in vier Wochen erbringt. Darüber hinaus gibt es leider Berichte über eine zwar seltene, aber lebensbedrohliche leberschädigende Wirkung hoher Cumarindosen. Aus diesem Grunde haben die Regierungen Australiens, der Schweiz und Kanadas die Behandlung mit Cumarin verboten.

Es gibt aber solche Benzopyrone, die Flavonoide, welche völlig unschädlich sind und deren Wirksamkeit ähnlich wie diejenige des Cumarins wissenschaftliche Untersuchungen bewiesen haben. Aber auch deren Wirksamkeit ist wesentlich schwächer als diejenige der Komplexen Physikalischen Entstauungstherapie. Wenn Sie uns die Frage stellen, ob Sie durch die Einnahme eines Flavonoid-Präparates denjenigen therapeutischen Effekt erreichen, welchen Sie von der Komplexen Physikalischen Entstauungstherapie erwarten können, so antworten wir mit einem deutlichen Nein. Und wenn Sie fragen, ob Sie die Erfolge der Komplexen Physikalischen Entstauungstherapie verbessern können, wenn Sie zusätzlich Flavonoide einnehmen **(adjuvante Therapie)** so lautet unsere Antwort: Vielleicht, bewiesen ist dies aber nicht. Es gibt keine unanfechtbare wissenschaftliche Studie, welche diese Frage endgültig entschieden hätte. Wir schildern an dieser Stelle, wie eine solche Studie aussehen müsste.

Man müsste mindestens 200 Patientinnen nach Brustkrebsbehandlungen untersuchen. Sie müssten frei von einem Krebsrezidiv sein, Begleiterkrankungen dürften nicht vorhanden sein. Die Patientinnen müssten aufgrund des Zufalls in zwei Gruppen eingeteilt werden. Anschließend müßte mit Hilfe der statistischen Mathematik bewiesen werden, dass diese Zufallseinteilung nicht dazu geführt hat, dass sich zwischen den beiden Gruppen hinsichtlich des Lebensalters und des Lymphödemschweregrades signifikante Unterschiede ergeben haben. Eine Patientengruppe müsste dann mit der Komplexen Physikalischen Entstauungstherapie behandelt werden und zusätzlich mit einem so genannten Placebo. Placebo ist ein unwirksamer und unschädlicher Stoff! Die andere Gruppe müsste als Ergänzung der Komplexen Physikalischen Entstauungstherapie das Flavonoid-Präparat bekommen.

Darüber hinaus müsste die Studie in „blinder" Weise durchgeführt werden, d. h. weder der behandelnde Arzt noch der Physiotherapeut und die Patienten dürfen Bescheid wissen, wer Placebo und wer das Flavonoidpräparat verabreicht bekommt. Nur so können seelische Wirkungen ausgeschaltet werden. Die erste Phase der Komplexen Physikalischen Entstauungstherapie müsste stationär durchgeführt werden.

Unser Rat in der gegenwärtigen Situation lautet: **Verzehren Sie reichlich Zitrusfrüchte!** Diese enthalten nicht nur Flavonoide, sondern auch reichlich Vitamin C. Ein Flavonoid-Präparat wird sogar aus Orangenschalen hergestellt.

Entwässerungsmittel

Es ist ein besonderer Unfug, ein Lymphödem mit einer andauernden Verabreichung von Entwässerungstabletten zu behandeln. Die harntreibenden Arzneimittel, die so genannten Diuretika, gehören zu den bedeutendsten Errungenschaften der modernen Medizin. Es handelt sich um hoch wirksame Stoffe, welche für die Behandlung mancher Erkrankungen von grundlegender Bedeutung sind. Jedes wirksame Arzneimittel verfügt aber neben den beabsichtigten Wirkungen auch über unerwünschte Nebenwirkungen. So ist dies auch bei den Diuretika. Auch bei der Verordnung eines Arzneimittels muss der Arzt jeweils eine gründliche Analyse zwischen dem zu erreichenden Therapieziel auf der einen und den möglichen Nebenwirkungen auf der anderen Seite vornehmen. Der Einsatz des Arzneimittels muss ferner in der Weise geschehen, dass zwischen der Wirkungsweise des Arzneimittels und dem zu beeinflussenden Krankheitsbild ein logischer, harmonischer Zusammenhang besteht.

Die Diuretika üben ihre Wirkung in folgender Weise aus: Nachdem die Entwässerungstablette geschluckt wurde, gelangt der Wirkstoff über die Blutgefäße der Schleimhaut des Magen-Darmtraktes in den Blutkreislauf und über diesen zu den Nieren. Er verändert die Funktion der Nieren in dem Sinne, dass diese mehr Natrium und Wasser ausscheiden als normalerweise. Dies ist die Erklärung für die von Fachleuten vertretene Meinung, dass Diuretika bei denjenigen Krankheiten einzusetzen sind, bei welchen die Notwendigkeit besteht, den Natrium- und Wassergehalt des ganzen Körpers herabzusetzen. Eine derartige Situation besteht z. B. bei der als Rechtsherzinsuffzienz bezeichneten Form des Herzversagens. Die betroffenen Patienten weisen nicht nur in beiden Beinen, sondern häufig im Hautgewebe, ja sogar in ihren inneren Organen, ein Ödem auf. Ihr Körper enthält also mehr Natrium und Wasser als der normale. Ein anderes Beispiel für den notwendigen und sinnvollen Einsatz der Diuretika als Dauertherapie bildet die Hochdruckkrankheit, bei welcher der Arzt ebenfalls bestrebt sein muss, den Gesamtnatriumgehalt des Körpers herabzusetzen und auf diese Weise den Blutdruck zu senken. Bei diesen schweren, lebensbedrohlichen Allgemeinerkrankungen ist es eine Selbstverständlichkeit, dass etwaige Nebenwirkungen der Diuretika in Kauf genommen werden: Der therapeutische Nutzen ist unproportional größer als der Schaden etwaiger Nebenwirkungen.

Bei Lymphödemen einer Gliedmaße und des Rumpfquadranten jedoch ist das Problem keineswegs in einer Erhöhung des Gesamtnatriumgehaltes des Körpers zu suchen. Das Wesen dieser Krankheit kennen Sie bereits genau. Sie wissen, dass der ausschlaggebende Faktor im Stau von Eiweißkörpern, verbunden mit der Anhäufung verschiedener Zellen und einer geschwächten Immunabwehr, in den Geweben liegt. Wir wollen keineswegs behaupten, dass es nicht möglich sei, mit Hilfe von Entwässerungstabletten eine Reduzierung der Schwellung zu erzwingen. Auf dem Höhepunkt der Wirkung der Entwässerungstablette, nachdem die Nieren viel Natrium und Wasser ausgeschieden haben, wird dieser Verlust an Blutwasser zur vorübergehenden Eindickung des Blutes führen, da die Bestandteile des Blutes im Blutkreislauf zurückbleiben. Diese vorübergehende Eindickung des Blutes hat auch einen Anstieg der Eiweißkonzentration des Blutes zur Folge. Aus dem ersten Kapitel wissen Sie bereits, dass hierdurch die Kraft, welche das Blutwasser innerhalb der Bluthaargefäße festhält bzw. aus den Geweben Gewebsflüssigkeit in die Bluthaargefäße saugt, angehoben wird. Es entsteht nun ein Ringkampf zwischen den infolge der Lymphabflussstörung in den Geweben rückgestauten Eiweißkörpern auf der einen und den in den Bluthaargefäßen befindlichen Eiweißkörpern auf der anderen Seite. Es ist leicht möglich, dass Ödemflüssigkeit aus den lymphödematösen Geweben in die Bluthaargefäße zurückströmt und die Gliedmaße dünner wird. Diese Wirkung muss aber vorübergehender Art sein, denn durch den Wasserverlust aus den Geweben des lymphödematösen Gebietes steigt die Konzentration der dort stagnierenden Eiweißkörper an. In dem Moment, wo die Wirkung des Diuretikums abgeklungen ist, kommt es zu einer Umkehr des Prozesses. In der zweiten Halbzeit des Ringkampfes bleiben die im Gewebe zurückgestauten Eiweißkörper Sieger und saugen „ihr" Blutwasser wieder an sich. Hinzu kommt, dass – wie Untersuchungen mit radioaktiven Isotopen gezeigt haben – der Abtransport lymphpflichtiger Stoffe aus lymphödematösem Gewebe durch Entwässerungsmittel verzögert wird, d. h. dass die noch vorhandene Lymphströmung verlangsamt wird. Um das lymphödematöse Gebiet mit Hilfe von Entwässerungstabletten dünn zu halten, müssten diese ununterbrochen geschluckt werden. Letzten Endes würde hierdurch das Schicksal des Lymphödems in einem äußerst negativen Sinne beeinflusst werden. Die künstlich erhöhte Eiweißkonzentration der Ödemflüssigkeit würde die krankhaften Prozesse beschleunigen, welche weitgehend einer chronischen Entzündung entsprechen und für die schicksalhafte Progression des Leidens verantwortlich sind. Dieser „Sieg" entspricht im wahrsten Sinne des Wortes demjenigen des Pyrrhus (König Phyrrhus von Epirus siegte zwar über die Römer, erlitt aber dabei so große Verluste, dass er den Krieg trotzdem verlor). Aufgrund unserer Erfahrungen fühlen sich Lymphödem-Patienten, die regelmäßig Entwässerungstabletten zur Behandlung ihres Lymphödems verordnet bekommen und diese tatsächlich auch einnehmen, niedergeschlagen und schlapp. Sie hören häufig von sich aus mit der Einnahme der harntreibenden Tabletten auf, ohne hierüber ihren behandelnden Arzt zu informieren.

Im Gegensatz zu unserer völlig ablehnenden Haltung der Verabreichung von Entwässerungstabletten bei einfachen, unkomplizierten Lymphödemen, bei bösartigen Lymphödemen, sind wir oft gezwungen, die KPE mit Diuretika zu kombinieren. Auch bei chylösen Ergüssen (siehe Kap. 3.6) ist dies der Fall. Und selbstverständlich **müssen** Diuretika gegeben werden, wenn das Lymphödem von einer sog. „kongestiven Herzinsuffizienz" oder einem arteriellen Hochdruck begleitet ist und diese Krankheiten das Verabreichen von Diuretika notwendig machen.

Das Spurenelement Selen

Im Zuge der normalen Lebensprozesse entstehen in den Zellen unseres Körpers so genannte freie Sauerstoffradikale. Diese sind giftig, denn sie greifen die Zellmembranen an. Die Zellmembranen enthalten gewisse Fette, welche von den freien Sauerstoffradikalen ranzig gemacht werden. Es entstehen so genannte Lipoperoxyde. Diese Stoffe sind ebenfalls freie Sauerstoffradikale, also giftig. Dieser Vorgang würde zum Tod der Zellen führen, gäbe es keine entsprechenden Schutzmechanismen, so genannte Antioxydanzien und „Radikalfänger". Zu diesen gehören unter anderem die Vitamine A, E und C und gewisse Enzyme, Eiweiße, welche chemische Reaktionen beeinflussen. Eines dieser Enzyme, man nennt es Glutathionperoxydase, enthält das Spurenelement Selen.

Ein berühmter japanischer Lymphologe, namens OHKUMA, berichtete im Jahre 1993, dass die aus dem Brustmilchgang gewonnene Lymphe diese Abbauprodukte von Zellmembranen, die Lipoperoxyde, enthält. Seine berechtigte Schlussfolgerung war, dass diese Stoffe, an Eiweißmoleküle gebunden, aus den Geweben durch Lymphgefäße abtransportiert werden. Unsere Leser wissen, dass Eiweißmoleküle lymphpflichtig sind. Dies bedeutet, dass man im Falle eines Lymphstaus, eines Lymphödems, mit einem Anstieg des Lipoperoxydgehaltes der Gewebe rechnen muss. Vorausgesetzt allerdings, dass die genannten Schutzmechanismen zur Inaktivierung dieser giftigen Stoffe nicht ausreichen. Und tatsächlich konnte OHKUMA beim Lymphödem einen erhöhten Lipoperoxydgehalt der Haut nachweisen. Auch im Falle eines Lymphödems des Herzens häufen sich in der Herzmuskulatur Lipoperoxide an. Dies ist unter anderem deswegen schädlich, weil freie Sauerstoffradikale die Lymphpumpe schwächen.

Da, wie erwähnt, eines der radikalfangenden Enzyme Selen enthält, wurde vor einigen Jahren empfohlen, Lymphödem-Patienten Selen zu verabreichen. Wir schließen uns dieser Empfehlung nicht an, weil die Verabreichung von Selen nur im Falle eines nachgewiesenen Selen-Mangels indiziert ist und weil eine Überdosierung schädlich ist. Darüber hinaus haben SIEMS und Mitarbeiter in 2001 berichtet, dass eine erfolgreiche KPE in der Lage ist, die „radikale Aggression" signifikant zu senken. Es spricht freilich nichts dagegen, den mit KPE behandelten Lymphödem-Patienten die harmlosen Vitamine C, A und E zu verordnen.

In eigenen wisssenschaftlichen Untersuchungen haben wir übrigens den Beweis erbracht, dass es möglich ist, den Schweregrad eines im Tierversuch herbeigeführten Lymphödems auch durch die Verabreichung von Vitamin C herabzusetzen.

Heparin

Gelegentlich wird das Lymphödem mit Heparin-Spritzen behandelt. Wir kennen keine wissenschaftliche Veröffentlichung, welche den Beweis erbracht hätte, dass hierdurch ein therapeutischer Erfolg zu erzielen sei. Wenn als – seltene – Komplikation eines sekundären Armlymphödems eine Venenentzündung (Thrombophlebitis) auftritt, so kann Heparin vorübergehend eingesetzt werden. Eine Wundrose darf mit einer Thrombophlebitis nicht verwechselt werden! Eine Wundrose muss mit Penicillin oder einem anderen ähnlichen Mittel und nicht mit Heparin behandelt werden. Heparin oder andere, die Blutgerinnung hemmende Mittel, sind auch zur Erysipelprophylaxe ungeeignet.

Penicillin

Ein bekannter polnischer Lymphologe, OLSZEWSKI, empfiehlt neuerdings, jedem Lymphödempatienten ein Jahr lang regelmäßig Penicillin zu verabreichen. Wir stimmen mit dieser Auffassung nicht überein. Nach unseren Erfahrungen ist es in der überwiegenden Mehrzahl der Fälle möglich, durch die Komplexe Physikalische Entstauungstherapie das Auftreten von Wundroseschüben zu verhindern. Wir verordnen Penicillin nur in denjenigen seltenen Fällen, in denen trotz Komplexer Physikalischer Entstauungstherapie Wundroseschübe weiterhin auftreten.

Die „Mesotherapie"
Ein Unfug besonderer Art ist die in Italien und Frankreich gelegentlich praktizierte so genannte Mesotherapie des sekundären Armlymphödems. Mit Hilfe eines revolverartigen, eigens zur Mesotherapie konstruierten Gerätes werden in das geschwollene Hautgewebe gleichzeitig viele Kanülen gejagt und durch diese ein „Cocktail" gespritzt. Dieser „Cocktail" enthält eine breite Palette verschiedener Mittel, über deren Wirksamkeit weder alleine, noch in der verwendeten Kombination irgendein wissenschaftlicher Beweis vorliegt. Sicher ist, dass die vielen Stiche Gewebe und Lymphgefäße traumatisieren. Die hierdurch herbeigeführten negativen Folgen (Erhöhung der lymphpflichtigen Last und Senkung der noch vorhandenen Transportkapazität) haben wir schon wiederholt erörtert.

3.5.4 Operative Behandlung

In der Einleitung zu diesem Kapitel über die Behandlung des Lymphödems haben wir uns bereits über die grundsätzlichen Fragen, über **absolute und relative** Indikationen geäußert. Niemand in der relevanten Weltliteratur widerspricht der folgenden Aussage:

> **Eine absolute Indikation für die operative Behandlung des Lymphödems gibt es nicht. Lediglich das Angiosarkom (siehe Kap. 3.7.3) stellt eine absolute Operationsindikation dar.**

Wenn wir nun über verschiedene Operationen berichten, so kann es sich bei allen nur um **relativ indizierte** Verfahren handeln. Dementsprechend äußern sich die meisten Chirurgen, die das Lymphödem operativ behandeln, sie operieren nur dann, wenn „die konservative Therapie versagt hat".

Wir zitieren FRICK und BAUMEISTER: „Einer operativen Behandlung sollte stets ein ernsthafter und konsequenter Therapieversuch vorangehen. Stellt sich jedoch innerhalb eines halben Jahres kein anhaltender Therapieerfolg ein, sollte die Indikation zu einem rekonstruktiven mikrochirurgischen Eingriff überprüft werden."

Was aber diese Chirurgen unter konservativer Therapie verstehen, ist sehr unterschiedlich. Unsere diesbezügliche Frage wurde anlässlich eines internationalen Kongresses von einem Chirurgen, der das Lymphödem mit dem Anlegen so genannter lympho-venöser Shunts behandelt, wie folgt beantwortet: „Ich lasse die lymphödematöse Gliedmaße für die Dauer von 3 Tagen hochlagern und operiere dann, wenn sich das Lymphödem nicht zurückgebildet hat". Dass diese Prozedur lediglich im ersten Lymphödemstadium wirkt und auch dann in einer nur unzulänglichen Weise, bedeutet für diesen Chirurgen, jedes Lymphödem im Stadium II und III operativ zu behandeln.

Versteht der Chirurg unter konservativer Therapie manuelle Lymphdrainagen in isolierter Form, d.h. nicht als Bestandteil der Komplexen Physikalischen Entstauungstherapie appliziert, so wird jedes Lymphödem eine Indikation für eine operative Behandlung darstellen. Denn die manuelle Lymphdrainage wirkt nur als Teil der Tetrade der Komplexen Physikalischen Entstauungstherapie.

Unsere Leser kennen den Begriff des „effektiven ultrafiltrierenden Druckes", dessen zahlenmäßiger Wert dem Unterschied zwischen dem Blutkapillardruck und dem interstitiellen Flüssigkeitsdruck entspricht. Nun ist der interstitielle Druck beim Lymphödem höher als normal und dies ist für die im Staugebiet liegenden Zellen schädlich, gleichzeitig aber in dem Sinne doch ganz günstig, dass dadurch der „effektive ultrafiltrierende Druck" abgesenkt wird: dies schiebt der Ödematisierung doch einen gewissen Riegel vor. Die ML senkt den krankhaft erhöhten Gewebedruck; dies ist für die Gewebe des Staugebietes heilsam, hat aber den Anstieg des effektiven ultrafiltrierenden Druckes zur Folge: hierdurch besteht die Tendenz der erneuten Ödematisierung. Dieser Tendenz muss mittels Kompression entgegengewirkt werden!

Es gibt Chirurgen, die meinen, die **konservative Therapie des Lymphödems bestünde in Ausstreichmassagen.** Diese Prozedur ist, wie bereits erwähnt, im besten Falle unwirksam, meist aber schädlich, d.h. dass die Patienten operiert werden müssen.

Auch die Verordnung von Entwässerungsmitteln, manchmal mit der Verordnung von nicht einmal nach Maß angefertigten Gummistrümpfen kombiniert, ist eine konservative Therapiemaßnahme, welche niemals hilft. Aber selbst wenn der Chirurg die konservative Therapie des Lymphödems mit der Komplexen Physikalischen Entstauungstherapie gleichsetzt, müssen wir folgendes betonen:

- Wenn die Phase 1 der Komplexen Physikalischen Entstauungstherapie ambulant in der Praxis eines niedergelassenen Therapeuten durchgeführt wird, ist es ein riesiger Unterschied, ob es sich um einen Physiotherapeuten mit langjähriger Erfahrung handelt oder um einen, der gerade den von den Spitzenverbänden der Krankenkassen vorgeschriebenen Lehrgang absolviert hat. Auch beim besten Willen und großem Einsatz sind diese Therapeuten Anfänger! Und es gibt, wie in jedem Beruf, nicht nur hoch begabte und fleißige Therapeuten. Bei unseren Vorträgen im Rahmen der KPE-Lehrgänge gibt es nicht nur solche Kursteilnehmer, die gespannt zuhören und sich Notizen machen, sondern auch solche, die, meist in der letzten Reihe sitzend, plaudern. Die Prüfung kann man brilliant bestehen, aber auch gerade noch mit der Note „genügend" das Zeugnis in die Hand bekommen. Außerordentlich lehrreich ist in diesem Zusammenhang eine in Paris an 1640 ambulant mit KPE behandelten Lymphödem-Patienten durchgeführte Untersuchung. Von diesen 1640 Patienten waren 41, d. h. 2.5 %, mit dem Therapieerfolg sehr unzufrieden und wollten sich operieren lassen.

Einer ärztlichen Kommission gelang es, 26 von diesen 41 Patienten zu überreden, sich in einer Fachklinik erneut einer KPE zu unterziehen, 15 blieben bei ihrem Entschluss, sich operieren zu lassen. Von den 26 Patienten waren dann mit der erneuten KPE 19 so zufrieden, dass sie von einer Operation Abstand nahmen. Letzten Endes ließen sich aber nur 15 operieren. Von diesen 15 war ein signifikanter Erfolg bei zwei, ein geringer bei neun und ein totaler Misserfolg bei vier Patienten zu verzeichnen. Es ist nur dann berechtigt, von einer Erfolglosigkeit der Komplexen Physikalischen Entstauungstherapie zu sprechen, wenn diese erfolglos bleibt, obwohl ihre Phase 1 unter stationären Bedingungen in einer Fachklinik für Lymphologie durchgeführt wurde.

- Es muss mit Nachdruck darauf hingewiesen werden, dass ein wesentlicher Bestandteil der Komplexen Physikalischen Entstauungstherapie aus solchen Maßnahmen besteht, welche die Patienten selbst durchzuführen haben. Über dieses so wichtige Problem der „Compliance" haben wir bereits gesprochen. Wenn die Patienten während der Phase 1 die Kompressionsbandage, welche sie zwischen zwei Behandlungen kontinuierlich anbehalten müssen, von Zeit zu Zeit entfernen, bleibt der Therapieerfolg aus. Wenn der Patient während der Phase 2 den medizinischen Kompressionsstrumpf nicht konsequent trägt, wenn die Hautpflege vernachlässigt wird, wenn es versäumt wird, die vorgeschriebene Bewegungstherapie zu praktizieren, so wird der Therapieerfolg mager sein oder sogar ganz ausbleiben. Dies ist aber immer noch keine Indikation für eine operative Lymphödemtherapie! Kein verantwortungsvoller Chirurg wird es nämlich einem Patienten verbindlich versprechen, dass er nach einer operativen Behandlung des Lymphödems lebenslang vom Tragen eines medizinischen Kompressionsstrumpfes, von einer konsequenten gründlichen Hautpflege befreit sein wird. Und wenn sich ein Patient mit einem Armlymphödem trotz besserer Kenntnis bei Gartenarbeiten Verletzungen zuzieht und deswegen einen Rückfall erleidet, ist dies weder ein Versagen der komplexen physikalischen Entstauungstherapie noch eine Operationsindikation!

Ein Lehrbuch der Chirurgie (HÄRING-ZIEL) äußert sich wie folgt: „Im Rahmen des Komplexen Geschehens einer Operation ergeben sich viele Komplikationsmöglichkeiten und Gefahren, bedingt durch den Kranken und seine Krankheit oder durch Fehler des Operateurs bzw. des beteiligten Personals."

Selbstverständlich müssen diese im Fall einer absoluten Indikation ohne hierüber nachzudenken in Kauf genommen werden, sind aber bei nur relativ indizierten Operationen Anlass für sorgfältigste Überlegungen.

Hinsichtlich der Aufklärungspflicht des Chirurgen liest man im Lehrbuch: „Um den Kranken die notwendige Einsicht zu verschaffen, ist der Arzt zur Aufklärung verpflichtet ... Sie umschließt ... **Komplikationsmöglichkeiten** und **alternative Eingriffe bzw. Therapien.**"

Einer der bedeutenden Chirurgen auf diesem Gebiet, KINMONTH, betrachtete 1972 die operative Behandlung des Lymphödems als indiziert, wenn:

1. Das Gewicht der kranken Gliedmaße reduziert werden sollte. Er berichtete, dass er gelegentlich 6 kg Gewebe entfernt hat. 1972 war es noch nicht bekannt, was heute die KPE zu leisten vermag: über 50 kg können aus einem elephantiastischen Bein entfernt werden!
2. Um es zu ermöglichen, dass die an einer elephantiastischen Form Leidenden normale Kleidung und Schuhwerk tragen können. Heute kann dies die KPE auch.
3. Um die Zahl der entzündlichen Schübe zu reduzieren. Heute kann dies die KPE auch.
4. Um die Beschaffenheit der Haut (Hyperkeratose etc.) zu bessern. Heute kann dies die KPE auch.
5. Um die Entstehung eines Angiosarkoms zu verhüten. Heute kann dies die KPE auch.
6. Kosmetische Überlegungen, wobei der Patient wissen muss, dass möglicherweise postoperativ hässliche Narben entstehen und zurückbleiben. Dies kann die KPE ohne Narben!

Es ist bedauerlich, dass der Leiter der Abteilung für Gefäßchirurgie der Mayo-Klinik, GLOWICZKI, für die operative Behandlung des Lymphödems die folgenden Indikationen nennt:

- Funktionsbeeinträchtigungen;
- Erysipelschübe;
- Therapieresistenter Schmerz;
- Angiosarkom;
- Kosmetische Gründe (der Patient will keine konservative Therapie mehr und ist bereit, selbst im experimentellen Stadium befindliche Operationen zu akzeptieren).

Hierzu ist zu sagen, dass es Funktionseinschränkungen nur im Stadium III gibt, und diese können durch KPE behoben werden, wie auch Erysipel-Schübe. Therapieresistente Schmerzen gibt es beim gutartigen Lymphödem nicht. Hinsichtlich „kosmetischer Gründe": Siehe Punkt 6 bei den Indikationen von KINMONTH.

Mit für einen Chirurgen bewundernswerter Zurückhaltung äußert sich OLSZEWSKI über die Rolle der Chirurgie beim Gliedmaßenlymphödem: „Es gibt verschiedene chirurgische Verfahren, welche die Lymphdrainage der Gewebe **verbessern können, wenn sie mit decongestiver und medikamentöser Behandlung kombiniert werden**" (nach seiner Angabe tragen postoperativ alle Patienten elastische Strümpfe!)

Die Formulierung bedeutet:

a) „Können", d. h. bewiesen ist es nicht;
b) als isolierte Maßnahme kommen Operationen nicht in Betracht.

3.5.4 Methoden der operativen Lymphödembehandlung

Es gibt um die 75 verschiedene Lymphödemoperationen. Wir teilen sie in drei Gruppen ein:

a) Amputation, Resektion und Liposuktion,
b) Mikrochirurgisch-rekonstruktive Verfahren,
c) Historische und heutzutage kontraindizierte Verfahren.

Amputation, Resektion und Liposuktion

Früher betrachtete man das Stadium III der Elephantiasis als Indikation für eine **Amputation** der Gliedmaße. Heute gibt es hierfür nur eine und zwar **absolute** Indikation: das Angiosarkom. (Es ist schockierend, dass noch im Jahr 1999 auf einem Kongress berichtet wurde, dass von insgesamt 256 Lymphödempatienten in einem europäischen Land bei einem das Bein amputiert werden „musste"!)

Es gibt zahlreiche **resezierende Verfahren**. Sie bestehen in der Entfernung des gesamten gewucherten und vernarbten Bindegewebes und des Fettgewebes. In Anbetracht der Tatsache, dass

- die KPE solche Operationen überflüssig macht,
- die kosmetischen Resultate schlecht sind: es bleiben lange Narben zurück
- misslungene Eingriffe eine Amputation notwendig machen können

raten wir von solchen Eingriffen nachdrücklich ab.

Leider ist es aber so, dass es Entwicklungsländer gibt, in denen die KPE nicht existiert, d. h. dass zur Behandlung elephantiastischer Formen resektive Operationen unumgänglich sind. Aber auch in Europa kann es passieren, dass eine resezierende Operation die einzige Lösung des Problems ist. Wenn z. B. ein verstaatlichtes Gesundheitssystem nur nach Krebsbehandlungen entstandene Lymphödeme als behandlungsbedürftig betrachtet, wie dies in England der Fall ist, werden elephantiastische primäre Lymphödeme den Patienten, die sich ein privates Krankenhaus nicht leisten können, notgedrungen resezierend operiert werden müssen.

Den Skeptizismus, mit welchem Spitzenchirurgen diese Methoden beurteilen, bringen die Worte von GLOVICZKI zum Ausdruck:

- Das Resultat hängt von der Menge des resezierten Gewebes ab;
- Mit Rezidiven ist zu rechnen;
- Postoperativ ist elastische Kompression erforderlich;
- Langer Krankenhausaufenthalt; Komplikationen: schlechte Wundheilung, lange Operationsnarben, Ausfall sensorischer Nerven, residuales Ödem;
- Nur invalisierende Lymphödeme sollten mit Resektionsoperationen behandelt werden.

Anzumerken ist, dass misslungene resezierende Operationen eine Amputation erforderlich machen können.

Es gibt eine **relative** Indikation für eine **kleine** resezierende Operation. Nach einer erfolgreichen „Phase I" der KPE einer Elephantiasis bleiben große, leere, schlotternde Hautsäcke zurück, deren Entfernung sinnvoll ist, da diese beim Tragen der medizinischen Kompressionsstrümpfe Probleme bedeuten. Wir raten Ihnen darauf zu achten, dass diese Operation von einem erfahrenen plastischen Chirurgen durchgeführt wird.

Von der so genannten **„Liposuktion"** (Fettabsaugung) wird im Kapitel über das **Lipödem** ausführlich die Rede sein. Zur operativen Behandlung des Armlymphödems nach Brustkrebsbehandlung wird diese Methode von einem schwedischen Chirurgen namens BRORSON intensiv propagiert. BRORSON operiert in 82 % der Fälle unter **Vollnarkose.** An 30 bis 40 Stellen durchtrennt er die Haut, um die Saugkanüle einführen zu können. Selbstverständlich werden Blut- und Lymphgefäße verletzt; wegen des Blutverlustes muss oft eine Bluttransfusion vorgenommen werden. Nach Beendigung der Operation muss der Arm fest bandagiert werden, um die Blutungen zum Stillstand zu bringen.

Nie vergessen werden wir den folgenden Fall: Wir haben in unserer Klinik ein junges Mädchen, welches ein Beinlymphödem im Stadium III der lymphostatischen Elephantiasis hatte, mit großem Erfolg mit der „Phase I der Entstauung" der Komplexen Physikalischen Entstauungstherapie behandelt. Es blieben, wie wir dies bereits besprochen haben, große leere Hautsäcke zurück. Mit der Bitte, diese Säcke zu entfernen, haben wir das Mädchen zu einem plastischen Chirurgen geschickt. Nun hat der Chirurg nicht nur die Hautsäcke reseziert, sondern von sich aus, ohne uns zu fragen, gleich danach auch eine Liposuktion durchgeführt – wahrscheinlich war ihm das Bein noch nicht schlank genug. (Anzumerken ist, dass BRORSON die Liposuktion ausschließlich für sekundäre Lymphödeme nach Brustkrebsbehandlung empfiehlt. Ob „unser" Chirurg BRORSONs Artikel nicht gelesen hat, oder, wenn ja, meinte, dass das, was für den Arm gut ist, auch für das Bein gut sei, sei dahingestellt). Gleich nach der Liposuktion wurde das Mädchen zu uns zurückverlegt; die Rettung brachte sie in die Klinik. Als sie ankam, befand sie sich im Schock. Sie war kreidebleich, ihr Blutdruck war kaum zu messen: Sie blutete in das Bein, welches mit Blut prall gefüllt, massiv geschwollen war. Glücklicherweise konnten wir das Leben der Patientin retten, aber es dauerte mehrere Wochen, bis sie sich erholt hatte. Als wir bei einem Kongress von diesem Fall sprachen, wurde er von den Liposukteuren als „anekdotisch" bezeichnet.

Im Laufe von sieben Jahren hat BRORSON 74 Liposuktionen durchgeführt und keinen Zwischenfall erlebt. Aber es gibt einen Grundsatz, der wie folgt lautet: **Wenn im Zusammenhang mit einer Operation etwas schief gehen kann, wird es früher oder später bestimmt einmal schiefgehen!** Die möglichen Komplikationen der Liposuktion bis hin zum tödlichen Ausgang finden unsere Leser im Kapitel über das **Lipödem**.

Wir warnen Sie mit Nachdruck davor, ihr Lymphödem mit Liposuktion behandeln zu lassen! Auch wenn alles gut geht, müssen Sie lebenslang, und nicht nur tagsüber, sondern auch nachts, ihre Gliedmaße unter Kompression halten; BRORSON betont, dass, wenn Sie dies versäumen, die Schwellung innerhalb von einigen Tagen zurückkehrt!

Ein Aufklärungsprotokoll im Zusammenhang mit der Empfehlung, das Lymphödem mit Liposuktion zu behandeln, müsste wie folgt aussehen:

1. Der Eingriff wird in über 80 % der Fälle unter Narkose durchgeführt. Diese geht, zwar sehr selten, mit einer Mortalität einher.

2. 30–40 Inzisionen werden an meiner Gliedmaße gemacht.

3. In etwa 29 % muss eine Bluttransfusion durchgeführt werden. Diese kann Nebenwirkungen haben. (Diese müssen aufgeführt werden.)

4. Der Eingriff führt nicht zur Heilung. Ich werde lebenslang, Tag und Nacht, eine Kompression tragen müssen.

5. Die möglichen Komplikationen der Liposuktion im Bereich von Gliedmaßen sind: Infektion; toxisches Schock-Syndrom; Fettembolie; Hämatom; venöse Thrombose; Hautnekrose; Kontourdeformitäten; Hypästhesie; Serombildung.

6. Die Mortalität der Liposuktion beträgt 0,1 %.

Mikrochirurgisch-rekonstruktive Verfahren

Das altgriechische Wort μικροσ (mikros) bedeutet klein. Die „Mikrochirurgie" ist freilich keine „kleine Chirurgie", wie z. B. die Eröffnung eines Furunkels. „Klein" weist darauf hin, dass der Operateur mit kleinen Strukturen arbeitet, z. B. mit Lymphgefäßen, wenn er zwei Lymphgefäßstümpfe miteinander vernäht. Hierzu muss er ein Mikroskop zu Hilfe nehmen. Das Wort „rekonstruktiv" weist darauf hin, dass der Chirurg bestrebt ist, den normalen Zustand wiederherzustellen.

Eine sehr elegante Methode ist die von BAUMEISTER eingeführte so genannte **autogene Lymphgefäßtransplantation,** welche er 1981 beschrieben hat. Er entfernt aus dem Bein einige normale Lymphsammelgefäße und verpflanzt diese, im Falles eines Armlymphödems, in der Weise, dass er im Bereich des lymphödematösen Arms und in demjenigen der gleichseitigen Halsseite freilegt. Anschließend durchtrennt er der Zahl der entfernten Beinlymphgefäße entsprechende Armlymphgefäße und verbindet, mittels mikrochirurgisch applizierter Nähte die unteren Enden der durchtrennten Armlymphgefäße mit denjenigen der unteren Enden der Beinlymphgefäße. Nachdem er auch eine entsprechende Zahl von Halslymphgefäßen durchtrennt hat, verbindet er deren untere Endstücke mit den oberen Enden der Beinlymphgefäße. Die Zielsetzung ist klar: Die Lymphe soll aus dem kranken Arm über die Halslymphgefäße abfließen können. Das Problem bei diesem Eingriff besteht darin, dass er im „Stadium I" des Lymphödems durchgeführt werden sollte, bevor die Armlymphgefäße erkranken und die Gewebe des Armes fibrosklerotische Veränderungen erfahren. Zu diesem Zeitpunkt überweist aber der Lymphologe kaum eine Patientin zur Operation, da die konservative Therapie leicht durchführbar ist. Je später die Operation durchgeführt wird, desto problematischer sind die Spätresultate: man muss mit der Schädigung der verpflanzten Lymphgefäße rechnen.

Letzten Endes ist also die mikrochirurgische Rekonstruktion mittels einer autogenen Lymphgefäßtransplantation eine großartige operative Leistung, stellt aber keine Alternative zur Komplexen Physikalischen Entstauungstherapie dar. Dies zeigt die Tatsache, dass BAUMEISTER pro Jahr nur etwa zwölf Patienten operiert und die Methode von anderen Chirurgen nicht übernommen wurde. Nach der Statistik von BAUMEISTER wird nur ein Drittel der operierten Patienten vom Tragen des Kompressionsstrumpfes endgültig befreit; ein Drittel muss ihn kontinuierlich, ein Drittel von Zeit zu Zeit tragen. Von einer **Heilung** spricht BAUMEISTER nicht: ein nuklearmedizinisch bestimmter „Lymphatischer Transportindex" zeigt einen verbesserten, jedoch keinen normalen Lymphstrom.

Bei **allen** mikrochirurgischen rekonstruktiven Eingriffen muss die Tatsache in Betracht gezogen werden, dass sich der Patient nach dem Eingriff immer dann, wenn diese die Transportkapazität nicht vollständig wiederhergestellt hat, im besten Fall im „Stadium 0 der Latenz" befindet, d. h., dass ihr überlastungs- oder/und alterungsbedingtes Herabsinken, oder/und ein Anstieg der lymphpflichtigen Last zum Rückfall führen muss. Dies ist die Erklärung dafür, dass wir zahlreiche Patienten nach einem solchen Eingriff mittels der Komplexen Physikalischen Entstauungstherapie behandeln müssen.

Andere mikrochirurgische Verfahren wollen die Lymphe durch die Schaffung von **Verbindungen zwischen Lymphgefäßen,** oder **Lymphknoten, mit Venen** im Bereich des Lymphödems in die Blutbahn leiten.

Dass auch diese Methode sich nicht durchsetzen konnte, zeigt die Statistik: **Zwischen 1973 und 1997 wurden weltweit 2331, im Jahresdurchschnitt also 97, derartige Operationen durchgeführt.** Der bekannteste Chirurg Indiens auf diesem Gebiet, JAMAL, hat in seiner ganzen Laufbahn nur 29 lympho-venöse Shunt-Operationen vorgenommen und 53-mal einen kombinierten Eingriff: Shunt plus Resektion, in einem Land, in welchem 7,8 Millionen Menschen an Lymphödemen leiden!

In Belgien und Frankreich experimentiert man heutzutage mit der **Verpflanzung von Lymphknoten.** Wir würden unseren Lesern nicht empfehlen, sich in dieser Weise operieren zu lassen.

Grundsätzlich sei mit Nachdruck Folgendes betont:

Die Lymphödemchirurgie ist ein hochspezialisiertes Fach. Entschließen Sie sich aus irgendeinem Grund zu einer Operation, z. B. im Falle von Genitallymphödemen nach adäquater, erfolgreicher Komplexer Physikalischer Entstauungstherapie, so sollten Sie sich nur von einem solchen Chirurgen operieren lassen, der auf diesem Gebiete über große Erfahrungen verfügt. Auch der beste Allgemeinchirurg kann nicht einfach von Zeit zu Zeit nebenbei auch ein Lymphödem operieren!

Wird Ihnen eine Operation empfohlen, welche den Namen **Venolyse** oder **Phlebolyse** trägt, sagen Sie entschieden Nein! Bei dieser Operation wird im Fall eines Armlymphödems die Achselhöhlenvene, im Fall eines Beinlymphödems eine im Becken befindliche Vene freigelegt, um von einem vielleicht tatsächlich vorhandenen oder lediglich vermuteten Narbengewebe befreit zu werden. Lehnen Sie auch eine „**Stent**"-Behandlung des Lymphödems ab!

Die Befürworter dieser Operationen verstehen den Entstehungsmechanismus des Lymphödems nicht. Sie führen das Lymphödem auf eine venöse Abflussbehinderung zurück. Sie sind sich der Tatsache nicht bewusst, dass ein völliger Verschluss selbst großer Venen kein dauerhaftes Ödem zur Folge hat, weil erweiterte sog. Kollateralvenen einspringen und auch das Lymphgefäßsystem eine Sicherheitsventilfunktion ausübt. Das Lymphödem nach Brustkrebsbehandlungen sowie primäre Beinlymphödeme beruhen immer auf einer Lymphstauung. Sollte zusätzlich ein venöses Abflusshindernis bestehen, so wird der Schweregrad des Lymphödems dadurch zwar verschlimmert, beseitigt werden muss aber der Lymphstau und nicht das venöse Abflusshindernis! **Die Komplexe Physikalische Entstauungstherapie ist auch in diesen Fällen wirksam!** Das bloße operative Freilegen der großen Venen geht mit der Durchtrennung von vielen kleinen Venen und von Lymphgefäßen einher. Darüber hinaus bildet sich eine die große Vene einengende Narbe nach einer gewissen Zeit unweigerlich wieder. Letzten Endes sind diese Eingriffe schädlich. Wir weisen noch einmal daraufhin, dass es völlig sinnlos ist, eine Phlebographie durchzuführen, um festzustellen, ob ein Lymphödem durch ein venöses Abflusshindernis begleitet ist.

Bestehen am lymphödematösen Bein Krampfadern, sollte nur im Falle absoluter Indikation ein venenchirurgischer Eingriff durchgeführt werden (siehe Kap. 4.3). Die zur „Phase II" der Komplexen Physikalischen Entstauungstherapie gehörende Kompression ist gleichzeitig eine optimale Versorgung des Krampfaderleidens. Krampfaderoperationen an lymphödematösen Beinen führen meist zur Verschlechterung des Lymphödems!

Historische und heutzutage kontraindizierte Methoden

Mit der Bezeichnung „**Lymphangioplasty**" hat HANDLEY 1908 eine Methode beschrieben, welche darin bestand, dass er in das lymphödematöse und in das angrenzende normale Gebiet diese miteinander verbindende Seidenfäden implantierte (damals war nicht bekannt, dass die Lymphströmung Lymphpumpen bedarf). Nach vorübergehender Besserung kam es zum baldigen Rückfall: um die Fäden entwickelte sich Narbengewebe. HANDLEY selbst widerrief sein Verfahren (bei fast jeder Krankheit wird eine Besserung vorübergehender Art beobachtet, wenn der Patient ein unwirksames Scheinarzneimittel einnimmt oder operiert wird; man spricht von einem „Plazebo-Effekt").

Es ist unbegreiflich, dass bis zum heutigen Tag versucht wird, anstelle von Fäden verschiedene Röhrenmaterialien zu verwenden, gelegentlich mit „Klappen" versehen. Trotz der Tatsache, dass KINMONTH im Tierversuch zeigte, dass implantierte Röhren durch Gerinnsel und Narbengeweben verschlossen werden, wurden neuerdings bei einer unserer Patientinnen Röhren implantiert, welche das Lymphödem aus dem Bein in den Bauchraum (!) drainieren sollten – selbstverständlich ohne Erfolg.

Zu den obsoleten Operationen gehören die „**Netz-Brücke**" von GOLDSMITH aus dem Jahr 1967 und die „**Dünndarm-Gekröse-Brücke**" von Kinmonth aus dem Jahr 1978. Die Idee, dass die spärlichen Lymphgefäße des Netzes in das lymphödematöse Bein herabgezogen und dort fixiert mit den (kranken!) Lymphgefäßen verwachsen, ist genauso abwegig, wie dies von den Lymphgefäßen des in das lymphödematöse Gebiet hinabgezogenen und durchtrennten Darmstückes anzunehmen ist. Die Einriffe waren durch schweren, manchmal tödliche Komplikationen (Darmverschluss!) belastet.

„Um die Herabsetzung der Blutmenge zu erzielen und damit den Überschuß an Nährmaterialien in dem elephantiastischen Gliede ... zu beseitigen, ist durch CARNOCHAN im Jahr 1858 die Unterbindung der Continuität des. Hauptarterienstammes ausgeführt worden" schrieb WINIWARTER 1892. Das Verfahren gehört der Medizingeschichte an, allerdings empfiehlt MAYALL auch heute noch die Unterbindung von Arterien zur Behandlung der Elephantiasis.

3.6 Störungen der Strömung der Dünndarmlymphe; das Lymphödem des Dünndarms und chylöse Ergüsse

3.6.1 Einleitung

Die Lymphgefäße des Dünndarms haben außer denjenigen Aufgaben, welche in Kapitel 1 beschrieben sind, eine zusätzliche zu erfüllen: Sie müssen sich auch um die **lymphpflichtige Fettlast** kümmern.

Wenn das verzehrte, sog. neutrale Fett den Dünndarm erreicht, ist es bereits verdaut. Dies bedeutet, dass das aus vier Molekülen, einem Glycerinmolekül und drei Fettsäuremolekülen aufgebaute Fett gespalten ist. Die vier Moleküle werden voneinander getrennt in die die Darmzotten bekleidenden Darmelpithelzellen aufgenommen. Die Zellen bauen das neutrale Fett wieder auf und umhüllen einen aus mehreren Fettmoleküle gebildeten Kern mit einem aus Eiweiß und anderen Stoffen bestehenden Mantel. Diese, auch die fettähnlichen Vitamine enthaltenden, Gebilde nennt man **Chylomikron**. Sie sind wegen ihrer Größe lymphpflichtig: Ihre Zahl ist nach einer fettreichen Mahlzeit so hoch, dass die aus dem Dünndarm stammende Lymphe – man nennt sie Chylus – wie Milch aussieht. Das den Chylus transportierende Lymphgefäß mündet in ein Becken, welches außer diesem Lymphgefäß auch diejenigen Lymphgefäße aufnimmt, welche aus den Beinen, den Geschlechtsteilen und aus den Organen des Bauchraums wasserklare Lymphe transportiert. Aus diesem Becken entspringt der Brustmilchgang. „Milch" weist darauf hin, dass die Lymphe im Brustmilchgang nach einer fettreichen Mahlzeit wie mit Wasser verdünnte Milch aussieht: Der Chylus und die wasserklare Lymphe haben sich miteinander vermischt.

3.6.2 Das Lymphödem des Dünndarms – die eiweißverlierende Enteropathie

Diese seltene Darmkrankheit (= Enteropathie) führt dazu, dass aus der lymphödematösen Darmwand **eiweißreiche Flüssigkeitstropfen** (Dünndarmlymphe) und **Fett** in die Darmlichtung gelangen. Der andauernde Eiweißverlust führt, wie in Kapitel 2 erörtert, zum Sinken des effektiven resorbierenden Drucks im Blut, woraus sich eine **Hochvolumenunzulänglichkeit** der Lymphgefäße des ganzen Körpers entwickelt: Es entsteht ein den gesamten Körper erfassendes **Ödem**. Mit den Eiweißmolekülen gehen dem Körper auch andere wichtige Stoffe, wie z. B. Eisen und Calcium verloren. Die Fettstühle verursachen Durchfälle; dem Körper steht freilich das verlorene Fett nicht zu Verfügung, er verarmt aber auch an den fettlöslichen Vitaminen A, E, D und K. Mit der Dünndarmlymphe werden mit dem Stuhl massenhaft weiße Blutzellen ausgeschieden. Hierdurch, verbunden mit dem Verlust von Gammaglobulin, entsteht eine **Immunschwäche.** Dies kann verhängnisvoll werden, wenn aus dem Darm Bakterien in die Dünndarmlymphe eindringen: Sogar zur Blutvergiftung kann es kommen.

Die **Diagnosestellung** und die **erste Behandlung** dieser Krankheit müssen unbedingt von erfahrenen Ärzten in einer Klinik durchgeführt werden. Eine **Spezialdiät** muss verordnet werden, welche nur ein Spezialfett enthalten darf, das frei von sog. **"langkettigen Fettsäuren"** ist. An diese Diät muss sich der Kranke lebenslang halten. Eine Form der manuellen Lymphdrainage, die sog. **"Bauchtiefdrainage" und atemgymnastische** Übungen werden appliziert.

3.6.3 Chylöse Ergüsse

Gelangt Dünndarmlymphe, Chylus, in den Bauchraum, entsteht ein sog. "Chyloperitoneum". Handelt es sich um die Brustfellhöhle, so spricht der Arzt von einem "Chylothorax". Sogar im Herzbeutel kann sich Chylus ansammeln, es entsteht dann ein "Chyloperikard". Dies sind glücklicherweise seltene schwere Krankheiten, deren ausführliche Behandlung die Zielsetzung dieses Ratgebers sprengen würden.

Mit Nachdruck hingewiesen sei lediglich darauf, dass es zwar Fälle gibt, in denen operative Eingriffe unumgänglich sind, dass aber stets fachkundige, konservative den Vorrang vor operativen Maßnahmen haben sollten. Leider steht in Lehrbüchern der Chirurgie, die Behandlung eines sog. primären Chylothorax bestünde in der Unterbindung des Milchbrustganges: Hierzu wird unter Überdrucknarkose und künstlicher Beatmung der Brustkorb eröffnet und der vermeintliche Milchbrustgang aufgesucht und freigelegt. Leider ist es aber so, dass es sich beim primären Chylothorax um eine Entwicklungsstörung handelt: Der Milchbrustgang dieser Kranken ist nicht angelegt, er ist nicht vorhanden; an seiner Stelle gibt es ein Lymphgefäß, welches als Umgehungskanal den Abfluss der Dünndarmlymphe mehr oder weniger gewährleistet. Die Unterbindung dieses Lymphgefäßes kann katastrophale Folgen haben: Es sammelt sich im Brustkorb plötzlich noch mehr Chylus an und es kann sich schlagartig ein Chyloperitoneum entwickeln. Bei einer unserer Patientinnen floss Chylus in eine ihrer Brüste, wodurch diese ballonartig anschwoll.

Unser Rat: Im Fall eines "primären Chylothorax" verweigern Sie Ihre Zustimmung zur Unterbindung des Milchbrustganges!

Der Grundpfeiler der konservativen Behandlung chylöser Ergüsse besteht in der Diät, die wir beim Dünndarmlymphödem beschrieben haben, kombiniert mit Atemgymnastik und speziellen Handgriffen der manuellen Lymphdrainage. Auch diese Techniken werden in Lehrgängen für Komplexe Physikalische Entstauungstherapie nicht unterrichtet; Ihre Behandler müssen vom Lymphologen genaue Therapieanweisungen erhalten.

3.7 Komplikationen des Lymphödems

3.7.1 Die Wundrose (Erysipel)

Das Erysipel – auf deutsch Wundrose oder Rotlauf – ist eine schwere, meist durch Streptokokken, seltener durch Staphylokokken verursachte Krankheit. Die Infektion wird durch die Immunschwäche begünstigt, welche, wie unsere Leser bereits wissen, nicht nur beim klinisch manifesten Lymphödem, sondern schon in dessen Latenzstadium vorhanden ist. Wie bereits besprochen, stellt eine im Bereich des Lymphödems auftretende Wundrose einen gewaltigen Schub in Richtung Progression des Leidens dar.

Entsteht eine Wundrose an einem Körperteil, welches sich im „Stadium 0 der Latenz" des Lymphödems befindet, so führt dies meist zum jähen Ende der klinischen Symptomfreiheit. Das „Stadium I" des Lymphödems tritt in Erscheinung!

Wundrosenschübe im Stadium II sind weitgehend für die Entstehung des Stadiums III verantwortlich. Mit Blasenbildung einhergehende, sog. „bullöse Erysipele" können zu Geschwürbildungen führen. Als Komplikation des Erysipels können unter anderem schwere Herzkrankheiten auftreten.

Die Symptome des Erysipels

In Begleitung eines sehr schweren allgemeinem Krankheitsgefühls kommt es zu Kopfschmerzen, Schmerzen im Bereich der Wundrose, Schüttelfrost und Übelkeit. Das Thermometer kann bis auf 40, sogar 41 °Celsius klettern. Die erkrankte Haut ist gerötet, überwärmt, ödematös und es können sich, wie bereits erwähnt, sogar Blasen bilden. Der Arzt spricht dann von einem **„Erysipelas bullosum"**.

Verwechseln kann man die Wundrose mit den folgenden krankhaften Zuständen:

- Mit einer „**Lymphangiosis carcinomatosa**". Dies ist eine Rötung und Überwärmung der Haut, welche Folge eines Wucherns von Krebszellen in den Hautlymphgefäßen ist. Die Notwendigkeit der Differenzierung ergibt sich nur bei Lymphödemen, welche nach einer Krebsbehandlung aufgetreten sind.
- Mit einer sogenannten **Thrombophlebitis**. Bei dieser Krankheit handelt es sich um eine Entzündung der Venenwand bei gleichzeitiger Blutgerinnung im Bereich der Entzündung. Wir haben bereits darauf hingewiesen, dass so etwas am Arm von Patientinnen nach einer Brustkrebsoperation nur sehr selten vorkommt. Wundrosen entstehen viel öfter. Leider werden diese beiden Krankheiten gelegentlich miteinander verwechselt. Dies ist verhängnisvoll, weil die Behandlung völlig unterschiedlich ist: Die Wundrose wird meist mit Penicillin behandelt, die Thrombophlebitis möglicherweise unter anderem mit Arzneimitteln, welche die Blutgerinnung verzögern.
- Mit einer Grippe, wenn die Inspektion, d. h. die Betrachtung des entblößten Körpers versäumt wird. Auch in diesem Fall ist die therapeutische Konsequenz verheerend: Im Falle einer Grippe ist Aspirin nützlich, bei der Wundrose wirkungslos.
- Mit einem Feuermal. Die Unterscheidung ist sehr einfach: Das Feuermal ist angeboren und ändert sich im Laufes des Lebens nicht.

Beim Verdacht auf eine Wundrose suchen Sie sofort Ihren Arzt auf! Wenn Sie verreisen, lassen Sie sich vom Arzt entsprechende Medikamente zum Mitnehmen verordnen!

3.7.2 Lymphgefäßthrombose

Die Entfernung von Lymphknoten aus der Achselhöhle führt gelegentlich dazu, dass in den nunmehr blind endenden Lymphgefäßen die Lymphe gerinnt. Die Patienten klagen über dumpfe, ziehende Schmerzen im Arm. Die thrombosierten Lymphgefäße lassen sich als dünne Stränge tasten.

Zur Behandlung dienen vorsichtige Bewegungsübungen, Pumpübungen mit der Faust und darauf folgende Ausstreichung.

Leider werden diese den Physiotherapeuten und den Masseuren in den Lehrgängen für Komplexe Physikalische Entstauungstherapie nicht gelehrt.

3.7.3 Das Angiosarkom (Stewart-Treves-Syndrom)

Wie bereits erwähnt kommt es im Bereich des Lymphödems – Gott sei Dank sehr selten – zum Auftreten einer bösartigen Geschwulst, eines Angiosarkoms. Dies hängt mit der lymphstaubedingten Immunschwäche zusammen und es gibt Hinweise, dass möglicherweise auch eine virale Infektion eine Rolle spielen könnte. Das Angiosarkom verursacht sehr schnell Metastasen in lebenswichtigen Organen, so dass wir sagen müssen, dass es wesentlich bösartiger ist als ein Brustkrebs! **Sollten Sie auf dem lymphödematösen Gebiet schmerzlose, rötlich-bläuliche, blutergußartige Flecken beobachten, so muss dies den Verdacht auf ein Angiosarkom erwecken. Gehen Sie sofort zum Arzt!** Der Arzt wird eine unbedingt erforderliche Gewebsentnahme veranlassen. Bestätigt der histologische Befund den Verdacht, so muss sofort eine aggressive, auch die Amputation miteinschließende Krebsbehandlung vorgenommen werden.

Anzumerken ist, dass ein Angiosarkom auch in einer lymphödematösen Brust entstehen kann und, wie im März 2002 auf dem 3. Europäischen Brustkrebskongress berichtet wurde, nach brusterhaltenden Operationen gehäuft auftritt.

Es ist von entscheidender Bedeutung, dass eine bei Beginn des ersten Lymphödemstadium eingeleitete und konsequent durchgeführte Komplexe Physikalische Entstauungstherapie diese schwerste Komplikation des Lymphödems weitgehend zu verhüten scheint.

Es sei noch auf die Möglichkeit hingewiesen, dass sich als Folge der Immunschwäche irgendeine bösartige Geschwulst, welche im Körper wuchert, im lymphödematösen Gebiet ansiedelt. **Nicht zu befürchten hat hingegen der an einem Lymphödem leidende, dass im Bereich dieses eiweißreichen Ödems die bösartigen Geschwülste Fibrosarkom, Liposarkom und der gefürchtete schwarze Krebs entstünden: Diese in einem 1997 erschienenen Buch veröffentlichte Behauptung ist falsch!**

4 Das venöse Beinleiden

4.1 Einleitung

Die folgenden Gründe veranlassten uns, in diesem Büchlein über das Lymphödem, das venöse Beinleiden zu behandeln:

a) Wir wollen unseren Lesern erklären, warum Beinlymphödeme mit der Komplexen Physikalischen Enstauungstherapie schwieriger zu behandeln sind, als Armlymphödeme.

b) Wir raten denjenigen Beinlymphödem-Patienten, die am lymphödematösen Bein Krampfadern haben, **Krampfaderoperationen** nur dann durchführen zu lassen, wenn hierfür eine absolute Indikation besteht und von der Verödung der Krampfadern Abstand zu nehmen. (Das gleiche gilt auch für an **Lipödemen** Leidenden, vgl. Kap. 5.1). Auch dieser Rat bedarf einer Begründung.

c) Weder das Wesen noch die Behandlung der so häufigen **chronischen Beinveneninsuffizienz (CVI)** kann ohne Berücksichtigung der Beziehungen zwischen der Strömung des Blutes in den Beinvenen und der Lymphe in den Beinlymphgefäßen verstanden werden. Sie werden sehen, dass das Endstadium der CVI nichts anderes ist, als eine Lymphödemkombinationsform!

4.2 Die Strömung des Blutes beim Liegen, Stehen und Gehen

Der erste Satz dieses Büchleins lautet: „70mal in der Minute schleudert die linke Herzkammer das Blut ... in die Hauptschlagader (Aorta), deren Äste ... den ganzen Körper durchziehen." Bei einem gesunden Menschen beträgt der systolische Blutdruck in den Schlagadern des Fußes 120 mmHg. Wie wir in Kapitel 1.2.3 gesehen haben, sinkt der Druck in den „präkapillären Arteriolen" auf etwa 30 mmHg herab und erreicht, nach den Bluthaargefäßen, die Fußrückenvenen mit einem venösen

Blutdruck von etwa 8 mmHg. Vom Fußrücken herzwärts, sinkt der Venendruck kontinuierlich ab und wird im rechten Vorhof gleich 0 mmHg.

> Dies bedeutet, dass für die Strömung des Blutes im gesamten „großen Kreislauf", von der linken Kammer bis zum rechten Vorhof, die pumpende Tätigkeit der Muskulatur der linken Kammer verantwortlich ist, also nicht nur für die Strömung des Blutes vom Herzen in den Schlagadern bis zu den Füßen, sondern auch für diejenige des Blutes von den Füßen in den Venen zum rechten Vorhof.

(Als zusätzliche Hilfskraft für den venösen Rückfluss spielt auch die Atmung eine Rolle, die uns aber im Zusammenhang mit der Problematik der CVI nicht interessiert.)

Im Kapitel 1.2.3 haben Sie gelesen, dass im Bereich des arteriellen Schenkels der Blutkapillaren der effektive ultrafiltrierende Druck höher ist als der effektive resorbierende Druck, wodurch in diesem Bereich eine Ultrafiltration zustande kommt, und dass die Situation im venösen Schenkel umgekehrt ist: Infolge des hier höher gewordenen effektiven resorbierenden Drucks werden etwa 90 % der ultrafiltrierten Flüssigkeit in das Bluthaargefäß zurückgesaugt, **resorbiert**.

Dieser Zustand existiert aber in den Füßen nur beim Liegen. Steht man auf und verweilt unbeweglich in dieser Körperlage, kommt es zu dramatischen Änderungen. Diejenigen, die tauchen können, wissen, dass man unter Wasser in den Ohren einen Druck spürt und dass dieser Druck desto höher wird, je tiefer man schwimmt. Man spricht in der Physik vom **„hydrostatischen Druck"**. (Das griechische Wort υδωρ [hydor] bedeutet „Wasser", στασισ [stasis] „Stillstand"). Beachtenswert ist in diesem Zusammenhang, dass dieser Druck einzig und allein von der Entfernung der Wasseroberfläche von den Ohren des Tauchers abhängig ist; schwimmt man, sagen wir, einen Meter unterhalb des Wasserspiegels, ist der Druck in einem kleinen Schwimmbad und im Ozean derselbe. Man kann sich über diese eigentlich paradoxe Tatsache (die Physiker sprechen tatsächlich von einem „hydrostatischen Paradoxon") im Labor leicht überzeugen (Abb. 4.1).

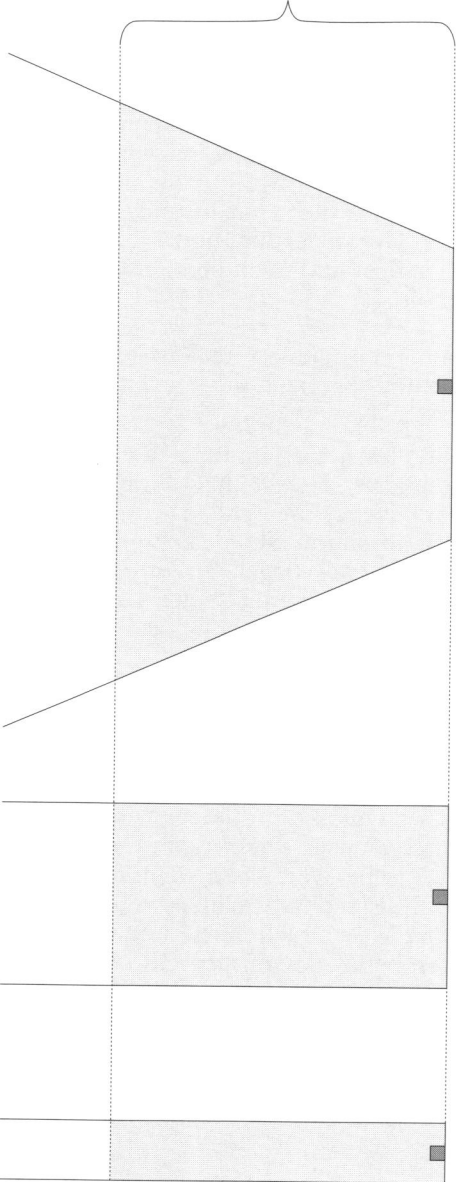

Abb. 4.1: Das „hydrostatische Paradoxon". In die Böden der drei unterschiedlichen Glasbehälter sind druckregistrierende Sensoren eingebaut. Wenn die Entfernungen zwischen den Sensoren und den Wasserspiegeln identisch sind, registrieren alle drei Sensoren den gleichen **„hydrostatischen Bodendruck"**.

Die Strömung des Blutes beim Liegen, Stehen und Gehen 147

Die Gesetze der Physik gelten auch für den menschlichen Körper. Im Gegensatz zur liegenden Körperlage, bei welcher die Blutgefäße in den Füßen etwa in Herznähe liegen, addiert sich während des unbeweglichen Stehens zu den beim Liegen herrschenden Drücken der hydrostatische Druck, dessen zahlenmäßiger Wert der Entfernung zwischen den Füßen und dem Herzen entspricht, d. h., dass er von der Körpergröße abhängig ist (dass es sich nun um Blut, nicht um Wasser handelt, spielt keine Rolle). Bei einer Person durchschnittlicher Körpergröße kann der hydrostatische Druck in den Blutgefäßen der Füße etwa 100 mmHg betragen. Dies bedeutet, dass sich zum beim Liegen herrschenden arteriellen Blutdruck von 100 mmHg zusätzlich beim Stehen noch 100 mmHg gesellen, zum venösen Druck von 8 mmHg ebenfalls 100 mmHg. Die Muskulatur der linken Herzkammer muss jetzt auch den hydrostatischen Druck überwinden, damit das Blut aus den Fußvenen in den rechten Vorhof gelangt. Nun macht es der kräftigen Arterienwand nichts aus, wenn der Blutdruck von 100 mmHg auf 200 mmHg ansteigt, die Lichtung der Arterie bleibt unverändert. Erhöht sich aber der venöse Druck von 8 mmHg auf 108 mmHG, gibt die dünne Venenwand nach: Die Beinvenen erweitern sich gewaltig. Und schon wieder passiert etwas, was Folge eines physikalischen Gesetzes ist: vergrößert sich die Lichtung eines Rohres, in welchem Flüssigkeit strömt, so nimmt die Strömungsgeschwindigkeit ab. Dadurch, dass das Blut aus der unteren Körperhälfte nach dem Aufstehen das Herz langsamer, als dies beim Liegen der Fall ist, erreicht, kann es, wie unsere Leser vielleicht aus eigener Erfahrung wissen, bei nicht optimaler Kreislaufregulation nach dem Aufstehen zum Schwindelgefühl kommen.

(Bereits an dieser Stelle sei erwähnt, dass das Tragen elastischer medizinischer Kompressionsstrümpfe diese Erweiterung der Beinvenen weitgehend verhütet.)

Schwerwiegende Folgen hat der beim unbeweglichen Stehen entstandene gewaltig erhöhte venöse Druck in den Füßen und auch in den Unterschenkeln für die Vorgänge in den Bluthaargefäßen: auch der Druck in den Bluthaargefäßen und infolgedessen der effektive ultrafiltrierende Druck steigt gewaltig an: er übersteigt nicht nur, wie dies beim Liegen der Fall war, im arteriellen Schenkel den effektiven resorbierenden Druck, sondern auch im venösen. Dies bedeutet, dass nunmehr **im ganzen Blut-**

haargefäß nur Ultrafiltration und überhaupt keine Resorption stattfindet. Unsere Leser wissen, dass dies gleichbedeutend ist mit einem gewaltigen **Anstieg der lymphpflichtigen Wasserlast:** Die Beinlymphgefäße werden veranlasst, mit ihrer Sicherheitsventilfunktion die Störung zu kompensieren. Glücklicherweise hilft sich der Körper auch durch einen Reflex: Die beschriebene venendruckerhöhungsbedingte Dehnung der Venenwand verursacht eine Vasokonstriktion in den Beinen: viele präkapilläre Arteriolen werden so stark verengt, dass die von ihnen versorgten Bluthaargefäße kein Blut bekommen. Dies hat zur Folge, dass in den durchblutet bleibenden Bluthaargefäßen zwar viel lymphpflichtiges Ultrafiltrat entsteht, global, für den Fuß, dessen Volumen doch reduziert wird.

Diese Vorgänge sind selbstverständlich gestört, wenn

- die Beinlymphgefäße krank, d. h. zur Aufübung einer Sicherheitsventilfunktion unfähig sind, oder auch wenn
- der erwähnte Reflex – man nennt ihn den „veno-arteriolären Reflex" – nicht funktioniert.
(Dies ist z. B. beim Lipödem [s. Kap. 5.1] der Fall).

Anzumerken ist noch, dass die Druckverhältnisse in den Bluthaargefäßen der Beine auch **beim Sitzen**, wie dies beim Stehen der Fall ist, gestört sind.

Zu einer wesentlichen **Besserung** des venösen Rückflusses sowie der Druckverhältnisse in den Bluthaargefäßen im Beinbereich kommt es dank der sog. **„venösen Beinpumpe" beim Gehen.** Zu einer **Besserung**, sagten wir, jedoch keineswegs zu demjenigen optimalen Zustand, der beim Liegen vorherrscht.

Die **Bestandteile der venösen Beinpumpe** sind

- die Wadenmuskulatur
- das Sprunggelenk
- die Haut und die Muskelhaut (Faszie) als Widerlager und
- die Venenklappen.

Beim Gehen wird durch die Kontraktion der Wadenmuskulatur und die Gelenkbewegungen das venöse Blut in den in die Muskulatur eingebetteten tiefen Beinvenen vorangepumpt. Die Wadenmuskulatur spielt beim Gehen die Rolle eines zweiten Herzens.

> Bei der Kontraktion der Wadenmuskulatur erlauben die Beinvenen eine nur herzwärts gerichtete Strömung des Blutes. Es kann weder fußwärts, noch, über die die tiefen mit den oberflächigen Venen verbindenden, die Muskelhaut durchbohrenden Venenäste in das System der oberflächigen Venen gelangen.

Dank der venösen Beinpumpe sinkt, wenn wir nach dem unbeweglichen Stehen anfangen zu gehen, der venöse Druck in den Füßen auf etwa 25 mmHg ab. Dies ist freilich sehr günstig, reicht aber immer noch nicht aus, die Druckverhältnisse in den Bluthaargefäßen in denjenigen Idealzustand zu versetzen, in welchem diese beim Liegen sind: eine Resorption kann auch beim Gehen nicht stattfinden. Zwar wird es – in erster Linie dank der Lymphgefäße – verhindert, dass die Füße auch tagsüber sicht- und tastbar ödematös werden, es lagert sich dennoch in deren Zwischenzellgewebe soviel Wasser ab, dass sie – vor allem im Sommer – bis zum Abend messbar anschwellen.

Erneut sei an dieser Stelle darauf hingewiesen, dass die **beim Lymphödem kranken Lymphgefäße** auch diese kompensierende Sicherheitsventilfunktion nicht in der Lage sind durchzuführen; zur einfachen Niedrigvolumenunzulänglichkeit gesellt sich eine hohe lymphpflichtige Wasserlast. **Aus diesem Grund ist jedes Beinlymphödem eine Kombinationsform und deswegen schwieriger zu behandeln als ein Armlymphödem.**

4.3 Die chronisch-venöse Insuffizienz (CVI)

4.3.1 Das Wesen der CVI

Der Begriff „**chronisch venöse Insuffizienz**" ist keine Diagnose, sondern die Benennung eines krankhaften Zustandes, zu welchem verschiedene Venenleiden führen können, die eine Gemeinsamkeit haben. Diese besteht darin, dass tiefe Beinvenenklappen, welche ursprünglich in ihrer Struktur und in ihrer Funktion normal waren, ausgefallen sind, oder infolge einer Entwicklungsstörung nicht vorhanden sind.

- Schwere **strukturelle Veränderungen** der tiefen Venenklappen, welche diese ihrer Funktionsfähigkeit berauben, findet man beim **„postthrombotischen Syndrom"** (s. Kap. 6.3).
- Trotz **normaler Klappenstruktur** können die Klappen ihre Funktion nicht mehr erfüllen, wenn sich die tiefen Beinvenen stark erweitern, wodurch die Klappenringe auseinandergezogen werden. Dieser Zustand entwickelt sich bei schweren, vernachlässigten **Krampfaderleiden** (s. Kap. 6.3).
- Bei demjenigen Zustand, bei welchem die Klappen nicht angelegt sind, spricht man von **„klappenlosen Venen"**.

Ohne funktionstüchtige Klappen in den tiefen Beinvenen nützen die anderen Bestandteile der venösen Beinpumpe – Wadenmuskulatur, Sprunggelenk, Haut und Muskelhaut – nichts: kontrahiert beim Gehen die Wadenmuskulatur und werden dadurch die in diese eingebetteten Venen unter Druck gesetzt, wird das Blut nicht nur herzwärts, sondern auch fußwärts befördert. Im schlimmsten Fall ist infolgedessen der Druck in den Fußvenen beim Gehen genau so hoch wie beim Stehen; in milderen Fällen ist er etwas niedriger, aber höher als 30 mmHg.

Der Fachmann spricht von einer **„ambulatorischen venösen Hypertension"**, von einem beim Gehen erhöhten Venendruck (das lateinische Wort „ambulare" bedeutet „gehen", „Hypertension" bedeutet „hoher Druck").

> Jede Venenkrankheit, welche mit einer ambulatorischen venösen Hypertension einhergeht, bedeutet eine CVI.

Wichtig erscheint es uns, noch darauf hinzuweisen, dass die „venöse Beinpumpe" auch bei völlig normalen Venenklappen schwach oder sogar ganz funktionsuntüchtig sein und dadurch eine „ambulatorische venöse Hypertension unterschiedlicher Schweregrade bestehen kann, wenn

- die **Wadenmuskulatur gelähmt** ist
- schwere, mit **Versteifung des Hüft-, Knie- und Sprunggelenkes** einhergehende Arthrosen vorhanden sind und wenn
- die Haut, wie dies beim **Lipödem** (s. Kap. 5.1) der Fall ist, erkrankt ist und wenn
- hochhackige Schuhe getragen werden.

4.3.2 Das post-thrombotische Syndrom

Der Ausdruck besagt, dass es sich um einen Symptomkomplex handelt, welcher sich nach einer akuten tiefen Beinvenenthrombose immer dann entwickelt, wenn es nicht zu einer vollständigen Heilung, sondern lediglich zu einer sog. **„Defektheilung"** gekommen ist. Zum Krankheitsbild der akuten tiefen Beinvenenthrombose gehört, neben der Entstehung eines Blutgerinnsels in der Vene eine **Entzündung sowohl der Venenwand als auch der Klappen.** Auch die in der Nachbarschaft der Vene befindlichen Lymphgefäße sind in Mitleidenschaft gezogen. „Defektheilung" bedeutet, dass die akute Entzündung der Klappen in eine chronische übergeht und zu deren narbenartiger Verhärtung führt. Sie werden unbeweglich, starr, funktionsunfähig.

Sie wissen bereits, dass dies mit einer **„ambulatorischen venösen Hypertension"**, d. h. mit einer CVI gleichbedeutend ist. Der erste Rat, den wir Ihnen in diesem Zusammenhang geben, lautet: sollte man ihnen eine operative Korrektur der Klappen, eine so genannte „Valvuloplastik" empfehlen, so bestehen Sie auf einer gründlichen Aufklärung; der Chirurg muss Ihnen sagen, in welchem Prozentsatz der Fälle die Operation eine vollständige Beseitigung der „ambulatorischen venösen Hypertension" zur Folge hat. Zum jetzigen Zeitpunkt kann der Eingriff noch nicht als ausgereift gelten, wir raten Ihnen davon ab.

Der fachkundige Arzt wird mit Ihnen ein langes Gespräch führen. Er wird Ihnen sagen, dass Ihr Bein von nun an einer lebenslangen Kompressionsbehandlung bedarf, d. h. dass Sie jeden Morgen einen medizinischen Kompressionskniestrumpf (keinen „Stützstrumpf") anziehen müssen – dieser muss kein Maßstrumpf, es kann auch ein guter Kompressionsstrumpf sein – den Sie erst am Abend, bevor Sie sich zur Nachtruhe begeben, ausziehen müssen.

Wahrscheinlich wird der Arzt als mögliche, aber keineswegs unbedingt erforderliche, zusätzliche Maßnahme vor dem morgendlichen Strumpfanziehen die Applikation kalter Wassergüsse auf Ihr Bein empfehlen. Vielleicht werden Sie sich sträuben, weil Sie daran denken, dass Sie nunmehr keine Leggings und Miniröcke werden tragen können und die Frage stellen, ob Sie anstelle der Kompression „Venenmittel" einnehmen könnten. Mit Nachdruck warnen wir Sie davor, diesen Weg zu wählen: kein

Venenmittel **ersetzt** die Kompression, kann sie jedoch gut ergänzen. (Nur wenn Sie neben der Venenkrankheit in demselben Bein auch an einer arteriellen Verschlusskrankheit [pAVK] leiden, muss notgedrungen, leider auf die Kompression verzichtet werden). Ein Teil dieses Gesprächs muss darin bestehen, Sie zu warnen, was mit Ihrem Bein in dem Fall passieren wird, wenn Sie die Kompression – die einzige Möglichkeit, den Schweregrad der ambulatorischen venösen Hypertension zu verringern und durch die Erhöhung des Gewebedruckes den effektiven ultrafiltrierenden Druck zu reduzieren – ablehnen. Im Nachfolgenden wollen wir Ihnen eine erklärende Schilderung dieser Vorgänge geben.

Trotz der Tatsache, dass die tiefen Lymphgefäße ausgefallen sind, werden die oberflächigen **eine Zeit lang** mit ihrer Sicherheitsventilfunktion die erhöhte lymphpflichtige Wasserlast bewältigen. Ihre Ermüdung ist aber programmiert. Eines Tages wird die lymphpflichtige Wasserlast die Transportkapazität überschreiten und es kommt zu einem Ödem infolge ihrer **Hochvolumenunzulänglichkeit.** Dieses Ödem ist ein noch eiweißarmes.

Das klinische Bild dieses Frühstadiums der chronisch-venösen Insuffizienz beim post-thrombotischen Syndrom ist sehr typisch. Der Patient steht morgens mit einem schlanken Bein auf, und es schwillt erst im Laufe des Tages allmählich an. In der zweiten Tageshälfte kann man über den Knöcheln und dem Schienbein durch Fingerdruck Dellen erzeugen. Während der Nachtruhe wird das Ödem ausgeschwemmt, da es ja beim Liegen keinerlei Störung der venösen Hämodynamik gibt, so dass das tagsüber ausgetretene Wasser leicht resorbiert werden kann. Die Lymphgefäße schlafen nie, sie sind auch während der Nachtruhe aktiv.

Wenn Sie jetzt, in diesem Zustand, einen Rat vom Arzt verlangen, wird er dringendst die Kompressionstherapie empfehlen, begonnen mit dem Wickeln des Unterschenkels und später mittels eines medizinischen Kompressionsstrumpfes. Als ergänzende Maßnahmen sind auch jetzt kalte Beingüsse nützlich. Die manuelle Lymphdrainage ist in diesem Zustand überflüssig. Kontraindiziert ist sie allerdings nicht.

Wenn Sie sich **jetzt** entschließen, den Rat des Arztes zu befolgen, wird ihr Bein nicht anschwellen und dem Voranschreiten des Leidens ist ein Riegel vorgeschoben. **Mit Nachdruck sei an dieser Stelle erneut betont, dass die Kompressionstherapie durch**

keinerlei medikamentöse Behandlung ersetzt werden kann, weder durch Venenmittel, welche als „ödemprotektiv" oder als „kapillarabdichtend" bezeichnet werden, noch durch Entwässerungstabletten. Zwischen diesen beiden Gruppen gibt es aber einen fundamentalen Unterschied. Die „ödemprotektiven" Mittel sind harmlos, und manche verfügen tatsächlich über eine ödemprotektive Wirkung. Sie können durchaus als adjuvante Behandlung, d. h. bei gleichzeitig vorgenommener Kompressionstherapie auch als Dauermedikation eingenommen werden.

1997 veröffentlichte eine der führenden ärztlich-wissenschaftlichen Zeitschriften einen Artikel, in welchem mitgeteilt wurde, dass ein gewisses, aus Rosskastanien hergestelltes Venenmittel zur Behandlung der chronischen venösen Insuffizienz genauso geeignet sei wie das Tragen eines medizinischen Kompressionsstrumpfes. Mit großem Nachdruck warnen wir unsere Leser davor, dieser Behauptung Glauben zu schenken! Es ist einzig und allein die Kompressionstherapie, welche die weiteren, noch viel schlimmeren Folgen der chronischen Veneninsuffizienz, als das Ödem zu verhüten in der Lage ist. Beide Autoren dieses Büchleins tragen seit Jahren selbst medizinische Kompressionsstrümpfe, so dass sie aus persönlicher Erfahrung sagen können, dass man sich sehr schnell daran gewöhnt. Ohne weiteres verträgt man die Kompressionsstrümpfe sogar während eines Aufenthaltes im Bereich tropischer Regenwälder.

Es ist ein unglaublicher Unfug, das bei einer CVI entstehende Ödem mit Entwässerungsmitteln beseitigen zu wollen. Zwar halten diese Mittel das Bein tatsächlich „trocken", es widerspricht aber der ärztlichen Vernunft, ein auf ein Bein beschränktes Ödem mit solchen Arzneimitteln zu behandeln, welche ihre Wirkung über die Beeinflussung der Nierentätigkeit ausüben und über schwere potenzielle Nebenwirkungen verfügen. Wir können dies mit dem Abschuss eines Spatzes mit einer Kanone vergleichen.

Damit keine Missverständnisse entstehen: **Diese Aussage bezieht sich nicht auf diejenigen Fälle, bei denen neben der Beinvenenkrankheit zusätzlich eine solche besteht, welche den Einsatz von Entwässerungsmitteln unbedingt erforderlich macht.** Solche Krankheiten sind z. B. gewisse Formen des hohen Blutdruckes und der Unzulänglichkeit des Herzens.

Auf einer bebilderten Anzeige einer Arzneimittelfirma ist ein hübsches, schlankes Damenbein in einem hochhackigen Schuh zu sehen, welches von einem in einen Frack gekleideten netten kleinen Zauberer mit einem bunten Zylinderhut auf dem Kopf nach Art eines Bierfasses angezapft wird. Der Zauberer repräsentiert die angebotenen Entwässerungstabletten der Firma. Lustig sprudelt aus dem Bein die Ödemflüssigkeit. Als Anwendungsgebiet werden u. a. „Stauungsbeschwerden in den Beinen infolge Gewebsansammlungen (Ödeme) venöser statischer Herkunft" angegeben. Als besonderer Vorteil wird genannt, dass die Entwässerungstabletten tagsüber arbeiten, nachts haben sie, und auch die Patienten, Ruhepause. Mit erhobenem Zeigefinger erklärt der Zauberer, warum dies so ist: „So hat es die Natur gewollt!"

Zu dieser Werbung ist zweierlei zu bemerken. Erstens funktioniert während des Tragens hochhackiger Schuhe, wie bereits ausgeführt, die venöse Beinpumpe nicht. Eine Frau mit CVI darf nie solche Schuhe tragen. Zweitens sollten die Beschreibungen der Nebenwirkungen beachtet werden, deren Aufführung vom Gesetz vorgeschrieben sind. „Infolge Störungen des Wasser- und Elektrolythaushaltes können Hypovolämie und Kreislaufbeschwerden wie Kopfdruck, Schwindel, Sehstörungen, Kreislaufschwäche, Verwirrtheitszustände und Blutgerinnungsstörungen sowie in seltenen Fällen Wadenkrämpfe auftreten ... Eine Verschlechterung der Stoffwechsellage bei Diabetikern kann Änderungen in der Diät oder in der Dosierung von Antidiabetika erforderlich machen. Bei disponierten Patienten kann ein Anstieg der Harnsäurewerte das Krankheitsbild einer Gicht verschlechtern. Kaliummangel, vornehmlich nach kaliumarmer Kost, Erbrechen oder chronischer Durchfall ... Hypocalcämie ... Erhöhung der Serumfette ... Anstieg von Harnstoff und Kreatinin; Hörstörungen; Pankreatitis ... Appetitlosigkeit, Magen-Darm-Beschwerden (Übelkeit, Erbrechen) ... kann es in Ausnahmefällen zu Veränderungen des roten Blutbildes kommen. Allergische Reaktionen, selten anaphylaktischer Schock ... Durch individuell auftretende unterschiedliche Reaktionen kann die Fähigkeit zur aktiven Teilnahme am Straßenverkehr oder zum Bedienen von Maschinen beeinträchtigt werden. Dies gilt in verstärktem Maße bei Behandlungsbeginn und Präparatewechsel sowie im Zusammenwirken mit Alkohol."

Wird die Kompressionstherapie nicht durchgeführt, verschlechtert sich der Zustand kontinuierlich weiter und zwar auch dann, wenn der Kranke täglich Venenmittel schluckt oder/und das Bein durch die Einnahme von Entwässerungstabletten trocken hält. Lymphgefäße und die durch die ambulatorische venöse Hypertension belasteten Blutkapillaren und kleinen Venen erkranken, es kommt im Unterschenkelbereich zuerst zu punktförmigen Blutungen, später zur braunen Verfärbung der Haut. Es handelt sich nunmehr um eine **Sicherheitsventilunzulänglichkeit** der Lymphgefäße, das Ödem wird eiweißreich und bildet sich während der Nachtruhe nicht mehr zurück. Eine voranschreitende, sich allmählich verschwielende Bindegewebsproliferation führt zur Verhärtung der Haut und des Unterhautbinde- und Fettgewebes **(Lipodermatosklerose)**.

Die schwere Störung der Blutströmung im tiefen Venensystem dehnt sich allmählich auf das oberflächige Venensystem aus, indem sich zuerst die die Muskelhaut durchbohrenden Venen erweitern – dies hat eine Unzulänglichkeit auch ihrer Klappen zur Folge: Es entstehen die sog. „**sekundären Varizen**" (sekundär, weil es sich um die Folge der ambulatorischen venösen Hypertension handelt [über „primäre Varizen", s. Kap. 4.3.3]).

Es entwickelt sich oft ein **venöses Beingeschwür** („offenes Bein"; Ulcus cruris venosum). **Dieses Endstadium der CVI entspricht einem schweren Venenleiden, zu welchem sich als Komplikation ein Lymphödem gesellt hat.** Die Therapie der Wahl ist dementsprechend die Komplexe Physikalische Entstauungstherapie. Zur Kompression benötigt man in ihrer „Phase II" maßangefertigte elastische Strümpfe.

Wird die Behandlung auch jetzt noch vernachlässigt, entsteht ein **Spitzfuß** und die **Wadenmuskulatur** geht zugrunde. Jetzt ist es bereits zu spät, um von der konservativen Therapie eine Besserung erwarten zu können. Von **operativen Maßnahmen**, die postoperativ wiederum von konservativen Maßnahmen abgelöst werden müssen, ist eine **Heilung** sicherlich nicht zu erwarten.

Mit dem größtmöglichen Nachdruck sei betont, dass die Entstehung dieses schweren Endstadiums der CVI mit adäquater Kompressionstherapie hätte vermieden werden können!

4.3.3 Primäre Varizen (Krampfadern)

Die Ursache der primären Varizen ist noch nicht geklärt; sie sind konstitutionell/hereditär bedingt.

Primäre Varizen stören die Befindlichkeit der Patientin. Es ist also verständlich, wenn sie die Krampfadern loswerden will. Nicht nur die durch die Haut schimmernden blauen Adern stören, sondern auch gelegentlich lästige Wadenkrämpfe. Nun, was die Wadenkrämpfe betrifft: Diese haben mit den Varizen überhaupt nichts zu tun! Krampfadern heißt die Varize nicht wegen der vielleicht vorkommenden Krämpfe, sondern weil das althochdeutsche Wort „Kramph" gekrümmt bedeutet (krumme Ader).

Halten wir also eines gleich fest: Haben Sie Krampfadern und Wadenkrämpfe, so sollen die Wadenkrämpfe für Sie kein Anlass sein, die Krampfadern spritzen oder ziehen zu lassen. Diese Eingriffe können die Wadenkrämpfe nicht beeinflussen! Sie können auch nicht erwarten, dass andere Beschwerden wie Schwere-, Spannungs-, Kälte-, Hitze-, Taubheitsgefühl in den Beinen, Ameisenlaufen, unruhige Beine sowie ziehende Beinschmerzen durch diese Eingriffe behoben werden. Sie sind meist nicht Folgen der Krampfadern.

Lediglich eine Schwellungsneigung kann die Folge eines bereits fortgeschrittenen Zustandes sein, bei welchem es zu einer beginnenden sog. **„suprafascialen"** chronischen venösen Insuffizienz gekommen ist. (Diejenige chronische venöse Insuffizienz, welche Folge einer Defektheilung der akuten tiefen Beinvenenthrombose ist, bezeichnet man als **„subfasciale"** chronische venöse Insuffizienz.). Auch diese wird weder durch Verödung noch durch Venen-Operationen beeinflusst.

Damit haben wir bereits gesagt, dass Krampfadern zu einer Krankheit, zu einem Krampfaderleiden führen können. Wir weisen aber mit großem Nachdruck darauf hin, dass, **wenn Sie bereit sind, von dem Tage an, an dem Sie an Ihrem Bein Krampfadern bemerkt haben, beginnen, konsequent einen medizinischen Kompressionsstrumpf zu tragen, sich weder eine chronische venöse Insuffizienz entwickeln wird, noch werden Entzündungen (Varikophlebitis) oder Varizenblutungen auftreten.**

Risiken der operativen Behandlung von Krampfadern

Wenn Ihnen der Arzt eine Verödungsbehandlung oder eine Venen-Operation empfiehlt, ist er verpflichtet, Sie gründlich darüber aufzuklären,

- dass, wenn Sie rechtzeitig beginnen, einen medizinischen Kompressionsstrumpf zu tragen, die phebologischen Eingriffe, Verödung bzw. Operation, niemals notwendig werden,
- dass sowohl die Verödung als auch Operationen mit potenziellen Nebenwirkungen bzw. Gefahren behaftet sind und
- dass Rezidive häufig vorkommen.

Sehr lehrreich ist in diesem Zusammenhang ein Urteil des Bundesgerichtshofes vom 14.11.1987 (AZ VIZR 65/87) im Streit um die Frage, ob neben der operativen Behandlung der diagnostizierten Chondropathia patellae (eine Erkrankung der Kniescheibe) auch der Versuch einer konservativen Behandlung medizinisch sinnvoll war: „Gibt es mehrere medizinisch gleichermaßen indizierte und übliche Behandlungsmethoden, die unterschiedliche Risiken und Erfolgschancen haben, besteht mithin eine echte Wahlmöglichkeit für den Patienten, dann muß diesem durch entsprechende vollständige ärztliche Belehrung die Entscheidung darüber belassen bleiben, auf welchem Weg die Behandlung erfolgen soll und auf welches Risiko er sich einlassen will. Hier habe es eine Fülle von Behandlungsmaßnahmen gegeben, die man zunächst vor der Operation versuchen könne, nämlich medikamentöse Behandlung oder Physiotherapie oder die Verordnung spezieller Schuhe mit Negativabsätzen".

Am 9. April 1997 beschäftigte sich das ZDF mit ärztlichen Kunstfehlern. Ein Mann ließ sich wegen Schnarchens operieren. Beim Aufklärungsgespräch erwähnte der Chirurg lediglich, dass es sehr selten zu einer Nachblutung kommt. Bei der Operation durchbohrte er aber zufällig den Schädelknochen und es entstand eine so genannte Liquorfistel, welche dazu geführt hat, dass aus den Nasenlöchern ständig Hirnwasser tropfte. Das Gericht verurteilte den Arzt zur Zahlung von 30000,– DM Schmerzensgeld. Die Begründung lautete: Auch sehr seltene Risiken, Zwischenfälle, müssen dem Patienten mitgeteilt werden, auch solche, welche bei vielen tausenden von Eingriffen vielleicht nur einmal vorkommen.

Degenerative Kniescheiben-Erkrankungen stellen keine absolute Operationsindikation dar. Man kann, muss aber nicht operieren. Genauso ist es bei Krampfadern. Man **kann** sie veröden, man **kann** sie operieren, **muss** es aber nicht unbedingt. Lediglich im Falle einer Varizenblutung oder wenn es zu einer schweren Entzündung von Krampfadern gekommen ist, bei welcher die Gefahr besteht, dass der Prozeß die tiefen Beinvenen erfasst, besteht eine absolute Indikation für eine Operation, da dies zu einer Lungenembolie führen kann.

Im Zusammenhang mit dem Veröden von Krampfadern zitieren wir einen der bedeutendsten deutschen Angiologen, Prof. Wuppermann:

„Wie bei jeder wirksamen Therapie sind auch bei der Verödungsbehandlung unerwünschte Nebenwirkungen möglich und unbestritten. Es sei jedoch betont, daß bei regelrechter Technik und Beachtung der Kontraindikationen das Risiko minimal ist". Aber auch über minimale Risiken müssen Sie aufgeklärt werden!

Die Phlebologen Weindorf und Schulz-Ehrenburg betonen: „Richtiges Sklerosieren (Veröden) muß wie gutes Operieren unter Anleitung erlernt werden ... Ohne Frage hängt das Auftreten von Komplikationen auch in hohem Maße von der Sicherheit und Erfahrung des ... Arztes ab".

Hierzu die folgenden Bemerkungen:

Woher wissen Sie als Patient, ob der Arzt, der Ihnen eine Verödungsbehandlung empfiehlt, die Technik beherrscht? Sie können davon ausgehen, dass z. B. Autoren von wissenschaftlichen Monographien, Hochschullehrer usw. die Technik beherrschen, aber sind Sie als Krampfaderträger(in) in der Lage, an diese Namen heranzukommen? Und wenn: Ermöglicht es Ihnen Ihre Krankenkasse, Ihre Versicherung, zu diesen Kapazitäten zu reisen? Wenn man nachts einen Autounfall erleidet und sagen wir die Milz geplatzt ist, wird man im Krankenhaus nicht fragen, welche Qualifikation der diensthabende Chirurg hat. Vielleicht ist man sogar ohnmächtig, es handelt sich um Leben oder Tod, man muss operiert werden.

Krampfadern muss man nicht unbedingt veröden lassen; mit Besenreisern muss man überhaupt nichts machen und das Problem echter Varizen kann man mit medizinischen Kompressionsstrümpfen leicht erledigen.

Prof. Wuppermann zählt die Nebenwirkungen der Verödungsbehandlung wie folgt auf:

- Braune Pigmentation entlang der verödeten Varizen (Häufigkeit 7,1–30 %).
- Kleine, aber schwer heilende Hautulzera (Hautgeschwüre); diese sind ausschließlich Folge einer paravenösen (neben die Vene gespritzten) Injektion.
- Nach der Verödung von Besenreiservarizen kann es trotz einwandfreier Injektion zu kleinen Nekrosen (Gewebsabsterbungen) kommen.
- Ein schwerer, auf technischen Fehlern beruhender Zwischenfall ist die intraarterielle, in die Schlagader gespritzte, Injektion. Die Folge: Die Gliedmaße stirbt ab; sie muss amputiert werden.
- Schwere allergische Reaktionen. Sie reichen von Urticaria (Nesselausschlag), generalisiertem Erythem (Hautrötung), Pruritus (Juckreiz), Quincke-Ödem (Riesennesselausschlag) und Konjunktivitis (Bindehautentzündung) bis zu gastrointestinalen Beschwerden (Beschwerden des Magen-Darm-Traktes). Außerdem Dyspnoe (Atemnot), Kreislaufkollaps mit Schweißausbruch und Pulsverlust bis zu Schwindel, Taubheitsgefühl, Synkope (Bewusstlosigkeit) und generalisiertem epileptischem Anfall.
- Selten treten tiefe Thrombosen und Lungenembolien auf. Der Hamburger Radiologe Weber berichtete in 1997 auf dem Kongress der Deutschen Gesellschaft für Phlebologie, dass er nach Verödungsbehandlung nicht selten Muskelvenenthrombosen beobachtet.

Wuppermann beschreibt, was der Arzt bei solchen Zwischenfällen zu tun hat und fährt folgendermaßen fort:

„Da dies alles der behandelnde Arzt in der Praxis nicht allein durchführen kann, sollten er und sein Personal die notwendigen Handlungsabläufe und die Verteilung der Aufgaben rechtzeitig besprochen und geübt haben, da im akuten Notfall für das nach klaren Regeln mit verteilten Aufgaben handelnde Team die Erfolgschancen deutlich höher sind, als für einen aufgeregten Arzt und seine entsetzten Helferinnen. Die Geschwindigkeit der richtigen Maßnahmen ist entscheidend für ihren Erfolg."

WUPPERMANN betrachtet nicht nur einen „Mangel an Erfahrung" als Kontraindikation zur Varizenverödungsbehandlung, sondern, berechtigterweise, auch das Beinödem. Wir fügen hinzu: **jedes** Beinödem, egal welcher Genese. Ist es ein Lymphödem, so wissen Sie bereits, dass die Methode der Wahl zur Behandlung des Lymphödems die Komplexe Physikalische Entstauungstherapie ist, und dass die „Phase 2" das konsequente Tragen eines medizinischen Kompressionsstrumpfes beinhaltet. Damit ist aber das Problem der Varizen automatisch gelöst und es besteht kein Anlass, eine Varizenbehandlung vorzunehmen. Darüber hinaus sagten wir bereits, dass an einem lymphödematösen Bein durchgeführte Krampfader-Operationen und Verödungen das Lymphödem verschlechtern. Handelt es sich um irgendeine andere Ödemform, so spielt in deren Entstehung mit absoluter Sicherheit irgendeine Form der Lymphgefäßunzulänglichkeit eine Rolle. Es wäre verhängnisvoll, im Fall einer Hochvolumenunzulänglichkeit auf Hochtouren arbeitende Lymphgefäße durch die Operation oder die Verödung zu schädigen!

Was nun **Krampfader-Operationen** betrifft, so sei wieder WUPPERMANN zitiert:

„Hält man sich die möglichen, wenn auch seltenen, aber schwerwiegenden Komplikationen vor Augen, so ist die Krampfader-Operation keine Anfängeroperation ... Die beim Gefäßchirurgen aufgetretene Rezidivquote lag mit 6,5 % deutlich niedriger als die Rezidivquote des Allgemeinchirurgen mit 34 %."

Jeder Varizenoperateur sollte sich vor Augen halten, dass eine Krampfader-Operation nie eine Operation aus vitaler Indikation ist, d. h. die Indikation zur Operation kann nicht streng genug gestellt werden. In seiner eigenen Klinik liegt die Komplikationsrate bei 3,2 %.

Der Freiburger Anatomieprofessor STAUBESAND schrieb darüber hinaus, dass Fälle bekannt sind, „bei denen Patienten mit Sensibilitätsstörungen oder gar anhaltenden motorischen (der Bewegung dienenden) Ausfällen nach Sklerosierungstherapie gegen den Arzt Schadenersatzansprüche ... geltend gemacht haben".

Komplikationen von Krampfader-Operationen

Häufige Komplikationen

- Im Kanal, welcher nach dem Herausziehen (Stripping) der Vene zurückbleibt, bildet sich eine eiweißreiche Flüssigkeit
- Blutungen
- Varikophlebitis (Entzündung der Krampfadern) in zurückgelassenen Gefäßen
- Entzündung der Haut und des Unterhautfettgewebes, vor allem bei Patienten, welche neben den Varizen auch ein Lipödem haben.

Seltene Komplikationen

- Perforation der Vena femoralis (die Haupt-Beinvene)
- Teilstripping der Vena femoralis
- Thrombose im Stumpf der so genannten Vena saphena mit Fortschreiten der Thrombose in die Vena femoralis
- Verwechslung der Vena femoralis mit der Arteria femoralis und Stripping der Arterie (WUPPERMANN: „In den meisten Fällen ist eine Amputation nicht zu umgehen")
- Ein Spitzenfachmann der Gefäßchirurgie, Prof. BRUNNER, berichtete in 1975, dass von 30 Lymphödemen, welche er nach Unfällen und chirurgischen Eingriffen beobachtet hat, zwei nach radikaler Varizen-Operation in Erscheinung getreten sind und dass in einem Fall von insgesamt 270 primären Lymphödemen „die umfassende Schwellung durch einen radikalen Varizen-Eingriff, in 2 Fällen durch Sklerosierungstherapie ausgelöst wurde". Nach seinen Erfahrungen sind „lymphologisch besonders Zweiteingriffe wegen Rezidiv-Varikose gefährlich".

Der Chirurg HENNINGSEN schätzt die Zahl der nach Krampfader-Operationen als Komplikation auftretenden Lymphödeme auf 2 %.

Ein berühmter Phlebologe, Prof. MAY, hat 1981 unter dem Titel „Schädigung der Lymphbahnen bei Varizen-Operationen" einen wichtigen Artikel geschrieben. Der erste Satz dieses Artikels lautet: „**Varizen-Operationen bei bestehendem Lymphödem können zu Verschlechterungen führen** und sollen nur ausgeführt werden nach Information des Patienten".

Er betonte ferner, dass er diese Aufklärung stets schriftlich durchführt und weist auf Folgendes hin: „Wenn wir besonders behutsam operieren, ist eine Ödemverschlechterung keineswegs die Regel" und: „Bei jüngeren Frauen ist das primäre Lymphödem häufig noch diskret und beschränkt sich auf ein oft nur einseitiges polsterartiges Ödem am Fußrücken. Nur eine genauere Untersuchung zeigt zusätzlich eine verminderte Faltbarkeit der Haut der Zehen... Wird eine Patientin zur Varizen-Operation... eingewiesen, so entgeht dieser geringfügige Befund dem Untersucher nur zu leicht, wenn die Patientin vor der Untersuchung bereits eine Nacht im Bett gelegen ist... Jedes Trauma... also natürlich auch... eine Varizen-Operation... kann bei einem latenten diskreten Lymphödem zu einer eindrucksvollen Verschlechterung führen."

Wir betonen mit Nachdruck, dass ein Patient, der ein Beinlymphödem hat und an diesem zusätzlich Krampfadern, er diese Krampfadern weder operieren noch veröden lassen sollte! Wir raten dringend auch davon ab, Krampfadern bei Lipödemen (☞ Kap. 5.1) und bei zyklisch-idiopathischen Ödemsyndromen (☞ Kap. 6) veröden oder operieren zu lassen. Wir werden sehen, dass diese Krankheitsbilder Lymphödemrisikofaktoren darstellen: unnötige Traumatisierungen können leicht zum Auftreten eines Lymphödems führen!

> Die zur Komplexen Physikalischen Entstauungstherapie gehörende Kompression erledigt automatisch auch das Problem der Krampfadern. Nur wenn das Lymphödem unbehandelt bleibt oder inadäquat, ohne Kompression, behandelt wird, und sich zum Lymphödem ein Krampfaderleiden hinzugesellt, kann es zu Varizenblutungen bzw. schweren Entzündungen (Varikophlebitis) kommen, die dann eine Operation erforderlich machen. Wir betonen mit Nachdruck, dass sich ohne Kompression sowohl das Lymphödem als auch das Krampfaderleiden unweigerlich verschlechtern.

Was die **„klappenlosen Venen"** betrifft, so besteht die Vorbeugung ebenfalls in einer konsequenten Kompressionsbehandlung.

5 Örtliche Fettablagerungen

5.1 Das Lipödem

5.1.1 Symptome

Das Lipödem (Fettschwellung) ist in der überwiegenden Mehrzahl der Fälle eine Erkrankung des weiblichen Geschlechts. Bei Männern sehen wir es sehr selten und zwar, wenn schwere Leberkrankheiten oder/und endokrine Störungen bestehen. Die Ursache des Lipödems ist noch unbekannt, wahrscheinlich spielen hormonelle Störungen eine Rolle. Bei schlankem Oberkörper sind beide Beine durch eine Fettablagerung in symmetrischer Weise, d. h., gleich stark betroffen und zwar „reithosenartig", von der Höhe der Beckenkämme bis zu den Knöcheln. Manchmal befindet sich in Kniegelenkshöhe auf der inneren Seite ebenfalls symmetrisch eine halbkugelförmige Fettablagerung. Die Fußrücken bleiben verschont. Das erkrankte Gebiet ist oft druckschmerzhaft, außerdem verursacht ein leichtes sich Anstoßen oft „blaue Flecken", d. h. Hautblutungen. Im Laufe des Tages bis zum Abend bilden sich, vor allem an schwülwarmen Tagen, im Bereich der Fußrücken und der Unterschenkel Ödeme: Der Fingerdruck lässt in den Nachmittagsstunden Dellen zurück. Während der Nachtruhe werden die Ödeme ausgeschwemmt. Wenn das Lipödem – und dies ist sehr oft der Fall – mit einem zyklisch-idiopathischen Ödem-Syndrom (siehe Kap. 6) kombiniert ist, bestehen allgemeine, den ganzen Körper erfassende Ödeme.

Es kommt vor, dass sich auch die Arme, ebenfalls in symmetrischer Weise, wie die Beine lipödematös verändern.

5.1.2 Lipödem und „Cellulitis"

Zwischen dem Lipödem und der so genannten **Cellulitis** scheint es interessante Wechselbeziehungen zu geben: Das Lipödem geht fast ausnahmslos mit den für die Cellulitis charakteristischen Symptomen (Orangenhaut, Matratzenphänomen etc.) einher. Die Cellulitis wird übrigens von prominenten Fachleuten, wie den Professoren RYAN und CURRI nicht als Bagatelle, nicht als „erfundene Krankheit", als „frühzeitig gealterte weibliche Haut", betrachtet, sondern als eine krankhafte Veränderung. Diese benutzen anstelle des laienhaften Ausdruckes Cellulitis den Fachausdruck **Panniculopathia oedematicosclerotica.** Panniculopathia bedeutet eine Erkrankung des sich unterhalb der Haut befindlichen Fettgewebes. Weil im Frühstadium ein Ödem des Fettgewebes und im Spätstadium eine Vernarbung, Sklerose, desselben dazukommt, wird der Ausdruck mit der Bezeichnung oedimaticosclerotica erweitert. Unsere Leserinnen können ihren Arzt, der sich über diese Fragen informieren möchte, auf das Buch von T. J. RYAN und S. P. CURRI „Cutaneous adipose tissue", erschienen im Jahre 1989 beim Lippincott-Verlag in Philadelphia, USA, verweisen. Es ist kein Zufall, dass Kosmetikerinnen seit Jahrzehnten mit einem gewissen Erfolg die Cellulitis mit manueller Lymphdrainage behandeln.

5.1.3 Lipödem und Lymphödem

Dass wir das Lipödem in diesem Büchlein behandeln, hat mehrere Gründe:

- Wenn das Lipödem nicht in adäquater Weise behandelt wird, entwickelt sich etwa nach zwei Jahrzehnten im Bereich des Lipödems zusätzlich ein Lymphödem. Wir bezeichnen diese Kombinationsform als **Lipo-Lymphödem.** (In anderen selteneren Fällen handelt es sich um ein **Lympho-Lipödem.** Diese Kombinationsform entsteht dann, wenn sich zu einem Beinlymphödem später ein Lipödem gesellt). Beim Lipo-Lymphödem besteht, im Gegensatz zum Lipödem, keine Symmetrie, die Fußrücken sind angeschwollen, die natürlichen Hautfalten vertieft und das „Stemmer'sche Hautfaltenzeichen" ist positiv
- Das „reine" Lipödem wird immer wieder mit dem Lymphödem verwechselt. Der für den Patienten wichtigste Unterschied zwischen dem Lipödem und dem Lymphödem besteht darin, dass das Lipödem zwar elephantiastische Ausmaße erreichen, dadurch die Gehfähigkeit erheblich behindern und eine Erwerbsunfähigkeit zur Folge haben kann, aber niemals bösartig entartet. Das Lipo-Lymphödem und das Lympho-Lipödem entsprechen hingegen in jeder Hinsicht einem Lymphödem, d. h. es kann sich ein Angiosarkom entwickeln.

Das Lipödem kann mit verschiedenen anderen Krankheiten vergesellschaftet sein. Wie bereits gesagt, ist es sehr oft mit einem zyklisch-idiopathischen Ödemsyndrom oder/und einer Fettsucht kombiniert. Es gibt auch die Dreifachkombination: Lipödem + zyklisch-idiopathisches Ödemsyndrom + Fettsucht. Sowohl das Lipödem als auch die genannten Zwei- und Dreifachkombinationen können zusätzlich mit orthopädischen Erkrankungen, z. B. mit einer Hüft- oder/und Kniegelenksarthrose, oder/und mit der Unzulänglichkeit des Herzens vergesellschaftet sein.

Im Kapitel 4 haben wir unsere Leser bereits nachdrücklich davor gewarnt, an lipödematösen Beinen vorhandene Krampfadern spritzen oder ziehen zu lassen: Diese Eingriffe könnten schnell zum Auftreten eines Lipo-Lymphödems führen! Wird im Falle einer Kombination aus Lipödem und Krampfadern keine Kompressionsbehandlung durchgeführt, kann sich eine chronisch-venöse Insuffizienz mit einem offenen Bein entwickeln. Gesellt sich zu einem Lipödem eine tiefe Beinvenenthrombose und wird keine Kompressionstherapie durchgeführt, entwickelt sich ebenfalls eine chronisch-venöse Insuffizienz. Unsere Leser wissen bereits, dass das Endstadium der chronischen Veneninsuffizienz gleichbedeutend ist mit einer Kombination zwischen einer schweren Venenkrankheit und einem Lymphödem

5.1.4 Behandlung

Das Lipödem ist eine behandlungsbedürftige Krankheit und keine Bagatelle oder „Befindlichkeitsstörung", wie manche Ärzte es meinen, weil es

- mit lästigen Beschwerden einhergeht; weil es
- zu schwerer seelischer Depression führen kann; die sich hieraus möglicherweise entwickelnden Essstörungen gehen mit einer Mortalität einher; weil es,
- wenn elephantiastische Schweregrade entstehen, eine Invalidität bedeutet und weil
- das Lipo-Lymphödem, wie ausgeführt, einer Lymphödemkombinationsform entspricht, d. h. mit sämtlichen Komplikationsmöglichkeiten des Lymphödems behaftet ist.

Die Therapie der Wahl ist die Komplexe Physikalische Entstauungstherapie (KPE), im Prinzip so wie sie bei der Behandlung des Lymphödems durchgeführt wird. Auch hier wird mit einer ersten intensiven entstauenden Phase mit einer Dauer von etwa vier Wochen begonnen, die dann nahtlos in die 2. Phase der Konservierung und Optimierung übergehen muss. Während der Phase 2 ist das Tragen einer Kompressionsstrumpfhose unerlässlich! Es ist oft erstaunlich, dass unter der Kompression das angesammelte Fettgewebe allmählich verschwindet, die Beine werden schlank.

Oft wird das Lipödem **falsch behandelt.** Gelegentlich werden **Abmagerungskuren** verordnet, sie nützen aber überhaupt nichts. Beim Lipödem handelt es sich um ein krankes Fettgewebe, welches sich dem allgemeinen Kalorienhaushalt des Körpers entzogen hat. Es kommt vor, dass sich die an einem Lipödem leidende Patientin in eine so genannte Schlankheitsfarm begibt, dort wochenlang nichts isst, lediglich Limonade trinkt. Sie verlässt die Schlankheitsfarm am ganzen Körper abgemagert, vom Lipödemfett konnte sie aber kein Gramm abhungern. Auch stundenlanges Joggen nützt gegen das Lipödem nichts. (Wenn eine an einem Lipödem leidende Frau joggen möchte, steht dem nichts im Wege).

Es ist eine ganz andere Sache, wenn sich zum Lipödem – meist infolge einer seelischen Depression – Ess-Störungen gesellen. Eine das Lipödem komplizierende **Fettsucht** bedarf einer entsprechenden Behandlung. Das gleiche gilt für eine **Magersucht**.

Es ist ein grober Fehler, wegen der das Lipödem oft begleitenden Ödeme **Entwässerungsmittel** zu verordnen. Diese verhindern zwar die Ödembildung, beeinflussen jedoch das Lipödem nicht und können bei längerem Missbrauch zu schweren Nebenwirkungen führen.

Nachdrücklich warnen wir davor, den Sirenenrufen von „Liposkultueren" zu folgen und sich Fettgewebe absaugen zu lassen. Das Fettabsaugen ist ein lukratives Geschäft – Krankenkassen bezahlen es nicht – demzufolge wird für Kunden in Anzeigen geworben. Abbildung 5.1 zeigt eine solche Anzeige. Wie Sie sehen, betreibt die Arbeitsgemeinschaft sogar eine 24-Stunden-Hotline, damit sich eine junge Dame, vielleicht nach einem Diskobesuch, nach Mitternacht, schnell zum Fettabsaugen anmelden kann. Haben Sie, liebe Leserinnen, eine ähnliche Anzeige, mit einer Hotline, im Zusammenhang von

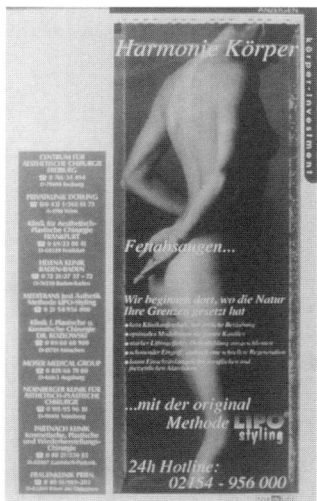

Abb. 5.1: Unappetitliche Werbung für Liposuktion.

absolut indizierten Eingriffen, wie z. B. einer Blinddarmentzündung gesehen? In einer der bedeutendsten Zeitschriften der plastischen Chirurgie, im „Plastic and Reconstructive Surgery" erschien 2001 ein Editorial, d. h. eine Stellungnahme der Herausgeber, in dem man liest:

> „Die Morbidität und Mortalität der sogunterstützten Liposuktion steigt in alarmierender Weise".

Das Editorial beklagt, dass die gelben Seiten der Telefonverzeichnisse voll sind mit Anzeigen für die sogunterstützte Liposuktion, so dass man nicht mehr wisse, ob man lachen soll oder weinen. Und:

> „Patienten, die auf die Werbung reagierten und dann mit ihrem Aussehen, ihrer Gesundheit oder mit ihrem Leben bezahlten, lachen nicht".

Ein Handbuch der ästhetischen/plastischen Chirurgie nennt die folgenden **potenziell tödlichen** Komplikationen der Liposuktion:

- Infektion
- Fettembolie
- Blutung
- Perforation der Bauchdecke, eventuell von Darmschlingen
- Schock
- Venenthrombose
- Lymphödem.

Weitere mögliche Komplikationen sind:

- Absterben der Haut
- Bluterguss
- Serom (Flüssigkeitsansammlung)
- Konturdeformitäten, d. h. Wellenbildungen
- Nervenschädigungen
- Hautpigmentveränderungen.

Wir empfehlen Ihnen, den Artikel in der Zeitschrift „Test" der Stiftung Warentest (Nr. 10 des Jahres 2002) mit dem Titel „Wa(h)re Schönheit" zu lesen, der mit den folgenden Zeilen beginnt: „Wenn Fettpölsterchen trotz Sport und Diät nicht weichen, ist Fettabsaugen dann die Alternative? Nicht mehr als eine Routineeingriff, behaupten die Schönheitschirurgen. Doch ihre Auskünfte sind oft sehr verharmlosend und oberflächlich. Über Risiken reden sie gar nicht gern, wie unser Test von 30 Ärzten zeigt."

Hinweisen müssen wir auch darauf, dass die operative Entfernung von Fett auch ein risikoreicher Eingriff ist: Es kann sogar zu einer tödlichen Fettembolie kommen!

Man darf es nicht vergessen, dass das Fettgewebe ein wichtiges Organ mit mannigfaltigen Funktionen ist!

Die Fettzellen stellen z. B. einen Botenstoff, ein Eiweißhormon, her – man nennt es Leptin – welches unter anderem im Geschlechtsleben von entscheidender Bedeutung ist. Schneidet man Fettgewebe weg oder saugt es ab, so greift man in das komplizierte Wechselspiel der verschiedenen hormone ein.

Selbstverständlich kommt die **operative Verkleinerung des Magens** („gastric banding"), ein bei schwersten Formen der Fettsucht eventuell indizierter Eingriff – beim Lipödem ohne begleitende Fettsucht nicht in Frage.

Wir warnen davor, im Fall eines das Lipödem begleitenden **Krampfaderleidens**, die Varizen operativ oder durch Verödung zu behandeln; leicht kann sich nach diesen Eingriffen in kurzer Zeit ein Lipo-Lymphödem entwickeln.

5.2 Der Fetthals

Diese seltene, auch als **Madelung-Syndrom** bezeichnete örtliche Fettablagerung, erfasst den Hals, den Nacken, die Schultern und den Brustkorb in symmetrischer Weise. Es handelt sich um ein sehr weiches, schwammiges Gewebe. In den Lehrbüchern der Hautheilkunde ist zu lesen, dass es keine wirksame Behandlung dieser lästigen Krankheit gibt. Nach unseren Erfahrungen reagiert aber der Fetthals auf die Komplexe Physikalische Entstauungstherapie sehr gut, wobei eines zu bemerken ist: Die meisten Patienten sind Alkoholiker, und ein Therapieerfolg ist nur dann zu erwarten, wenn sie auf den Alkoholgenuss vollständig verzichten. Die unabdingbare Kompression erfolgt in der zweiten Therapiephase mit Hilfe von nach Maß angefertigten Kompressionsjäckchen.

6 Die zyklisch-idiopathischen Ödemsyndrome (Flüssigkeitsretentionssyndrome)

Der Ausdruck „idiopathisch" bedeutet, dass die Ursache dieser Syndrome noch nicht völlig geklärt ist. Mit dem Wort „Syndrom" weisen wir darauf hin, dass es sich nicht um einheitliche Krankheitsbilder handelt, sondern eher um einen Komplex verschiedener Symptome, Krankheitszeichen. „Zyklisch" will zum Ausdruck bringen, dass der Verlauf dieser Symptomenkomplexe einen zyklischen, d. h. periodischen, wellenförmigen Verlauf aufweist.

Es sind fast ausschließlich Frauen, die an diesen Syndromen leiden, es ist eine sehr große Seltenheit, dass sie bei einem Mann zu beobachten sind.

Symptome

In typischen Fällen beginnen die Störungen in der zweiten Zyklushälfte, d. h. nach dem Eisprung und dauern bis zum Auftreten der Regelblutung. In Begleitung von allgemeinen Symptomen wie Kopfschmerzen, Nervosität, Verstopfung, körperlicher und geistiger Leistungsabnahme, erscheinen Ödeme, und zwar zuerst im Gesichtsbereich, dann an den Händen und Fingern. Oft bekommen die Frauen mit ihren Ringen Schwierigkeiten. Das Anschwellen der unteren Gliedmaßen kommt erst danach und als letztes schwillt der Rumpf an. Nicht selten werden die Brüste auch schmerzhaft.

Häufig findet man hormonelle Störungen, welche aber von Fall zu Fall unterschiedlich sind. Es ist meist nicht möglich, durch die Verabreichung von Hormonpräparaten eine Heilung herbeizuführen. Wir wissen so viel, dass die Durchlässigkeit der Bluthaargefäße Wasser und Eiweiß gegenüber stark zunimmt. Auch die Lymphgefäßwände werden in einer derartigen Weise durchlässig, dass bei der Kontraktion der Lymphangione Lymphe aus den Lymphgefäßen in die benachbarten Gewebe hinausgedrückt wird.

Behandlung

Leider werden diese Syndrome oft falsch, mit der Verabreichung von Entwässerungsmitteln, oft auch von Abführmitteln, behandelt. Durch die **Entwässerungsmittel** lassen sich zwar die Ödeme verhüten, die allgemeinen Symptome werden jedoch durch ihre regelmäßige Einnahme verschlechtert. Wenn **Abführmittel** eingenommen werden, kann sich die Verstopfung leicht in wässrige Durchfälle umwandeln: die Beschwerden werden weiter verstärkt. In diesen Fällen ist es die wichtigste Aufgabe des Arztes, die Patientinnen von diesen Mitteln zu entwöhnen. Um dies zu ermöglichen, werden mit Erfolg **Ganzkörperlymphdrainagen** eingesetzt. Diese Behandlung reduziert auch die Eiweißdurchlässigkeit der Bluthaargefäße. In schweren Fällen muss diese erste Behandlungsphase im Krankenhaus durchgeführt werden. Die Patientin verbringt diese Zeit weitgehend im Bett. Die Beine werden bandagiert; hierdurch wird verhindert, dass die Kranke beim Aufstehen infolge eines plötzlichen Blutdruckabfalls ohnmächtig wird. Anschließend werden **Kompressionsstrumpfhosen** rezeptiert, mit deren Hilfe es möglich ist, das erneute Anschwellen der Beine zu verhindern. Um das Gesicht, die Arme und den Rumpf ödemfrei zu erhalten, ist es oft notwendig, von Zeit zu Zeit manuelle Lymphdrainagebehandlungen zu applizieren.

Nicht selten sind zyklisch-idiopathische Ödemsyndrome für das Auftreten des im dritten Kapitel besprochenen **Lymphoedema praecox** verantwortlich. Wenn im Bereich einer Gliedmaße infolge einer Entwicklungsstörung die Transportkapazität der ortsständigen Lymphgefäße niedriger als normal ist, kann die zyklische Überflutung des Körpers durch Eiweiß und Wasser dazu führen, dass sich in diesem Bereich allmählich eine eiweißreiche Flüssigkeitsansammlung bildet und eine Lymphödemkombinationsform entsteht. Zyklisch-idiopathische Ödemsyndrome sind darüber hinaus oft kombiniert mit einem Lipödem, mit einem Lipo-Lymphödem, mit einem Lympho-Lymphödem, mit einem Krampfaderleiden oder mit einer chronischen Beinveneninsuffizienz.

Im Falle eines mit einem zyklisch-idiopathischen Ödemsyndrom kombinierten Krampfaderleidens sollte vom Veröden oder dem „Ziehen" von Krampfadern tunlichst Abstand genommen werden; erfahrungsgemäß führen diese Eingriffe nicht selten zum Auftreten eines Lymphödems.

7 Praktische Hinweise zur „Komplexen Physikalischen Entstauungstherapie"

7.1 Hautpflege beim Lymphödem
(P. D. Asmussen)

Die Haut ist nicht nur die äußere schützende Hülle unseres Körpers sondern darüber hinaus ein wichtiges Organ, das besonders während der Lymphödemtherapie eine bedeutende Rolle spielt. Ihre regelmäßige, sorgfältige und konsequente Pflege mit geeigneten Hautpflegepräparaten ist ein unverzichtbarer Bestandteil beider Phasen der „Komplexen physikalischen Entstauungstherapie (KPE)".

7.1.1 Warum ist meine Haut so empfindlich?

Für alle Maßnahmen der KPE ist die Haut das direkte Kontaktorgan und wird dadurch zwangsläufig stark belastet.

Dies hat mehrere Gründe:

- Die Haut im Bereich des Lymphödems ist, als Folge der Erkrankung, besonders empfindlich und neigt zum Austrocknen, zum Jucken, zu Entzündungen und zu Infektionen. Jede Verletzung der Haut kann deshalb, aufgrund der beeinträchtigten Wundheilung, zu schweren Entzündungen und Infektionen und zu einer Verschlechterung der Erkrankung führen.
- Durch das für den Therapieerfolg maßgebliche, konsequente Tragen eines medizinischen Kompressionsstrumpf wird die ungeschützte Haut zusätzlich beansprucht. Der eng anliegende Kompressionsstrumpf reibt auf der Haut und beansprucht sie überdies mechanisch.
Als Reaktion auf diese zusätzliche Belastung kann die Haut trocken, rissig, spröde und leicht verletzlich werden.

- Außerdem beeinträchtigt der Kompressionsstrumpf den Hydrolipidfilm und den „Säureschutzmantel" der Haut.
Der Hydrolipidfilm (hydor = Wasser, lipos = Fett) bildet sich aus dem Hautfett (Lipiden) der Talgdrüsen und dem Schweiß. Als natürliche, körpereigene Hautcreme hält der Hydrolipidfilm die obere Hautschicht (Epidermis) geschmeidig. Außerdem wirkt dieser Schutzfilm wasserabstoßend und verhindert, dass die Haut austrocknet und rissig wird. Darüber hinaus bildet der leicht saure Schweiß (pH-Wert[1] 4,5–5,5) den „Säureschutzmantel" der Haut, eine natürliche Barriere gegen das Eindringen von Bakterien. Wird der Hydrolipidfilm zerstört, so trocknet die Haut aus und wird besonders empfindlich und leicht verletzlich.
Der eng der Haut anliegende Kompressionsstrumpf saugt sowohl das Hautfett als auch den Schweiß auf und trocknet so die Haut aus.

7.1.2 Wie und wann soll ich meine Haut pflegen?

Das Hautpflegemittel sollte nur sparsam verwendet werden und sanft nach Art einer Streichmassage einmassiert werden. Nach etwa 5 bis 10 Minuten ist ein Präparat aus natürlichen Rohstoffen vollständig in die Haut eingezogen, erkennbar daran, dass sich die Haut wesentlich glatter anfühlt und keine Rückstände erkennbar sind. Erst jetzt sollte der Kompressionsstrumpf angezogen werden.

Anwenden sollten Sie die Hautpflegeprodukte morgens nach dem Waschen oder Duschen und sorgfältigem Abtrocknen und abends, nachdem Sie den Strumpf ausgezogen haben. Bei sehr trockener Haut können Sie die Haut auch zwischendurch pflegen. Auf jeden Fall sollten Sie Ihre Haut immer nach dem Baden oder Duschen eincremen.

Zur Entspannung und Kühlung und Belebung der Beine ist ein so genanntes „Kühl-Gel" geeignet. Dieses alkoholfreie Gel enthält neben den Haut pflegenden Ölen zusätzlich Rutin und bewirkt, besonders bei heißem Wetter, einen lang anhaltenden,

---

[1] 1 pH-Wert = Abk. für „pondus hydrogenii", Maßskala für Säuren und Laugen (Alkali). 7 = neutral; 1–6,9 sauer (pH < 7), über 7 alkalisch (pH > 7), Normalwert der Haut: pH 4,5–5,5.

angenehm kühlenden Effekt. Es kann gelegentlich zwischendurch angewandt werden.

7.1.3 Welche Präparate sind geeignet?

Hautreinigung

Die Haut sollte nicht mit normaler Seife gereinigt werden, weil diese stark alkalisch (pH 10–11) ist und den natürlichen Säureschutzmantel der Haut zerstört. Außerdem entfettet alkalische Seife die Haut sehr stark und zerstört den Hydrolipidfilm, darüber hinaus bewirkt sie eine starke Quellung der Hornschicht.

Statt dessen sollten Sie ausschließlich seifenfreie milde, medizinische Waschlotionen, sog. Syndets für die Hautreinigung verwenden. Sie enthalten waschaktive Substanzen für die schonende Reinigung und haben einen pH-Wert von ca. 5, der in etwa dem der gesunden Haut entspricht.

Wichtig nach dem Reinigen ist das sorgfältige Abtrocknen der Haut, wobei besonders Augenmerk auf die Finger- bzw. Zehenzwischenräume und Hautfalten gelegt werden muss um Mykosen (Hautpilzerkrankungen) vor zu beugen.

Hautpflege

Grundsätzlich dürfen für die Hautpflege beim Lymphödem nur milde medizinische Produkte verwendet werden, weil die Lymphödem-Haut sehr empfindlich ist. Geeignet sind deshalb nur Präparate, die keine oder nur geringe Mengen von Mineralfetten, sondern natürliche und hautverwandte Fette und Öle sowie entsprechende Zusätze in einer abgestimmten Formulierung enthalten. Eine besondere Bedeutung für das Geschmeidighalten der Haut haben die natürlichen dermalen Feuchthaltefaktoren wie Ceramid und Urea und die antioxidanten Vitamine C und E. Bei hochwertigen Produkten sind die Inhaltsstoffe auf der Packung angegeben (Tab. 7.1).

Wenn Sie einen Kompressionsstrumpf tragen, muss sich das Präparat nicht nur mit Ihrer Haut, sondern auch mit dem Kompressionsstrumpf vertragen. Besonders die elastischen Gummifäden von nach Maß gefertigten Kompressionsstrümpfen wer-

Tab. 7.1: Hautpflegeprodukte, Inhaltsstoffe und Eigenschaften.

Inhaltsstoffe	Eigenschaften
Aloe vera	Pflanzenextrakt, natürlicher Feuchthaltefaktor, beruhigt und entspannt die Haut
Bienenwachs	Stabilisator, rückfettend
Bisabolol	Extrakt aus der Kamille, beruhigt die Haut, lindernd, entzündungshemmend
Ceramid	Schlüsselmolekül, natürlicher Flüssigkeitsspeicher der Haut
Glycerin	Feuchthaltemittel
Mandelöl	Natürliches, sehr gut hautverträgliches Öl zur Rückfettung
Panthenol	Feuchtigkeitsspeichernd, fördert die Hautregenerierung, entzündungshemmend
Rutin	Gewebe- und hauttonisierend
Urea (Harnstoff)	Natürlicher Feuchthaltefaktor der Haut, juckreizstillend, entzündungshemmend
Vitamin A	Fördert die Hautregenerierung
Vitamin C	Antioxidans, Radikalfänger, unterstützt die Hautregenerierung
Vitamin E	Antioxidans, Radikalfänger, unterstützt die Hautregenerierung

den durch mineralische Fette (Vaseline, Paraffin etc.) zerstört, so dass der Kompressionsstrumpf seine Wirkung verliert. Mineralfette werden von der Haut nicht aufgenommen, sondern bilden einen Film auf der Hautoberfläche. Ätherische Öle sollten nicht enthalten sein, weil auch diese häufig zu Hautreizungen führen können.

Das häufig für die Hautpflege von gesunder Haut verwendete „Melkerfett" sollte für Lymphödem-Haut auf keinen Fall verwendet werden, weil es zum größten Teil aus Mineralfetten besteht (Tab. 7.2).

Tab. 7.2: Inhaltsstoffe die **nicht** in Hautpflegeprodukten enthalten sein sollten.

Inhaltsstoffe	Beispiele	Negative Eigenschaften
Mineralische Fette/Öle	Vaseline, Paraffin	Werden nicht von der Haut resorbiert, zerstören Gummifäden
Schafwollfett	Lanolin (Wollwachs)	In reiner Form Allergie auslösend
Ätherische Öle	Parfümöle, Fichtennadelöl	Häufig hautreizend

Sonnenschutz

Die empfindliche Haut im Bereich des Lymphödems reagiert besonders sensibel auf Exposition von UV-Strahlen jeder Art (Sonne, Sonnenbank) und bekommt leicht einen Sonnenbrand. Den besten Schutz bieten:

- lichtdichte Kleidung, dunkle Kleidung schützt besser als helle
- Lichtschutzmittel mit sehr hohem Lichtschutzfaktor (LF 25) oder so genannte „Sunblocker".

Auch die Sonnenschutzmittel sollten dermatologisch getestet sein, dies ist bei medizinischen Produkten der Fall.

Wenn Sie nicht auf die Bräune verzichten wollen, so können Sie dies auch ungefährlich, ohne Sonneneinstrahlung durch Selbstbräuner erreichen.

7.1.4 Was ist sonst noch wichtig?

Nagelpflege

Neben der Hautpflege ist auch die regelmäßige Kontrolle der Fuß- und Fingernägel wichtig, weil durch scharfe, zu lange oder abgebrochene Nägel sowie starke Verhornungen die Kompressionsstrümpfe beschädigt werden können. Bei der Nagelpflege größte Vorsicht walten lassen und Verletzungen auf jeden Fall vermeiden. Auf das Schneiden des Nagelfalzes sollte deshalb möglichst verzichtet werden.

Hautpilzerkrankungen, Mykosen

Ist der natürliche „Säureschutzmantel" der Haut zerstört, z. B. durch mangelnde Hygiene oder durch falsche Hautreinigung und -pflege, können Mykosen auftreten. Bevorzugte Lokalisationen sind die Zehen- und Fingerzwischenräume, Gelenkbeugen und Hautfalten. Anzeichen für eine Mykose sind weiße, schuppige Haut, eventuell Rötungen, oft auch Juckreiz.

Schon bei den ersten Anzeichen sollten Sie Ihren behandelnden Arzt informieren. Er wird Ihnen nach Erstellen der genauen Diagnose entsprechende antimykotische Mittel verschreiben. Alle Gegenstände die mit der infizierten Haut in Berührung gekommen sind sollten mit einem antimykotisch und sporizid wirkenden Desinfektionsmittel behandelt werden, um Reinfektionen zu vermeiden. Dies gilt besonders für die Kompressionsstrümpfe und Handtücher, sie sollten in einer geeigneten Desinfektionsmittellösung eingeweicht werden, bevor sie gewaschen werden. Achten Sie nach dem Waschen Ihrer medizinischen Kompressionsstrümpfe darauf, gut zu spülen, weil schon geringe Rückstände des Waschmittels zu Reizungen führen können.

Achten Sie nach dem barfuß laufen – z. B. nach einem Schwimmbadbesuch – darauf, Ihre Füße sorgfältig zu desinfizieren und anschließend abzutrocknen, um einer Hautpilzinfektion vorzubeugen. Die in den Schwimmbädern installierten Sprühanlagen reichen für eine sichere Prophylaxe häufig nicht aus. Besser ist es, die Füße und besonders die Zehenzwischenräume mit einem geeigneten Hautdesinfektionsmittel (fragen Sie den Apotheker) einzureiben bzw. einzusprühen.

Gesunde Haut trägt ganz wesentlich zum allgemeinen Wohlbefinden bei. Durch die konsequente Hautpflege mit geeigneten medizinischen Hautpflegeprodukten können Sie Ihre Haut gesund erhalten. Nutzen Sie diese Chance!

7.2 Hinweise zur Selbstbehandlung und zur Behandlung durch Familienmitglieder

Wie im Vorwort dieses Büchleins betont wurde; dient dieses Kapitel nicht dem selbstständigen Erlernen der Komplexen Physikalischen Entstauungstherapie. Nachdem der Arzt, nach gründlicher Untersuchung, deren Einsatz angeordnet hat, muss deren erste Phase unbedingt durch einen fachkundigen Therapeuten durchgeführt werden. Der Therapeut muss aber darüber hinaus auch noch Unterricht erteilen:

- In jedem Fall muss der **erwachsene Patient** in der Lage sein, die zur zweiten Therapiephase gehörenden **entstauenden Be-**

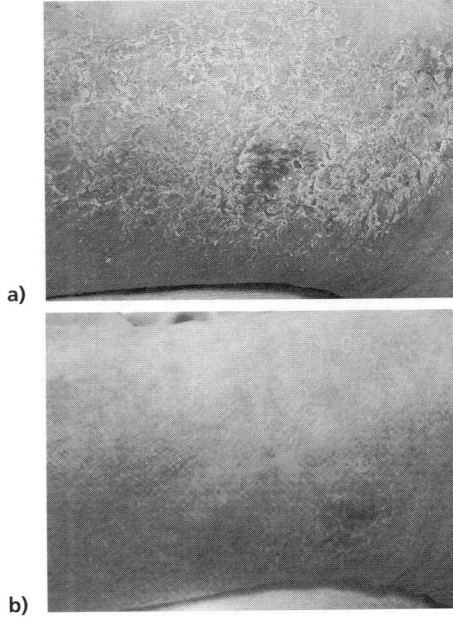

Abb. 7.1: Effekte konsequenter Hautpflege (GK).
a) Schuppige trockene Haut bei einem Lymphödem.
b) Dieselbe Haut nach zwei Tagen, zweimal täglich mit einer speziellen Hautcreme gepflegt.

180 Hinweise zur „Komplexen Physikalischen Entstauungstherapie"

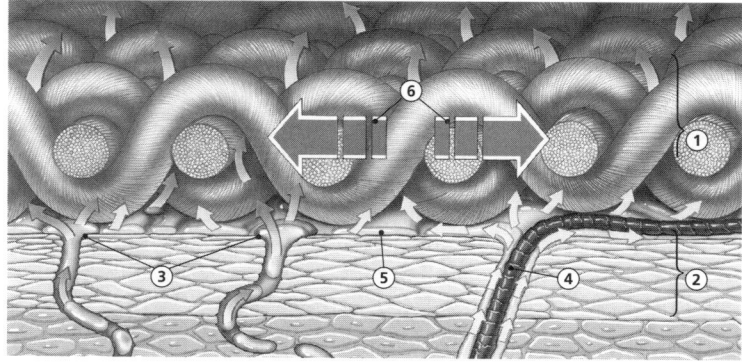

Abb. 7.2: Wechselwirkung zwischen Haut und Kompressionsstrumpf, Schnittbild Haut und Kompressionsstrumpf (1 = Kompressionsstrumpf; 2 = Hornschicht der Oberhaut [Epidermis]; 3 = Ausführungsgang der Schweißdrüse; 4 = Haar; 5 = Säureschutzmantel und Hydrolipidfilm; 6 = Reibung). Pfeile: Schweiß und Hydrolipidfilm werden von dem Kompressionsstrumpf aufgesaugt (BSN).

wegungsübungen durchzuführen. Bei Babys und Kleinkindern müssen die Eltern hierfür Sorge tragen.
- Falls zur Kompression die maßangefertigten medizinischen Kompressionsstrümpfe nicht ausreichen, muss der Patient oder ein Familienmitglied **bandagieren** können. Bei Babys und Kleinkindern **müssen** die Eltern bandagieren können.
- Es kann erforderlich sein, dass bei Erwachsenen zur Ergänzung der in der Praxis des Therapeuten vorgenommenen Manuellen Lymphdrainage-Behandlung, Manuelle Lymphdrainage-**Selbstbehandlungen** durchgeführt werden. Bei Babys und Kleinkindern **müssen** auch die Eltern kontinuierlich manuelle Lymphdrainage-Behandlungen vornehmen.
- Von besonderer Bedeutung ist dieser Unterricht, wenn Sie für längere Zeit verreisen oder in einem solchen Land leben, in welchem die Komplexe Physikalische Entstauungstherapie nicht etabliert ist.

Diesem Zweck dient der von unserer Mitarbeiterin **Regina Forster** verfasste Text.

7.3 Komplexe Physikalische Entstauungstherapie; Selbstbehandlung
(R. Forster)

7.3.1 Manuelle Lymphdrainage – die Technik

Ihr Therapeut wird bei der Manuellen Lymphdrainage unterschiedliche Griffe anwenden.

Das Wesentliche und die Gemeinsamkeit all dieser Griffe ist, dass die Haut und das darunterliegende Gewebe mild gedehnt werden. Nicht das Streichen über die Haut, sondern ein kreisförmiges Dehnen der Haut in die Abflussrichtung wird verursachen, dass gesunde Lymphgefäße stärker und schneller pulsieren und Ödemflüssigkeit in die gewünschte Richtung verschoben werden kann. Aus den vier Grundgriffen der manuellen Lymphdrainage beschreiben wir den „Stehenden Kreis".

Übung zum Erlernen der Technik

Legen Sie Ihre Hand auf die nackte Haut, ganz locker, großflächig und weich, und bewegen diese kreisförmig. Dabei rutschen oder streichen Sie bitte nicht über Ihre Haut, sondern verschieben das Gewebe in eben diesen Kreisen.

Als nächste Stufe der Übung bauen Sie zwei Phasen in die kreisförmige Hautverschiebung ein: eine kräftigere Schubphase und eine entspannte Phase.

Innerhalb der Schubphase wird der Andruck Ihrer Hand und das Verschieben des Gewebes stärker werden, in der Entspannungsphase lassen Sie sich vom eben verformten Gewebe in die Ausgangsposition zurücktragen und der Griff (Kreis) beginnt von neuem.

Bitte üben Sie jetzt, wie Sie die Schubphase in Abflussrichtung anwenden. Es hilft Ihnen beim Finden der richtigen Abflussrichtung die Überlegung, wohin Sie die Flüssigkeit der eben behandelten Region transportieren wollen. (In den nächsten Abschnitten werden Ihnen unterschiedliche Krankheitsbilder vorgestellt und die entsprechenden Drainagewege erläutert.)

Eine solche kreisförmige Hautverschiebung wiederholen Sie des öfteren (acht- bis zehnmal) am gleichen Ort (bevor Sie die nächste Anlagefläche bearbeiten) und in einem ruhigen Sekundenrhythmus.

Wenn Sie nun die übende Hand vom Gewebe nehmen, darf dort keine Rötung zu sehen sein. Dies wäre ein Zeichen zu fester Arbeit.

Zusammenfassend eine Aufstellung der Kriterien für einen wirksamen Lymphdrainagegriff:

- Großflächiges, weiches Anlegen der Hand
- Verschieben der Haut und des darunter liegenden Gewebes, kein Rutschen
- Schubphase = Abflussrichtung
- acht- bis zehnmalige Wiederholung auf der Stelle
- Überlappung der zu behandelnden Gebiete
- Ruhiger Rhythmus (Sekundenrhythmus)
- Keine Mehrdurchblutung

7.3.2 Die Selbstbehandlung von Armlymphödemen

Das einseitige Armlymphödem – Die zentrale Vorbehandlung

Zuerst bearbeiten Sie die Lymphknoten in der Schlüsselbeingrube. Die Schubphase, der Druck, geht in die Grube hinein (vorausgesetzt es fand in diesem Bereich keine Bestrahlung statt!). Danach kreisen Sie mit beiden Schultern, diese Bewegungen des Schultergürtels unterstützen zusätzlich das Zurückfließen der Lymphe in den Blutkreislauf (Abb. 7.3) (siehe auch in Kapitel 7.5.1 „Das Übungsprogramm für Patientinnen mit einem Armlymphödem" über die Sogwirkung durch Schultergürtelbewegungen).

Dann arbeiten Sie die Lymphknoten der Achselhöhle (Lnn. axillares) auf der nichtbetroffenen Seite frei. Sie bedecken mit der arbeitenden Hand die Achselbehaarung (dies ist eine Angabe zur Orientierung) der nicht betroffenen Seite komplett. Die Schubphase ist in die Achselhöhle hinein gerichtet (Abb. 7.4).

Danach regen Sie die Lymphgefäßbewegungen im nicht betroffenen Rumpfquadranten an, um diese gesunden Gefäße als „Saugadern" agieren zu lassen (Abb. 7.5).

Komplexe Physikalische Entstauungstherapie; Selbstbehandlung

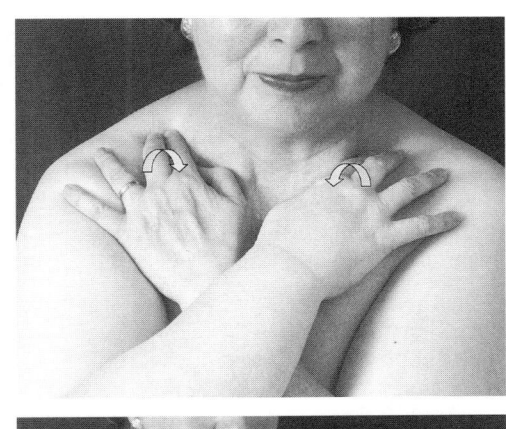

Abb. 7.3

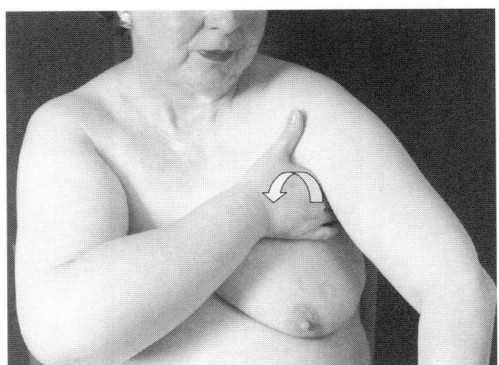

Abb. 7.4

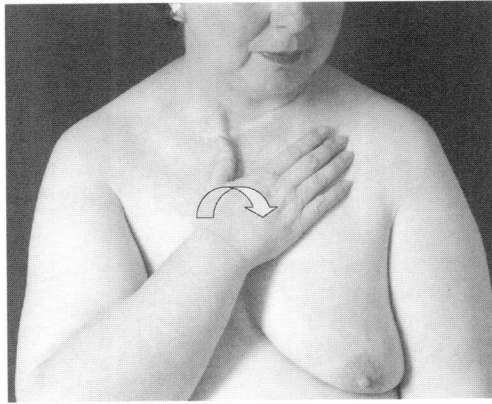

Abb. 7.5

Nun wird im Bereich der sog. **Wasserscheide** gearbeitet (Abb. 7.6). Ohne vorherigen Eingriff auf Grund der Krebserkrankung lag hier eine Grenze zwischen den Einzugsbereichen der Lnn. axillares rechts und links, d. h. die Flussrichtung der Lymphe war entgegengesetzt. Aufgrund des jetzt bestehenden Staus bis an diese Grenze heran bedarf es besonders gründlicher Behandlung, also mehrmaliger Wiederholung des hautverschiebenden Griffs, an dieser Stelle in die Abflussrichtung, da man von nun an entgegen der ursprünglichen Flussrichtung arbeiten wird.

Anschließend arbeiten Sie im gestauten Rumpfquadranten mit derselben Technik (Abb. 7.7). Auch hier ist eine besonders gründliche Arbeit, langsam und mit oftmaligen Wiederholungen vonnöten, denn das eiweißreiche Ödem ist eine träge Flüssigkeit und bedarf dieses Nachdrucks, um es in das vorbereitete Gebiet verschieben zu können.

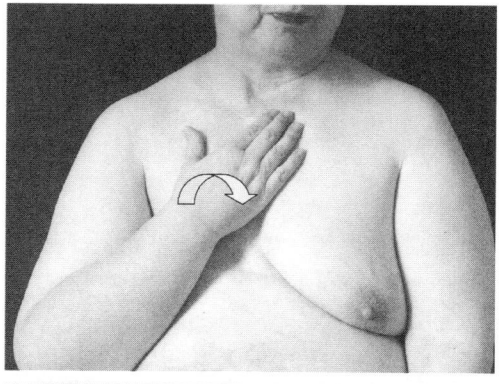

Abb. 7.6

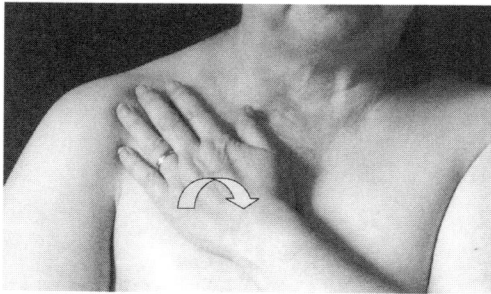

Abb. 7.7

Komplexe Physikalische Entstauungstherapie; Selbstbehandlung **185**

Ein weiterer Abflussweg besteht in Richtung Leiste. Sie legen also Ihre Hand direkt in die Leiste, führen die stehenden Kreise auf den dortigen Lymphknoten (Lnn. inguinales) aus. Der Schub ist zum Rumpf hin gerichtet (Abb. 7.8).

Danach werden die gesunden Lymphgefäße an der Flanke (= Seite) angeregt (Abb. 7.9), im Bereich der Wasserscheide, die den oberen vom unteren Rumpfquadranten trennt (Abb. 7.10) und auf diesem Weg wird der ödematisierte Rumpfquadrant in Richtung der Leiste entstaut (Abb. 7.11).

Haben Sie Angehörige, die Sie bei der Behandlung unterstützen, so leiten Sie diese doch an, Ihnen bei der **zentralen Arbeit am Rücken** behilflich zu sein; denn diesen Weg können Sie

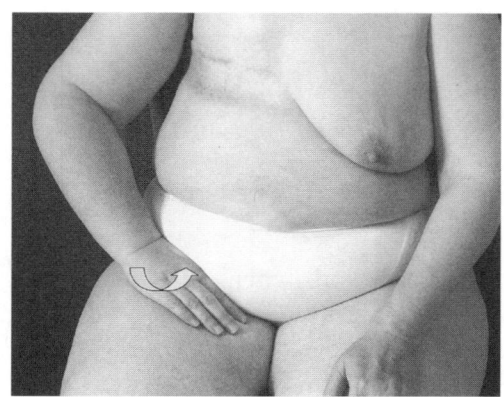

Abb. 7.8

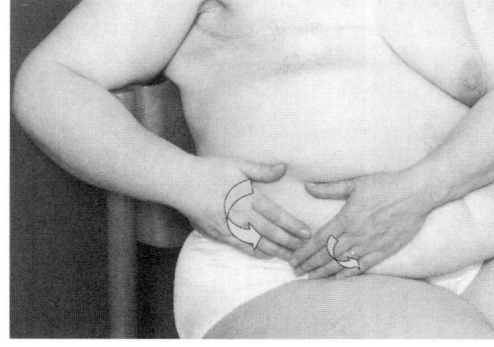

Abb. 7.9

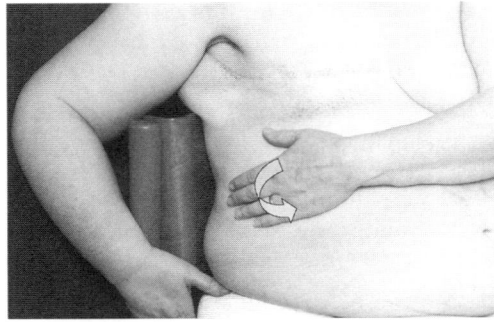

Abb. 7.10

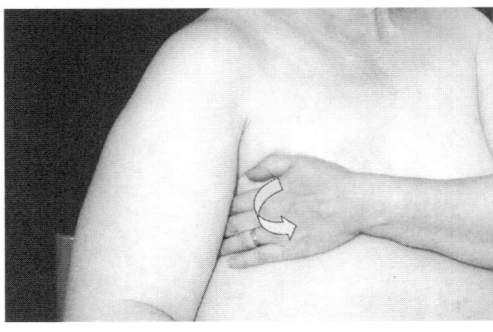

Abb. 7.11

allein nicht vorbereiten. Die Drainage am Rücken gleicht dem Abflussweg auf der Vorderseite. Auch hier gibt es im Falle eines Lymphstaus die Verbindung zwischen rechter und linker Körperseite.

Im Bild ist die Bearbeitung der Lnn. axillares auf der nicht betroffenen Seite dargestellt. Wiederum wird die Achselbehaarung durch die arbeitende Hand vollständig abgedeckt, und der Schub geht in die Achselhöhle hinein (Abb. 7.12).

Schritt für Schritt werden die gesunden Lymphgefäße des nicht betroffenen Quadranten (Abb. 7.13), dann der Bereich der Wasserscheide, die im Bild in Höhe zwischen den beiden Schulterblättern behandelt wird (Abb. 7.14) und schließlich die Entstauung des betroffenen Rückenquadranten mit den gewebeverschiebenden Griffen, den stehenden Kreisen, bearbeitet (Abb. 7.15) – nie über das Gewebe rutschend und immer in einem ruhigen Arbeitsrhythmus.

Komplexe Physikalische Entstauungstherapie; Selbstbehandlung

Erst im Anschluss an die beschriebene Vorarbeit schließt sich die **Armbehandlung** an.

In Abbildung 7.16 ist die Schubrichtung in den verschiedenen Bereichen des Armes markiert. In Abbildung 7.17 sehen Sie die Anlage Ihrer Hand, um das Lymphödem in Höhe der Schulter zu mobilisieren.

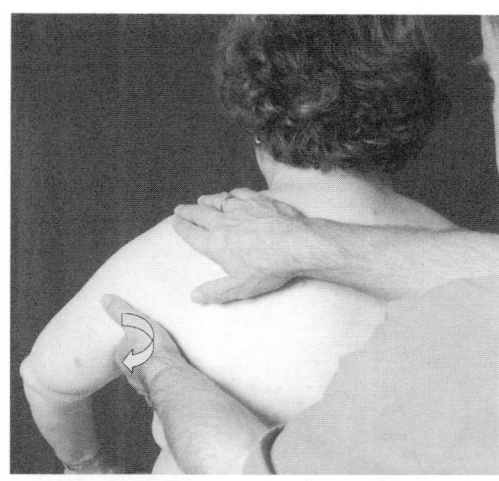

Abb. 7.12

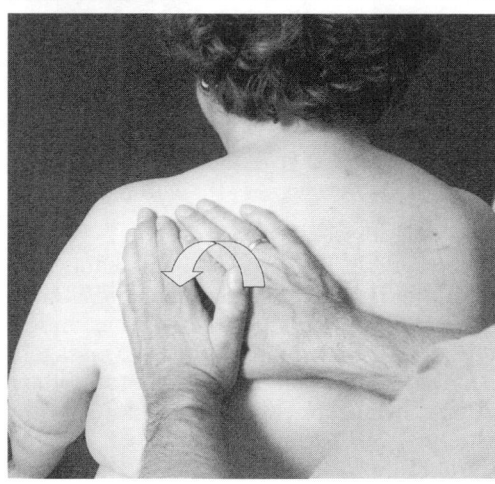

Abb. 7.13

188 Hinweise zur „Komplexen Physikalischen Entstauungstherapie"

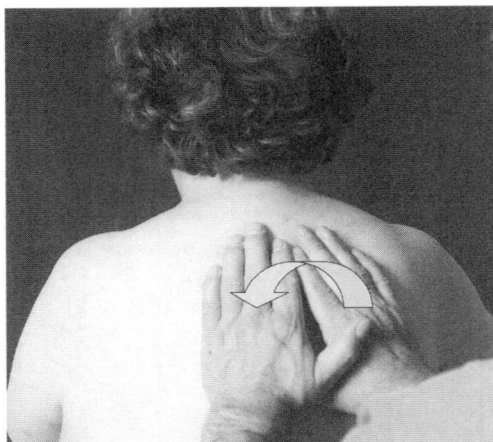

Abb. 7.14

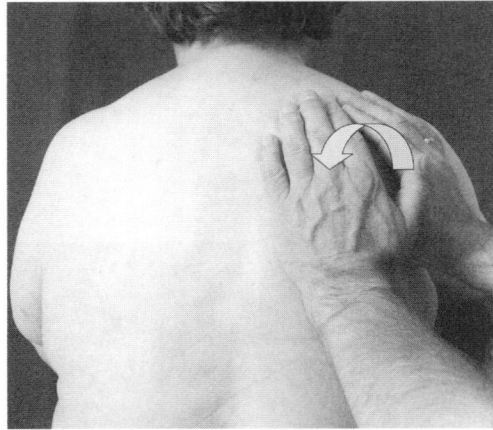

Abb. 7.15

Wenn Sie bei Ihrer Arbeit Zonen spüren, in denen das Gewebe verhärtet ist – und dies kann grundsätzlich überall auftreten, wo das eiweißreiche Ödem länger bestanden hat – können Sie in diesen Gebieten mit knetenden Massagen arbeiten. Zu den vorbeugenden Maßnahmen für Lymphödeme gehört die Vermeidung einer Mehrdurchblutung im schon gestauten Gebiet, was eine knetende Massage bewirken würde. Diese **gezielte** Mehrdurchblutung im Bereich von Verhärtungen im Lymphödem ist

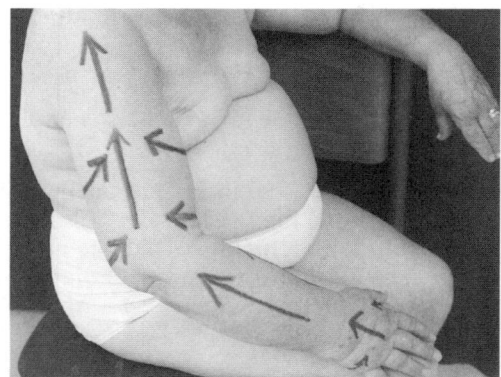

Abb. 7.16

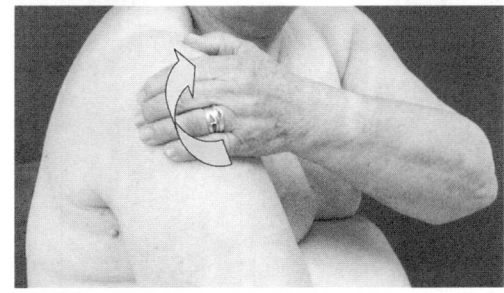

Abb. 7.17

gewollt – Endziel ist ein weicheres Gewebe. Bei länger bestehenden Lymphödemen ist oftmals nicht eine Volumenreduktion bzw. Verminderung des Umfangs des Armes, sondern eine weiche Gewebequalität der Erfolg der Behandlung.

Zum Bearbeiten der durch den Lymphstau verhärteten Gewebe kommen gewebelockernde Griffe zur Anwendung, mit denen Sie in kreisend-bohrenden Bewegungen in die Tiefe der Gewebeverhärtung arbeiten. Sie können auch eine Hautfalte abheben, die Sie so lange hin- und herrollen, bis sie weicher geworden ist.

Das beidseitige Armlymphödem – Die zentrale Vorbehandlung

Nach beidseitiger Entfernung der Lymphknoten der Achselhöhle muss nicht zwingend auch auf beiden Seiten ein Armlymphödem entstehen.

Trotzdem sind als Drainagewege nun beide Flanken anzusehen, die nächsten aufnahmefähigen Lymphknotenstationen sind in der Leiste (Lnn. inguinales) zu finden.

Sie legen Ihre Hände in beide Leisten und geben den Schub zum Körper hin (Abb. 7.18).

Dann plazieren Sie die Hände an beiden Seiten, die Fingerspitzen zeigen in die Leisten. Der Schub ist nun in Richtung der Leisten auszuführen (Abb. 7.19). Sie müssen nicht beide Seiten zur gleichen Zeit bearbeiten, Sie können auch eine Körperseite nach der anderen entstauen (siehe Abb. 7.9).

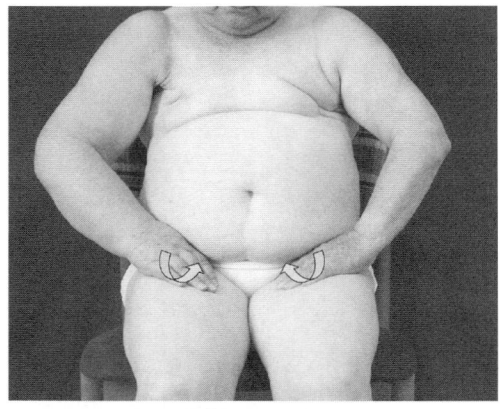

Abb. 7.18

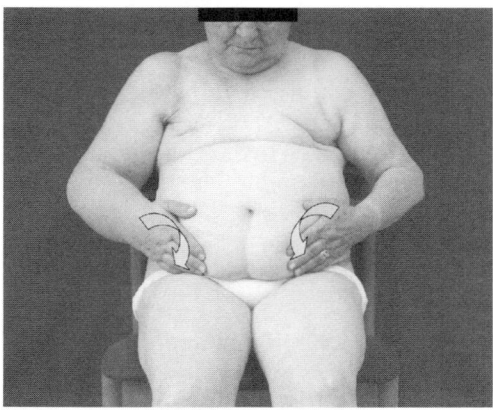

Abb. 7.19

Die Wasserscheide ist ebenfalls auf beiden Seiten mit oftmals wiederholten stehenden Kreisen intensiv zu behandeln (siehe Abb. 7.10).

Nun folgt die Mobilisierung der trägen Ödemflüssigkeit, Sie arbeiten also direkt im gestauten Rumpfquadranten (siehe Abb. 7.11). Bitte wiederholen Sie Ihre Griffe oft und in einem ruhigen Arbeitstempo. Sie werden nach einigen Wiederholungen der stehenden Kreise unter Ihren Händen spüren, dass das Gewebe leichter zu verformen ist, es ist weicher, elastischer – ein Zeichen dafür, dass das Ödem in Bewegung gebracht wurde.

Wenn Sie nach der Operation bestrahlt wurden und das Gewebe des Bestrahlungsfelds weniger verschieblich und dehnfähig ist, so sparen Sie zunächst diesen Bereich aus (siehe Abschnitt „Die Selbstbehandlung im Bestrahlungsgebiet").

In den folgenden Bildern ist die Arbeit eines Ihnen helfenden Angehörigen dargestellt, der die Entstauung der Rückenquadranten vornimmt. Zunächst die Arbeit an der Flanke im nicht betroffenen Gebiet (Abb. 7.20), dann die intensiven Griffe auf der Wasserscheide (Abb. 7.21) und schließlich die Arbeit im Lymphstaugebiet selbst – immer wieder den Schub in Richtung der vorbereiteten Drainagewege gebend (Abb. 7.22 und 7.23).

Die Drainage der Arme erfolgt wie im vorangegangenen Abschnitt „Das einseitige Armlymphödem" unter **Armbehandlung** beschrieben (siehe Abb. 7.16 und 7.17).

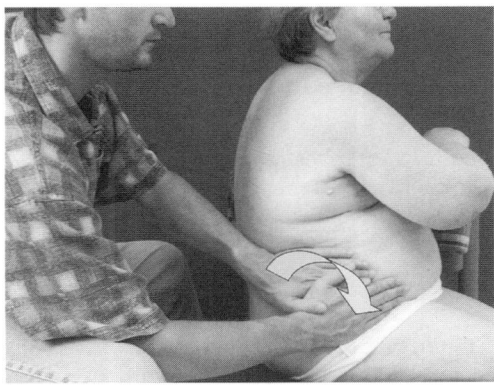

Abb. 7.20

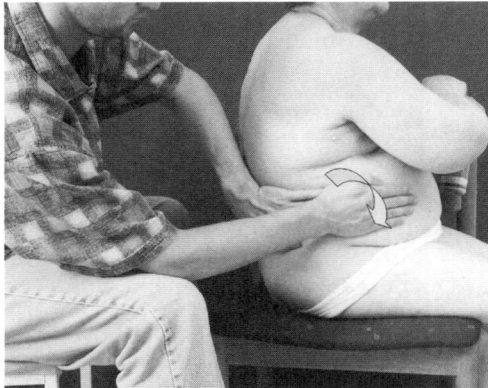

Abb. 7.21

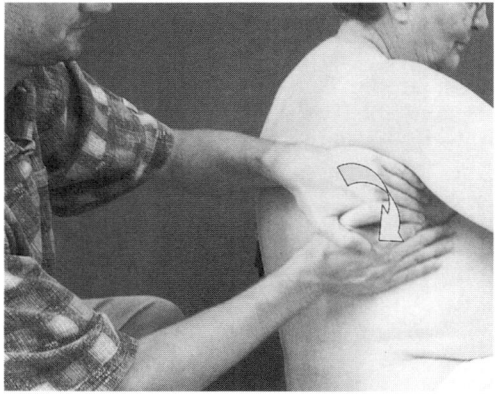

Abb. 7.22

Die Selbstbehandlung im Bestrahlungsgebiet

Vor allem, wenn die Bestrahlungen Jahre zurückliegen, ist zu beobachten, dass das Gewebe im bestrahlten Gebiet wesentlich weniger verschieblich und dünn ist. Die Haut ist trocken, spröde und oftmals auch braun verfärbt. „Jüngere" Bestrahlungsfelder, bei denen modernere, verbesserte Bestrahlungsmethoden zur Anwendung kamen, zeigen seltener die beschriebenen Veränderungen.

Sollten Sie nun den Elastizitätsverlust des bestrahlten Gebietes tasten können, so haben Sie mit ein paar speziellen Handgriffen

Komplexe Physikalische Entstauungstherapie; Selbstbehandlung

die Möglichkeit, diese geringe Verschieblichkeit zu erhalten und eine weitere Verhärtung des betroffenen Areals aufzuhalten.

So, wie Sie die Verschieblichkeit testen, so vorsichtig werden Sie auch die Mobilisierung des Gewebes erarbeiten. Die Technik bleibt dieselbe (stehende Kreise), es wird also die Haut verschoben, Sie werden jedoch bemerken, dass diese nur eine stark reduzierte Strecke verschieblich ist.

Dementsprechend milde sollten auch die Griffe dosiert werden. Wie in Abbildung 7.24 zu sehen ist, wird nur mit den Fingerspitzen gearbeitet, wobei die Haut innerhalb der eingeschränkten Verschieblichkeit in kleinen Kreisen mit den Fingerbeeren gegen

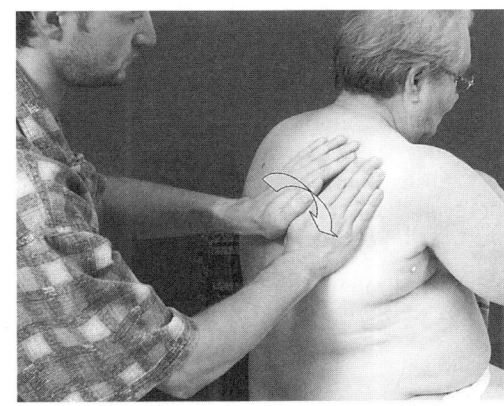

Abb. 7.23

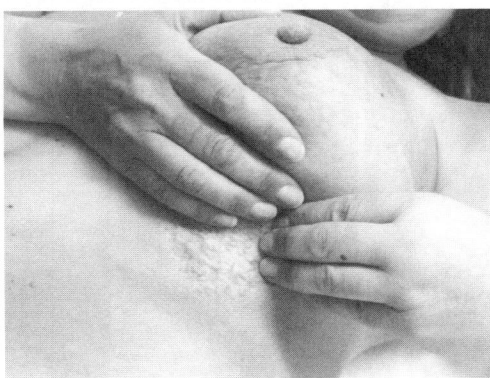

Abb. 7.24

den harten Untergrund (die Rippen des Brustkorbs) mobilisiert wird.

Sie können diese Arbeit auch mit den Fingerspitzen beider Hände in gegenläufigen kleinen Kreisen ausführen, die Elastizitätsgrenze nie überschreitend. Bitte verletzen Sie sich nicht durch zu lange Fingernägel oder zu intensive Arbeit im Gebiet. Zum einen erhöht sich das Wundroserisiko, zum anderen ist die Heilung in bestrahlten Arealen verschlechtert.

Es wäre gut, könnten Sie diesen Therapiereiz des öfteren am Tag (dreimal) für kurze Zeit (ca. 5 Minuten) setzen.

Die Selbstbehandlung der Brust nach brusterhaltenden Operationen

Nach einer so genannten Quadrantenresektion der Brustdrüse sind nicht nur Arm und zugehöriger Rumpfquadrant, sondern auch die im vorderen Rumpfquadranten liegende, erhaltene Brust lymphödemgefährdet. Ist nun Ihre Brust vom Lymphödem betroffen, so bedarf es zunächst der zentralen Vorarbeit wie in Abschnitt „Das einseitige Armlymphödem" beschrieben, nach beidseitiger Operation richten Sie sich nach dem Behandlungsaufbau bei beidseitigen Armlymphödemen (s. d.).

Die Arbeit an der Brustdrüse selbst erfolgt vorsichtiger, eventuell mit Gegenhalt durch die andere Hand (Abb. 7.25).

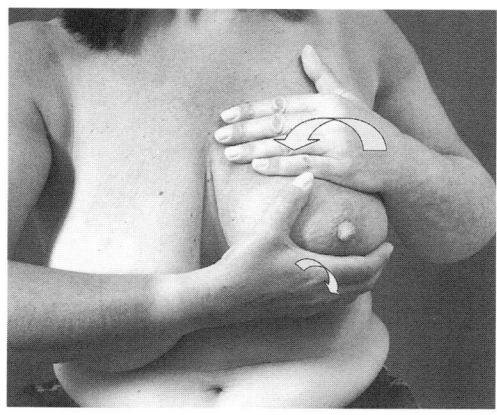

Abb. 7.25

Komplexe Physikalische Entstauungstherapie; Selbstbehandlung

Sie arbeiten immer „bergab", dem nächstliegenden Drainageweg zu. Im Bild ist die Schubrichtung durch Pfeile markiert.

Besonders wenn die erhaltene Brust bestrahlt wurde, wird sich das eiweißreiche Ödem der Brust noch schneller und hartnäckiger verhärten.

Wir empfehlen Ihnen die Einlage spezieller Schaumstoffteile in den BH, um einen permanenten Therapiereiz zu setzen und den Verhärtungen vorzubeugen bzw. entgegenzuwirken.

Die Schaumstoffstreifen werden wie Sonnenstrahlen von der Brustwarze hinweg angeordnet und wieder auf einem klebenden Material (Fixomull stretch®) fixiert (Abb. 7.26).

7.3.3 Die Selbstbehandlung von Beinlymphödemen

Das einseitige Beinlymphödem

Wenn bei Ihnen ein Beinlymphödem festgestellt wurde, sei es durch eine angeborene „Schwäche" des Lymphgefäßsystems oder auch durch einen massiven Eingriff hervorgerufen, so ist zumeist auch der zu der überforderten Lymphknotengruppe gehörige Rumpfquadrant mitbetroffen. Das Titelbild dieses Buches illustriert Ihnen die vom Lymphödem überschwemmte Region. Sie können dies testen, indem Sie unterhalb der Gürtellinie jeweils rechts und links, gleichzeitig zum Vergleich, eine Hautfalte fassen und diese etwas zusammendrücken. Auf der ödematisierten Seite werden Sie spüren, dass die Hautfalte breiter

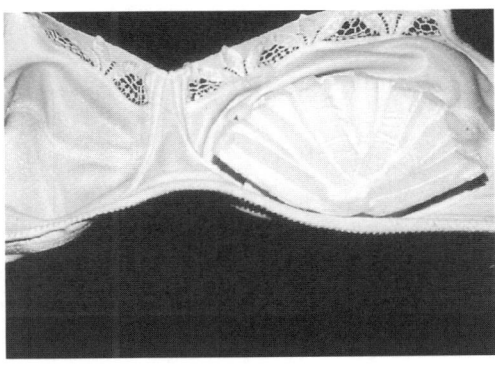

Abb. 7.26

bleibt, auf der anderen Seite lässt sich diese Falte besser zusammendrücken und abheben.

Die nächsten aufnahmefähigen Lymphknotengruppen befinden sich auf der betroffenen Seite in der Achselhöhle und auf der gegenüberliegenden Körperhälfte in der Leiste.

Die zentrale Vorbehandlung

Sie legen Ihre Hand in die Achselhöhle der betroffenen Seite und arbeiten intensiv die Lnn. axillares aus. Der Schub geht in die Achselhöhle hinein, als wollten Sie diese Höhle nochmals ausformen (Abb. 7.27).

Danach regen Sie die Gefäßbewegung der gesunden Lymphgefäße an, indem Sie die Hand an der Flanke plazieren und die Haut in Richtung der Achsel verschieben (Abb. 7.28).

Wenn Sie sich etwa in Nabelhöhe einen Gürtel um Ihren Leib vorstellen – so verläuft auch eine Wasserscheide, die eine Trennlinie zwischen unterschiedlichen Einzugsgebieten, Abflussrichtungen, darstellt. Hier arbeiten Sie bitte besonders gründlich, da hier die Ödemflüssigkeit entgegen der ursprünglichen Richtung verschoben wird, um sie in aufnahmefähige Bereiche zu bringen.

Nun beginnt die Arbeit am Ödem selbst, wiederum mit hoher Intensität, d. h. langsamer Rhythmus und vielfache Wiederholun-

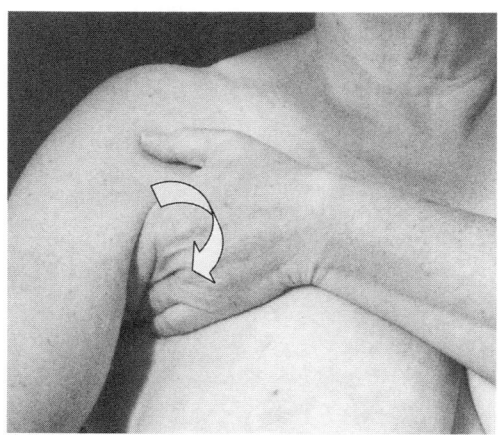

Abb. 7.27

Komplexe Physikalische Entstauungstherapie; Selbstbehandlung 197

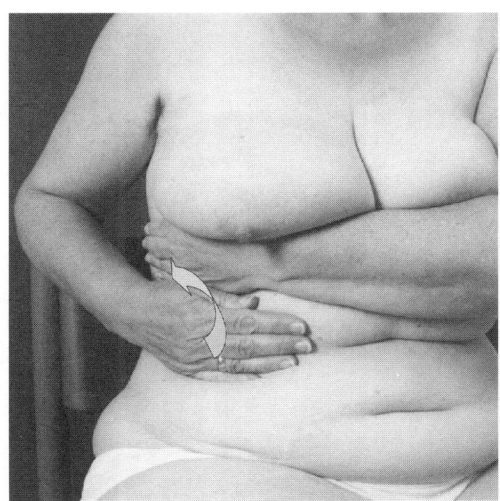

Abb. 7.28

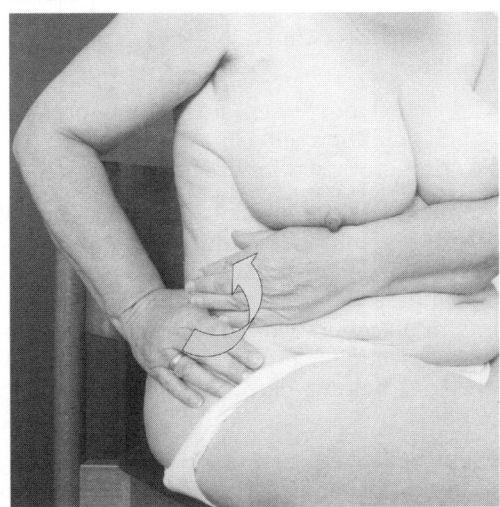

Abb. 7.29

gen. Stellen Sie sich eine träge eiweißreiche Flüssigkeit vor, die Sie mit Ihrer Arbeit durch dünne Kanälchen schieben wollen. In den Bildern sind unterschiedliche Handstellungen dargestellt (Abb. 7.29 und 7.30). Über diesen Weg können Sie auch Ödem-

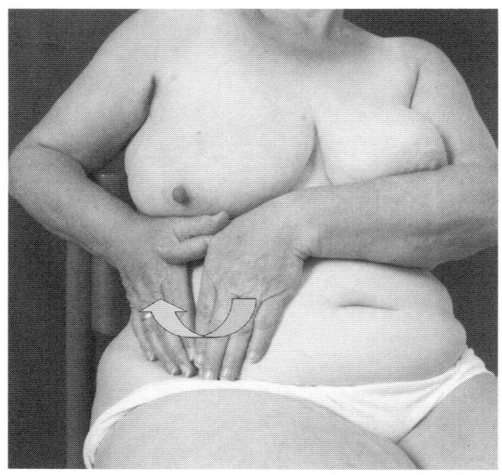

Abb. 7.30

flüssigkeit aus dem Gesäßbereich in Richtung Lnn. axillares mobilisieren.

Vielleicht kann Ihnen auch einer Ihrer Angehörigen bei dieser Arbeit behilflich sein – in Abbildung 7.31 sehen Sie die mögliche Positionierung der arbeitenden Hände.

Wenn die Lymphknoten der nicht ödematisierten Seite durch Operation und Bestrahlung nicht beeinträchtigt wurden oder wenn bei einem anlagebedingten einseitigen Beinlymphödem das andere Bein nie geschwollen oder der Genitalbereich auch nie mitbetroffen war, so können Sie diesen weiteren Drainageweg verwenden und freiarbeiten. In Abbildung 7.32 sehen Sie die Ausarbeitung der Leistenlymphknoten auf der nicht gestauten Seite.

Dann bedecken die Hände den nicht betroffenen Rumpfquadranten und bereiten die dortigen Lymphgefäße auf die Mehrarbeit vor (Abb. 7.33).

In Abbildung 7.34 sehen Sie die Arbeit im Bereich einer Wasserscheide, die die rechte von der linken Körperhälfte abgrenzt und in Abbildung 7.35 wiederum die Ödemmobilisierung und Entstauung des betroffenen Rumpfquadranten in Richtung der gegenüberliegenden Leiste.

Komplexe Physikalische Entstauungstherapie; Selbstbehandlung 199

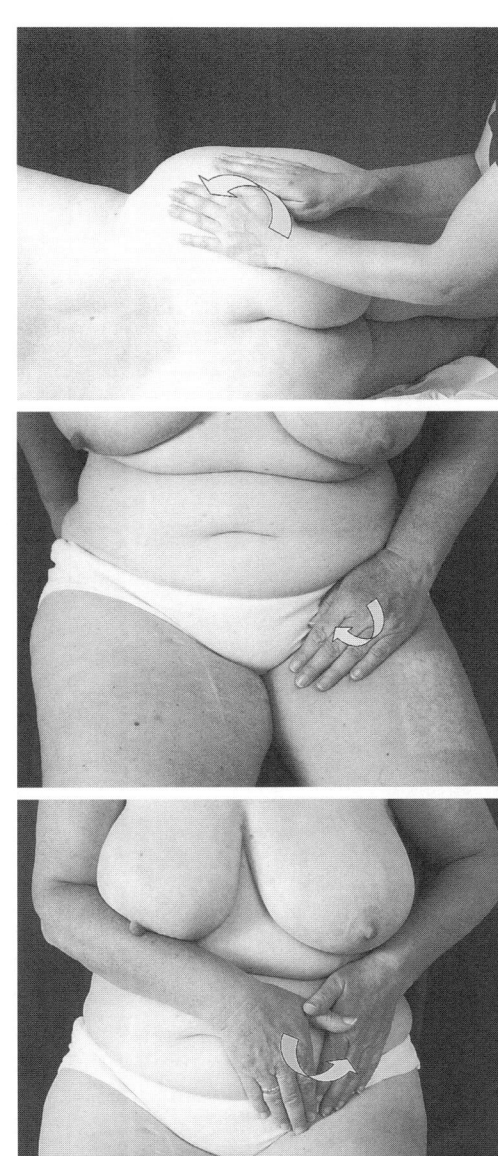

Abb. 7.31

Abb. 7.32

Abb. 7.33

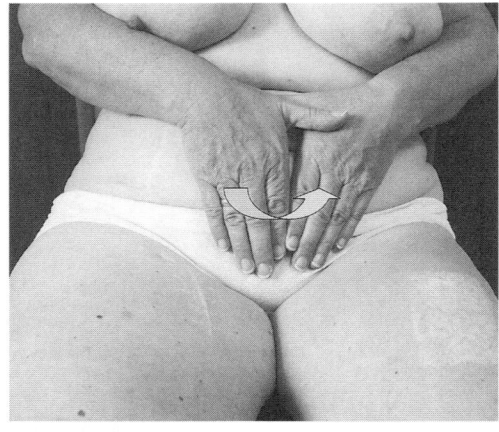

Abb. 7.34

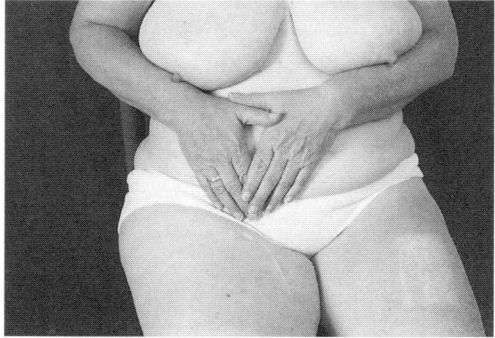

Abb. 7.35

In den folgenden Bildern sehen Sie die Arbeit einer zweiten Person, die Sie bei der Lymphdrainage unterstützen kann.

Das Freiarbeiten der axillären Lymphknoten auf der betroffenen Seite erfolgt, indem der Schub in die Achsel gerichtet ist (siehe Abb. 7.12).

Dann folgen die stehenden Kreise an der Flanke und im Bereich der Wasserscheide (siehe Abb. 7.20 und 7.21, **entgegengesetzte** Schubrichtung) und schließlich die Drainage des Ödems aus dem gestauten Quadranten in Richtung Achsel (Abb. 7.36 und 7.37).

Dann verfolgt Ihr Angehöriger den zweiten Drainageweg in Richtung der Leistenlymphknoten, zunächst im nicht betroffe-

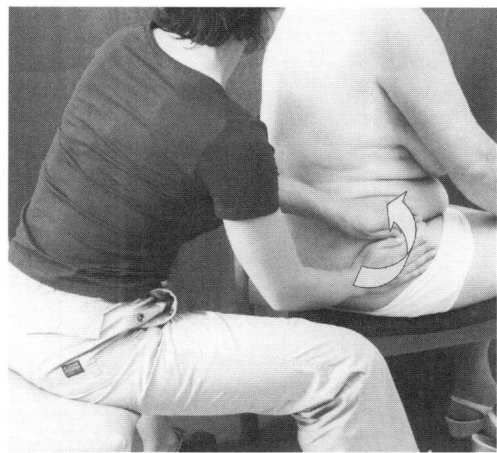

Abb. 7.36

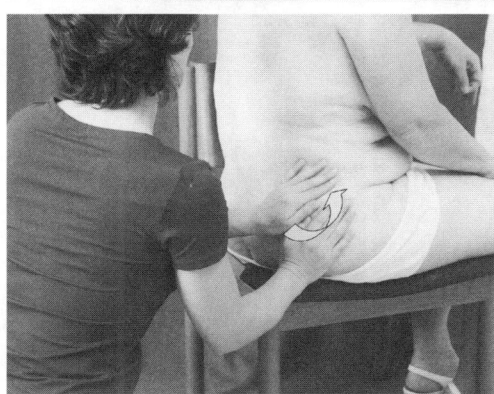

Abb. 7.37

nen Rumpfquadranten (Abb. 7.38), dann auf der Wasserscheide (Abb. 7.39) und endlich im gestauten Areal, den Schub immer in Richtung der nicht gestauten Seite ausgeführt (Abb. 7.40). Nach dieser zentralen Vorarbeit schließt sich die **Beinbehandlung** an.

In Abbildung 7.41 ist die jeweilige Schubrichtung im Oberschenkel-, Knie-, Unterschenkel- und Fußbereich durch Pfeile markiert, in Abbildung 7.42 sehen Sie die Anlage der Hände in Höhe der Hüfte – wichtig ist die Durchlässigkeit in diesem Bereich für die weitere Entstauung des Beines.

202 Hinweise zur „Komplexen Physikalischen Entstauungstherapie"

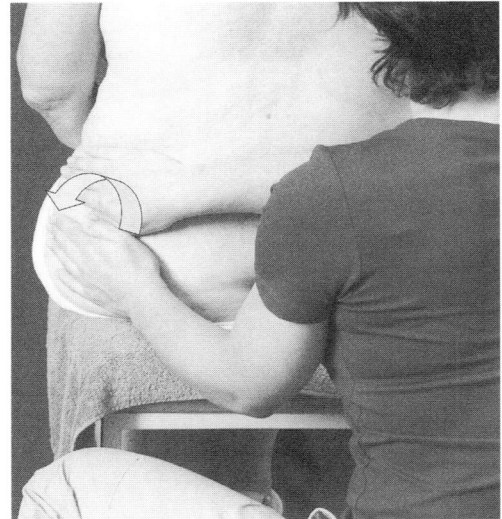

Abb. 7.38

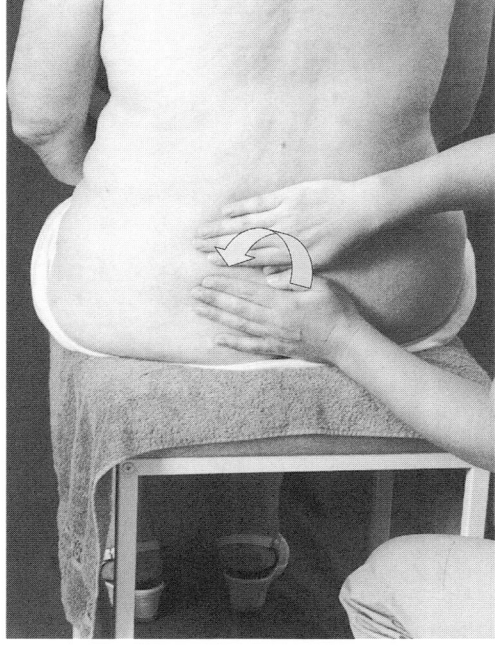

Abb. 7.39

Komplexe Physikalische Entstauungstherapie; Selbstbehandlung

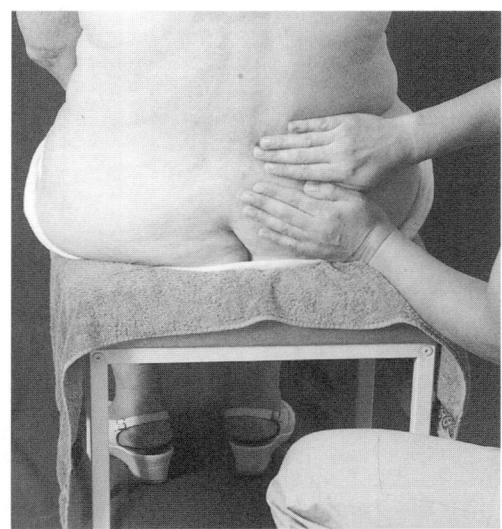

Abb. 7.40

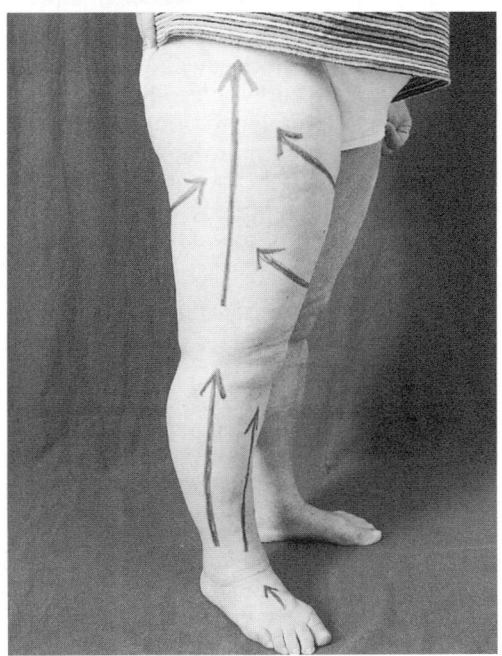

Abb. 7.41

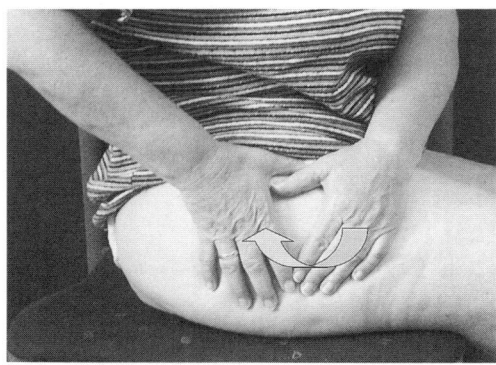

Abb. 7.42

Der Oberschenkel wird mehr über die Außenseite als Hauptdrainageweg „gelymcht", bei der Behandlung von Knie und Unterschenkel kann man die gewebeverschiebenden Griffe direkt zur Körpermitte hin richten. Die stehenden Kreise werden Sie anwenden, um die Ödemflüssigkeit zu verschieben, das Lymphödem, wenn es länger besteht, hat aber auch die Tendenz zur Neubildung von Bindegewebe und dessen Verhärtung. Sie werden mit Ihren Händen diese Stellen tasten und können sie mit knetend massierenden Griffen weicher arbeiten. Während bei der manuellen Lymphdrainage eine Mehrdurchblutung der Gewebe nicht erwünscht ist, so wird bei der knetenden Massage der verhärteten Stellen im Lymphstaugebiet die spätere Rötung, also eine Mehrdurchblutung, das Ziel sein. Gleichzeitig werden Sie auch das Weichwerden des Gewebes mit Ihren Fingern spüren.

Die Fibroselockerungsgriffe der manuellen Lymphdrainage sind im Bereich der Hüfte und des Unterschenkels knetend und hinter den Knöcheln bohrend-zirkulierend. Verweilen Sie länger auf der zu behandelnden Stelle bis sie eine Veränderung der Gewebequalität tasten.

Das beidseitige Beinlymphödem

Sie wissen, dass nicht nur beide Beine geschwollen sind, sondern es kann auch die Bauchdecke bis hoch zum Nabel geschwollen sein. Darüber hinaus kann das Gesäß mitbetroffen sein, aber auch die Genitalregion (siehe Abschnitt „Die Entödematisierung der Genitalregion).

Zur Entödematisierung bleiben hier nur die seitlichen Wege am Rumpf, als die letztendlich aufnehmende Lymphknotengruppe sind die Lymphknoten der Achselhöhle das Ziel.

Die Zentrale Vorbehandlung

Wie schon in Kapitel 7.5.1 beschrieben, unterstützen Bewegungen des Schultergürtels den lymphatischen Rückfluss.

Einen weiteren Sog für den Bauch- und Beinbereich kann durch eine sog. **Bauchtiefdrainage** erlangt werden.

Zunächst werden Sie Ihre Hände auf den Bauch legen, um der Atmung eine Richtung vorzugeben (siehe Kap. 7.5.3). Beim Einatmen wölbt sich der Bauch nach vorn, er wird wieder flacher beim Ausatmen.

Nicht nur durch die Vertiefung der Atmung, sondern auch durch einen mit der Hand von außen erzeugten Druck, lassen sich die Druckverhältnisse im Bauchraum verändern. Diese Druckveränderungen haben wiederum eine Wirkung auf die im Bauchraum befindlichen Lymphgefäße – sie werden gedehnt und gestaucht – ein Reiz, auf den gesunde Lymphgefäße mit verstärkter Eigenbewegung reagieren.

Setzen oder legen Sie sich bitte ganz entspannt hin. Den Oberkörper etwas erhöht, die Beine leicht angestellt – da wird der Bauch ganz weich zu tasten sein. Legen Sie nun eine Hand parallel zur Beckenschaufel und lassen Ihre Kleinfingerkante weich in die Tiefe, in den Bauch einsinken. Dies wiederholen Sie an beiden Seiten, in den Abbildungen 7.43 und 7.44 sind verschiedene Handhaltungen zu sehen.

Soviel zu den Vorbereitungen der tiefen Abflusswege, wenden wir uns nun den **oberflächigen Drainagewegen** zu.

In Abbildung 7.27 sehen Sie die Arbeit an den Lymphknoten der Achselhöhle – der Schub ist in die Achselhöhle hinein zu geben.

Die Fortsetzung der Drainage unterhalb der Achselhöhle, an der Flanke – Schubrichtung Achselhöhle – und dann die Intensivierung des Griffes im Bereich der Wasserscheide erfolgt durch oftmaliges Wiederholen und längeres Verweilen auf diesem Anlagepunkt (siehe Abb. 7.28).

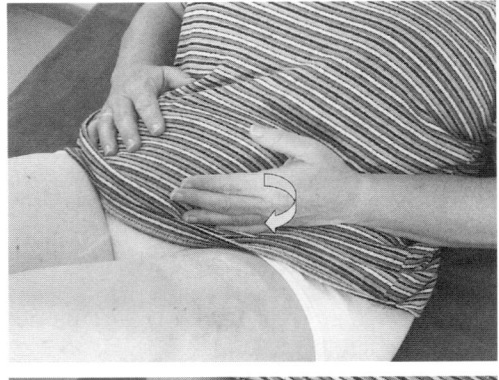

Abb. 7.43

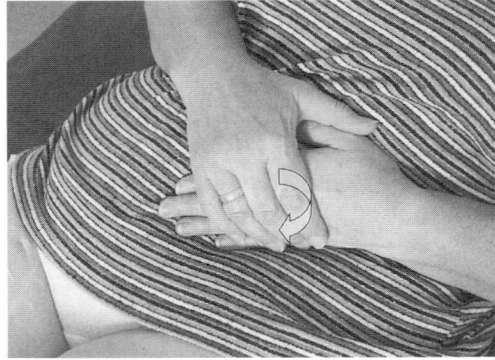

Abb. 7.44

Dann folgt die Entstauung des Rumpfquadranten (siehe Abb. 7.29 und 7.30).

Mit großflächig aufgelegten Händen, den Schub immer in Richtung Flanke und Achselhöhle gebend, werden Sie bald ein verformbareres Gewebe unter Ihren Händen spüren. Dies ist ein Zeichen dafür, dass die Ödemflüssigkeit in Abflussrichtung mobilisiert wurde. Erst dann bearbeiten Sie den nächsten Abschnitt im Rumpf.

Die eben beschriebene Drainage, beginnend mit dem Freiarbeiten der Lymphknoten der Achselhöhle, wiederholen Sie jetzt bitte auf der anderen Seite.

Die Drainage der Beine ist in Kapitel 7.3.3.1 „Das einseitige Beinlymphödem" unter **Beinbehandlung** beschrieben.

Die Selbstbehandlung im Bestrahlungsgebiet

Im Abschnitt „Das beidseitige Armlymphödem" sind unter „Die Selbstbehandlung im Bestrahlungsgebiet" mögliche Haut- und Gewebeveränderungen beschrieben, die nach Bestrahlungen auftreten können.

Neben trockener, spröder, bräunlich verfärbter Haut, ist besonders die Verhärtung auffallend, die Sie im Unterbauch und/oder in den Leisten tasten können.

Es gilt nun, diese Verhärtungen mit milde dosierten, lockernden Griffen etwas weicher zu arbeiten oder in dem Zustand zu erhalten, den Sie gerade tasten.

In den Abbildungen 7.45 und 7.46 ist die vorsichtige Arbeit mit den Fingerbeeren über dem Unterbauch zu sehen. Sie können alle Ihre Fingerspitzen mit kreisenden Bewegungen in die Tiefe des Gewebes arbeiten, im zweiten Bild ist auch die gegenläufig kreisende Arbeit, vorsichtig und nie über die Elastizitätsgrenze gehend, gezeigt.

Zu hohe Intensität, d. h. zu hoher Druck der Griffe können das Gewebe verletzen, bitte entwickeln Sie keinen Ehrgeiz und arbeiten Sie nicht zu stark.

Die Lockerung des Gewebes des Bestrahlungsgebietes (**radiogene Fibrose**) bekommt besondere Bedeutung, wenn auch ein Genitalödem vorliegt. Ödemflüssigkeit sollte nicht durch be-

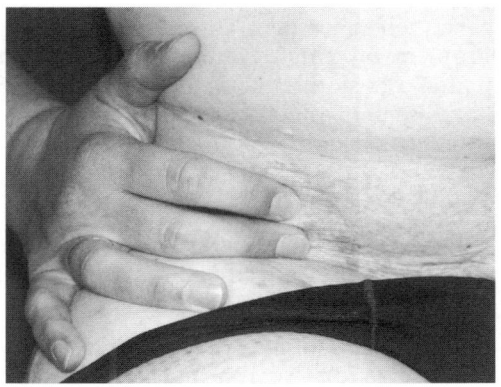

Abb. 7.45

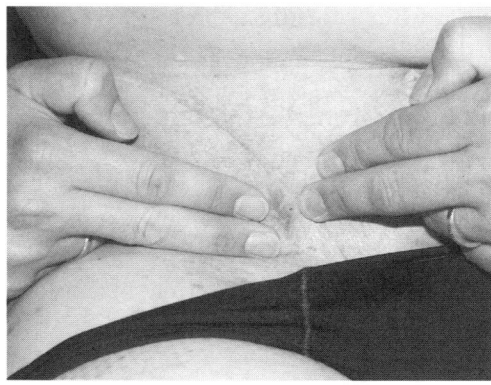

Abb. 7.46

strahlte Gewebe drainiert werden. Je weicher eine radiogene Fibrose ist, desto durchlässiger kann sie jedoch werden.

Die Entödematisierung der Genitalregion

Bei einem Lymphödem der Genitalien muss die zentrale Vorbehandlung besonders intensiv durchgeführt werden. Auch bei der Kompression der Beine darf der Bandagedruck nicht zu hoch sein (besonders im Bereich des Oberschenkels), denn dies könnte zur Verschlechterung des Ödembefundes im Genitalbereich führen.

Die manuelle Lymphdrainage kann auch hier direkt angewendet werden. Die Ausführung soll jedoch nicht in diesem Buch beschrieben werden. Unser Rat: wenden Sie sich mit diesem Problem an einen lymphologisch erfahrenen und gewissenhaften Physiotherapeuten. Dieser wird Sie in der Selbstbehandlung entsprechend Ihres Befundes unterweisen oder wird Ihnen auch den Weg in die lymphologische Fachklinik bahnen.

Ödeme in diesem Bereich sind am besten unter klinischen Bedingungen zu therapieren – nach einem solchen Aufenthalt sind Sie befähigt, sich selbst zu behandeln und zu bandagieren.

Eine **Beckenbodengymnastik** wirkt beim Mann wie bei der Frau unterstützend auf die Entödematisierung.

7.3.4 Zusammenfassung

Sie lernten in diesem Kapitel die Behandlungsaufbauten für Arm- und Beinlymphödeme kennen. Wir versuchten, die **wesentlichen** Grundzüge der Therapie zu erläutern. Dennoch wird Ihnen der Arbeitsaufwand immens erscheinen. Lassen Sie sich dadurch nicht verschrecken, es ist jedem bewusst, dass man nicht alle Schritte im alltäglichen Leben einbauen kann. Wichtig ist, dass Sie lernen mit dem Lymphödem zu leben und nicht dafür! Wählen Sie ganz gezielt und bewusst Sequenzen aus den Behandlungsaufbauten aus, entsprechend Ihres momentanen Befindens. Für Sie besteht nicht das Gebot der Vollständigkeit einer Selbstbehandlung (für Physiotherapeuten schon!). Sie können sich keinen Schaden zufügen, wenn Sie nur Schwerpunkte in der Eigentherapie setzen.

Unser Anliegen ist zumeist:

- die intensive zentrale Vorbehandlung (denn durch die Kompression an Arm oder Bein wird Flüssigkeit zur Extremitätenwurzel verdrängt) und
- die Arbeit im Bereich der lymphostatischen Fibrosen, das Weicharbeiten der Gewebeverhärtungen im Staugebiet (und dies kann bequem am Abend vor dem Fernseher nebenbei erfolgen).

Wir wünschen Ihnen viel Erfolg bei der Arbeit mit sich selbst!

7.4 Die Kompressionsbandage – ausgeführt durch einen Angehörigen
(R. Forster)

Im folgenden Kapitel soll Ihnen das Grundwissen im Anlegen von Kompressionsbandagen vermittelt werden. Entweder wird einer Ihrer Angehörigen das Bandagieren erlernen oder Sie erlernen es selbst – auch das ist möglich. Sie müssen wissen, dass das Bandagieren echte Handarbeit ist, Sie brauchen Fingerfertigkeit und Gespür für den rechten Druck und den Umgang mit den Materialien. Sie können es lernen, sollten sich aber auch die Zeit geben, das Bandagieren zu üben – Sie werden nicht sofort perfekt sein. Die Fähigkeit der Selbstbandage kann dazu führen, dass Sie selbst oder Ihr Angehöriger Ihr bester Therapeut wird.

Wann ist es notwendig, die Kompression in Form einer Bandage anzulegen?

Die Notwendigkeit der Bandagierung ist gegeben, wenn sich wieder viel Ödemflüssigkeit in Ihrem Arm oder Bein angesammelt hat. Sie können dies testen, indem Sie mit dem Daumen durch längeren Druck versuchen, eine Delle einzudrücken. Ist dies möglich, so werden Sie durch tägliche Bandagierung (und selbst ausgeführte Lymphdrainage) sehr bald einen Behandlungserfolg erzielen (Phase 1 der KPE). Diejenigen, die keine Behandlungsmöglichkeiten im eigenen Land haben durch fehlende lymphologisch erfahrene Ärzte und Therapeuten, sollten die Behandlungen in die eigene Hand nehmen.

Nachts wird der Kompressionsstrumpf ausgezogen. Es kann sein, dass Sie bemerken, dass der Strumpf momentan nicht ausreichend ist, dass Sie jetzt eigentlich nicht auf Kompression verzichten können, auch nachts nicht.

Sie sind mit der Fähigkeit, sich selbst zu bandagieren, unabhängig von Therapieeinrichtungen und können auf eine momentane Verschlechterung des Ödembefundes sofort reagieren. Die Selbstbandage muss kein Dauerzustand sein, aber von Zeit zu Zeit ist es ratsam über Nacht eine Bandage der betroffenen Regionen anzulegen. Sie haben sozusagen ein „Hausmittel" zur Behandlung „lymphologischer Problemzonen" in der Hand.

Was muss beim Anlegen einer Kompressionsbandage beachtet werden?

Den im Umgang mit Bandagematerial Unerfahrenen wird empfohlen, Kontakt zu medizinisch geschultem Personal herzustellen, um manche Grundsätze in der Handhabung der Kompressionsbinden zu erlernen. Es wäre auch möglich, einen Erste-Hilfe-Kurs zu belegen, auch dort kann man Basiswissen der Bandagierung erlangen.

Es kommt nicht unbedingt auf eine perfekte Bindenführung an, die Bandage muss jedoch folgenden Anforderungen entsprechen:

- **Stabilität**
  Die Bandage darf nicht schon nach den ersten Bewegungen ins Rutschen kommen bzw. zu Boden sinken. Sie darf aber auch nicht wegen der Bedenken, dass sie abrutschen könnte, zu fest sein oder die **Beweglichkeit** stark einschränken.
  Mit einer Bandage wird das Bewegungsgefühl sehr verändert sein, sie darf jedoch keine Schmerzen und auch keine Durchblutungsstörungen verursachen, was an einer Blauverfärbung der Zehen- oder Fingernägel zu kontrollieren wäre. Auch ein Taubheitsgefühl darf nicht entstehen.
- **Druck**
  Die Bandage darf im Bereich des Oberschenkels oder Oberarmes nicht fester sein als unterhalb davon – dies würde ein venöses Abflusshindernis bedeuten.
  Bandagieren Sie mit einem relativ gleichen Bindenanzug.
- **Keine Abschnürungen**
  Lokale Druckerhöhungen können Sie zum einen durch eine gute **Polsterung**, zum anderen durch einen gleichmäßigen, nicht zu hohen Anzug der Binde vermeiden. Was im Großen gefordert ist: nicht zu hoher Druck zum Körper hin, denn dann wäre der venöse Abfluss behindert, gilt auch im Kleinen: wenn die Bandagierung Falten bildet, so ist dies mit einer lokalen Abschnürung zu vergleichen, der Druck ist zu hoch, es besteht ein Abflusshindernis.
  Durch gute Polsterung können Sie auch empfindliche Stellen, seien es Knochenvorsprünge oder auch Sehnen, vor unangenehmer Reibung schützen.
- **Hautpflege**
  Am Anfang einer jeden Bandagierung steht eine gründliche Hautpflege, da die Kompressionsbandage doch eine mechanische Last für die Haut darstellt.
  Lesen Sie über die Empfehlungen zu einer guten Hautpflege im gleichnamigen Kapitel in diesem Buch (siehe Kap. 7.1). Richten Sie sich bitte immer nach der Verträglichkeit. Ist Ihnen bekannt, dass Sie leicht zu allergischen Reaktionen neigen, dann testen Sie die Verträglichkeit einer neuen Pflegeserie erst im vom Lymphödem nicht betroffenen Gebiet.

- **Fixierung der Binde**
  Am Ende einer jeden Bandagierung muss die Binde fixiert werden. Bitte verzichten Sie auf die mit den Kurzzugbinden gelieferten Heftklammern. Bringen Sie die Bandage durch Pflasterstreifen zum Halten.

7.4.1 Die Bandagierung des Armes

Welche Materialien benötigen Sie, um eine Armbandage anlegen zu können?

Um entsprechend der Vier-Säulen-Therapie zu arbeiten, schließt sich nach der Lymphdrainage eine intensive **Hautpflege** an, bevor die Bandage angelegt wird. Die für Sie geeigneten Hautpflegemittel, über welche Sie sich in Kapitel 7.1 „Hautpflege beim Lymphödem" in diesem Buch informieren können, sollten in die Haut einmassiert werden, um sie widerstandsfähig zu machen gegen den mechanischen Reiz der Bandage.

Ein **Baumwollschlauchverband** dient zum Schutz der Haut, Schutz vor den Polstermaterialien, und er wirkt auch schweißaufsaugend. Bei sehr empfindlicher Haut benutzen Sie bitte einen doppellagigen Schlauchverband.

Im Anschluss an den Schlauchverband legt man gewöhnlich das **Polstermaterial** an. Im Folgenden wird immer eine hochgebauschte Vliespolsterbinde genannt (Artiflex®), es kann aber auch mit speziell zurechtgeschnittenen Schaumstoffpolstern gearbeitet werden.

Die Polsterung ist wichtig, um den Druck gleichmäßiger verteilen zu können, lokal den Druck zu erhöhen, was z. B. hinter den Knöcheln notwendig ist oder auch um Knochenvorsprünge oder Sehnen zu schützen.

Strukturierte Polstermaterialien dienen dem Weicharbeiten lymphostatischer Fibrosen. Die Polstermaterialien werden mit so genannten Fixierbinden am Arm befestigt (Elastomull® elastisch).

Dieses Material wird aber auch zur Kompression der Finger benutzt.

Der eigentliche Druck der Kompressionsbandage wird durch textilelastische **Kurzzugbinden** erzeugt. Bitte achten Sie beim

Kauf des Kompressionsmaterials immer auf dieses Charakteristikum, denn diese Bandagen geben bei Bewegung der arbeitenden Muskulatur ein optimales Widerlager von außen, man spricht auch vom Arbeitsdruck der Binde. Die elastischen Anteile der Bandage haben in Ruhe die Tendenz, sich wieder zusammenzuziehen. Der Ruhedruck einer Kurzzugbinde (z. B. Comprilan®) wird für Sie gut zu ertragen sein, da die Rückstellfähigkeit der Fäden nicht so groß ist. Beim Anlegen der Kompressionsbinden dehnen Sie die Bandage nicht zu stark vor, nicht eine Binde soll den Druck in einem bestimmten Bereich ausmachen, sondern die Summe der Lagen übereinander. Dies erhöht die Verträglichkeit der Bandagierung.

In Abbildung 7.47 ist die Handhabung der Binden gezeigt, man schaut in die Binde hinein.

Ziehen Sie die Bandage nicht zu stark an, sondern formen Sie sie durch ein Nachstreichen der Körperoberfläche an.

Im folgenden finden Sie eine Aufstellung über den **Bandagebedarf zur Kompression eines Armes:**

- 1 Klinikpackung Tricofix® (Baumwoll-Schlauchverband) Größe D5 oder E6
- 2 Rollen Elastomull
  6 oder 8 cm breite Elastomullbinden, die Sie doppelt aufwickeln. Lassen Sie sich auch hier eine Klinikpackung verordnen, da die Fingerbandagen schnell verschmutzt sind und

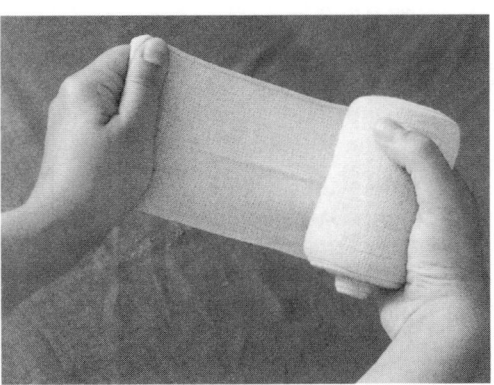

Abb. 7.47

nicht solch eine lange Lebensdauer haben wie die Kurz-Zug-Binden.
- 4 bis 5 Artiflex®-Vliespolsterbinden 10 und 15 cm
- Comprilan®-Kurzzugbinden:
  1 Stck. 6 cm breit
  1 Stck. 8 cm breit
  3 bis 4 Stck. 10 cm breit
  evtl. noch 1 Stck. 12 cm breit
- Leukoplast®-Fixierpflaster 1,25 cm breit

Sie bandagieren einen Arm

Vor dem Bandagieren muss die Haut des Armes sorgfältig gepflegt werden, am besten durch Einmassieren eines sauer gepufferten Hautpflegemittels.

Dann wird der Baumwollschlauchverband in der doppelten Armlänge vom Handrücken bis zur Schulter zugeschnitten.

Sie ziehen den Baumwollschlauch wie einen Strumpf über den Arm, zunächst raffen Sie alles Material, danach wird es gleichmäßig über den Arm verteilt, ohne dass sich Falten bilden. Schneiden Sie für den Daumen ein Loch als Durchtritt in den Schlauch. Anschließend komprimieren Sie die Finger mit Elastomull®-Binden. Sie können dazu 6 cm breite oder auch auf die Hälfte zusammengelegte 8 cm-Elastomullbinden verwenden.

Begonnen wird mit Haltetouren über Handgelenk und/oder Fingergrundgelenken (Abb. 7.48).

Jeder Finger wird einzeln, von der Fingerspitze bis zum Grundgelenk, systematisch einbandagiert. Die Touren verlaufen sich überlappend, die Fingerspitzen bleiben wegen des Tastgefühls und zur Kontrolle der Durchblutungsverhältnisse frei.

Nach jedem Finger zieht man eine Haltetour über den Handrücken, die Bandage des nächsten Fingers beginnt vom Handrücken her kommend (Abb. 7.49 und 7.50).

Alle Finger sowie der Daumen werden auf die beschriebene Art und Weise bandagiert. Danach polstern Sie mit der 10 cm breiten Artiflex®-Vliespolsterbinde. Für den Daumen können Sie ein Loch in die Polsterbinde reißen bzw. schneiden (7.51).

Die Kompressionsbandage

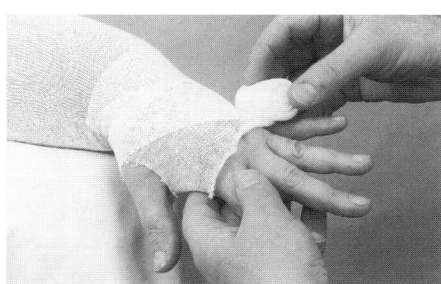

Abb. 7.48

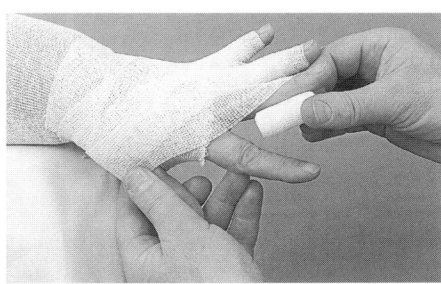

Abb. 7.49

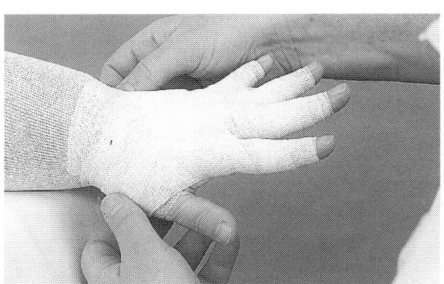

Abb. 7.50

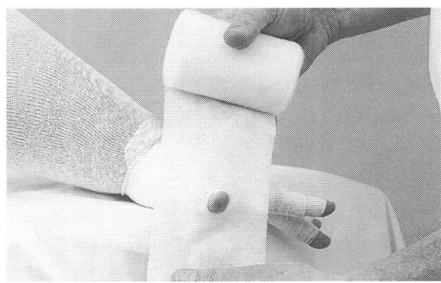

Abb. 7.51

Die 10 cm breiten Vliespolsterbinden legen Sie zirkulär um den Unterarm, ohne Anzug. Es müssen mindestens zwei Lagen zur Polsterung übereinander sein. Zirkuläres Bandagieren bedeutet, dass Sie die Binde in spiralförmigen, parallel verlaufenden Touren anlegen – Arbeitsrichtung zum Körper hin (Abb. 7.52).

Für den Schutz der Ellenbeuge legen Sie entweder die Polsterbinde drei- bis vierfach zusammen oder Sie schneiden aus einem ca. 1 cm dicken Schaumstoff ein Rechteck heraus, schrägen die Kanten ab und legen dieses als Polster in die Ellenbeuge hinein (Abb. 7.53).

Sie können das Schaumstoffpolster auch mit den weiteren Vliespolsterbinden in der Ellenbeuge fixieren. Die 15 cm breiten Polsterbinden schützen den Arm bis zur Schulter hinauf (Abb. 7.54 und 7.55).

Nun beginnt die eigentliche Kompression, es kommen Kurzzugbinden (Comprilan®) zur Anwendung.

Die erste, 6 Zentimeter breite Comprilan®-Binde beginnt am Handgelenk mit einer Haltetour. Dann lassen Sie die Touren vom Handrücken in die Handinnenfläche und zurück laufen (Abb. 7.56).

Sie lassen eine Tour über das mittlere Gelenk des Daumens ziehen und halten die überstehende Bindenkante fest (Abb. 7.57). Mit der nachfolgenden Runde, die von der Handinnenfläche her kommt, schließen Sie die Tasche, die zwischen Daumen und Zeigefinger bestand (Abb. 7.58). So hat der Daumen genügend Bewegungsfreiheit aber auch ausreichend Druck gegen das Lymphödem (Abb. 7.57).

Die „Tasche" wird nochmals bandagiert, dann endet die Handbandage, auslaufend mit Zirkulärtouren in den Unterarm hinein, nahe beim Handgelenk bleibend (Abb. 7.59).

Um die Muskulatur anzuspannen, sollten Sie nun als Lymphödempatient/in Ihre Hand zur Faust ballen und gegen einen Widerstand stemmen. Im Bild ist dies der Bauch des Bandagierenden.

Der Unterarm wird mit einer 8 cm breiten Comprilan®-Binde in zirkulär verlaufenden Touren oder im Kornährenmuster bandagiert.

Die Kompressionsbandage

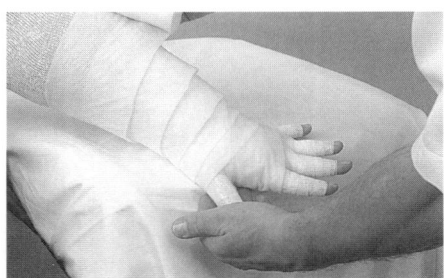

Abb. 7.52

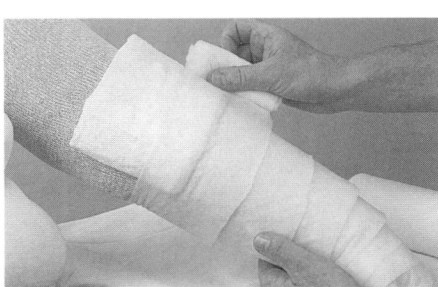

Abb. 7.53

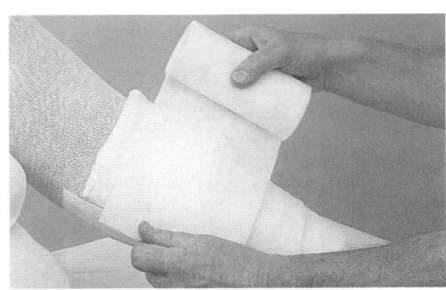

Abb. 7.54

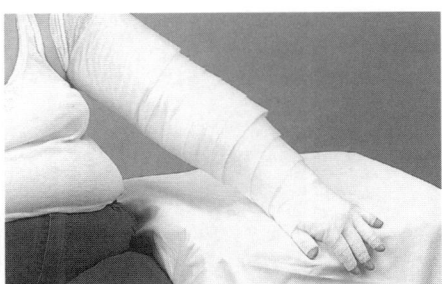

Abb. 7.55

Hinweise zur „Komplexen Physikalischen Entstauungstherapie"

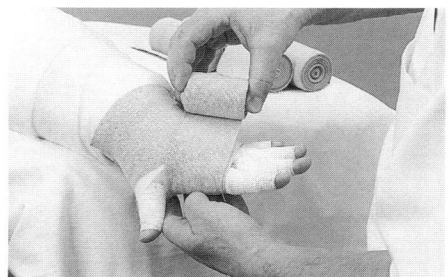

Abb. 7.56

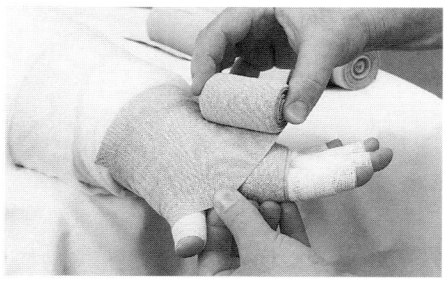

Abb. 7.57

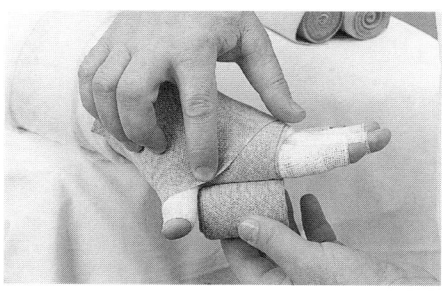

Abb. 7.58

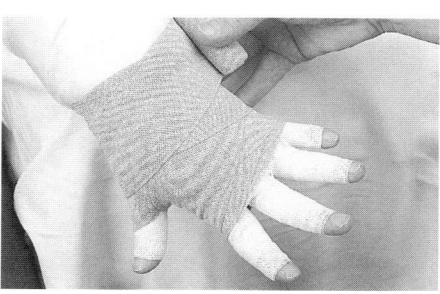

Abb. 7.59

Die Abstände der parallel verlaufenden Bindentouren sollten zum Körper hin größer werden, um dem Anspruch an ein Druckgefälle gerecht zu werden. Anfangs ist diese optische Kontrolle eine Hilfe, später wird allein das Tasten Aufschluss über die Druckqualität der Bandage geben. Das Ende der Bandage sollte unterhalb der Ellenbeuge sein, es wird mit Pflasterstreifen fixiert (Abb. 7.60).

Die Kompression des Ellenbogens muss so erfolgen, dass die Bewegungen in diesem Gelenk auch noch möglich sind. So beginnen Sie mit einer Haltetour am oberen Unterarm, kreuzen durch die Ellenbeuge in den unteren Oberarm hinein, nach einer Haltetour um den Oberarm kreuzen Sie durch die Ellenbeuge zurück in den Unterarm (Abb. 7.61).

Durch das Versetzen der Bindentouren um jeweils 2–3 cm wird bald das Ellenbogengelenk vollständig komprimiert sein. Mit dieser Art „Schildkrötenverband" um den Ellenbogen (d. h. die Bindentouren kreuzen in der Ellenbeuge, so werden am Ellenbogen nur Paralleltouren zu finden sein – bei der Beugung im Ellenbogengelenk weichen diese parallel verlaufenden Touren auseinander, die sich kreuzenden behindern die Bewegung nicht) bleibt die Beweglichkeit in diesem Gelenk weitgehend erhalten bei gleichzeitiger guter Druckverteilung auf das Ödem. Die Bandage wird dann fortgeführt bis kurz unterhalb des Schultergelenks. Die Oberarmbandage gleicht der Kompression am Unterarm, entweder zirkuläre oder kornährenartige Bindenführung.

Die Bandage endet zwei bis drei Fingerbreit unterhalb der Achselhöhe, so dass Sie bei Armbewegungen nicht reibt (Abb. 7.62).

Der endgültige Druck einer Kompressionsbandage wird letztendlich durch die Summe der übereinander liegenden Bindentouren erzielt, nicht durch den kräftigen Anzug der einzelnen Binde! Es sollten also im Hand- und Unterarmbereich mehr Bandagen übereinander liegen als am Oberarm.

Auch sind die Binden gegenläufig anzulegen, um eine größere Stabilität der Gesamtbandage zu erzielen.

220 Hinweise zur „Komplexen Physikalischen Entstauungstherapie"

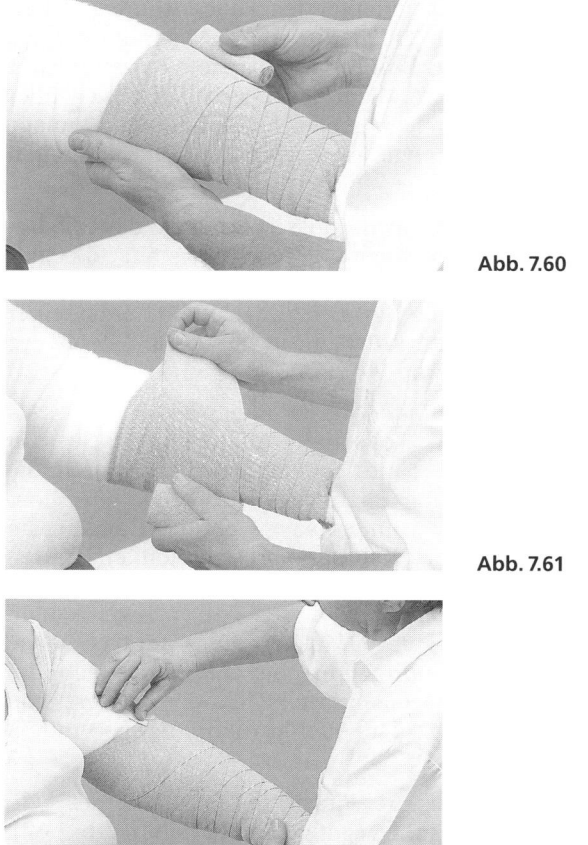

Abb. 7.60

Abb. 7.61

Abb. 7.62

7.4.2 Die Bandagierung des Beines

Welche Materialien benötigen Sie, um eine gute Bandage anlegen zu können?

Bitte lesen Sie die allgemeinen Anmerkungen über alle anzuwendenden Bandagematerialien im Kapitel 7.4.1 nach.

Hier ist auch für Sie eine Auflistung des **Bandagebedarfs** zur Kompression eines Beines:

- 1 Klinikpackung Tricofix® in der Größe F7 oder K
- 1–2 Rollen Elastomull 6 cm, jedoch auf die Hälfte der Breite zusammengelegt und aufgewickelt.
Legen Sie sich eine Klinikpackung zu, denn Sie werden die Zehenbinden gewiss nach jedem zweiten Gebrauch wechseln.
- Artiflex®-Vliespolsterbinden:
3–4 Stck. 10 cm breit
2–3 Stck. 15 cm breit
- Comprilan®-Kurzzugbinden:
1 Stck. 6 cm breit
2 Stck. 8 cm breit
4 Stck 10 cm breit
3–4 Stck 12 cm breit
Lassen Sie sich diesen Satz an Kurzzugbinden am besten in doppelter Anzahl verordnen, um den in Gebrauch befindlichen waschen zu können.
- Leukoplast®-Fixierpflaster 1,25 cm breit
- 1–2 Idealbinden 15 oder 20 cm breit (zur Stabilisierung der Kompressionsbandage)

Sie bandagieren ein Bein

Bevor Sie mit der Bandagierung beginnen, muss das Bein eingecremt werden. Danach messen Sie den Baumwollschlauchverband ab. Schneiden Sie den Schlauchverband in der doppelten Beinlänge von der Fußspitze zur Leiste zu, da der Durchmesser des Beines größer ist als der Schlauchverband und dieser beim Anziehen an Länge verliert.

Sie ziehen den Baumwollschlauch wie einen Strumpf über das Bein – zunächst wird das Material zusammengerafft und dann über die gesamte Beinlänge verteilt.

Die Zehen werden mit Elastomull®-Binden komprimiert, welche Sie zuvor halbiert zusammengerollt haben, d. h. eine ursprünglich 6 cm breite Elastomullbinde liegt nun doppelt und hat nur noch 3 cm Breite. Sie wickeln diese ein Mal um den Vorfuß, so dass der Bindenanfang von dieser Tour überlappt und somit gehalten wird, und dann wird die große Zehe von der Spitze bis zu ihrem Grundgelenk, Tour um Tour mit leichtem Anzug einbandagiert (Abb. 7.63).

222 Hinweise zur „Komplexen Physikalischen Entstauungstherapie"

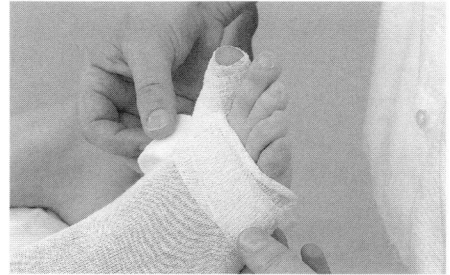

Abb. 7.63

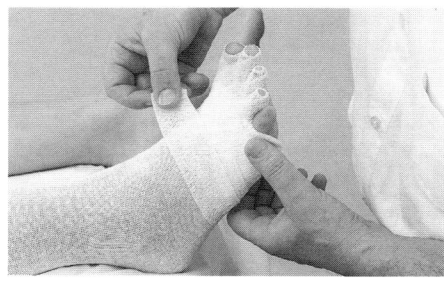

Abb. 7.64

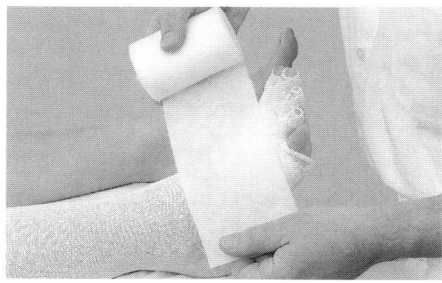

Abb. 7.65

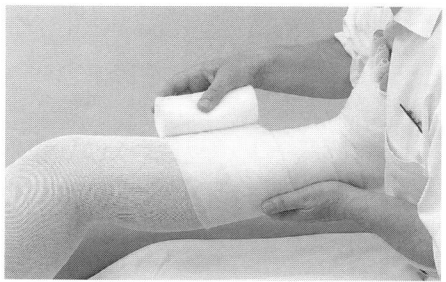

Abb. 7.66

Die anderen Zehen werden nach dem gleichen Schema bandagiert. Bitte ziehen Sie nie zu stark an, sondern legen Sie lieber eine weitere Tour um jede Zehe, um einen ausreichenden Druck zu erzeugen.

Die kleine Zehe muss nur bandagiert werden, wenn Sie auch ödematisiert ist, sonst können Sie diese auslassen.

Die Bandagierung der Zehen endet wieder mit den Touren um den Vorfuß, vornehmlich im Bereich der Zehengrundgelenke (Abb. 7.64).

Nun wird das Bein mit den Artiflex®-Vliespolsterbinden gepolstert. Sie beginnen im Bereich der Zehengrundgelenke den Fuß und das Sprunggelenk bis hinein in den Unterschenkel zu polstern. Sie legen die Binden ohne Anzug zirkulär um den Fuß, um den Unterschenkel. Versuchen Sie, dies möglichst ohne Falten zu tun. Es müssen immer mindestens zwei Lagen übereinander sein. Den überstehenden Schlauchverband im Bereich des Vorfußes schlagen Sie zur Fixierung über die Polsterbinde (Abb. 7.65 und 7.66).

Nun beginnt die Arbeit mit den textilelastischen Comprilan®-Kurzzugbinden. Sie nehmen die schmalste, die 6 cm breite Kompressionsbinde zur Hand und legen wiederum zwei Touren um den Vorfuß, parallel zu den Zehengrundgelenken (Abb. 7.67). Sie rollen die Binde nur ab, legen sie an, ziehen aber nicht daran!

Danach lassen Sie die Binde direkt in Richtung Ferse laufen, die Bindenkanten haben einen parallelen Verlauf zu den Fußrändern, innen und außen (Abb. 7.68). Auf diese Art wird weiterbandagiert, jedoch werden die Touren leicht versetzt angelegt (Abb. 7.69 und 7.70). Sie sehen in den Abbildungen den parallelen Verlauf der Bindentouren. Auf diese Weise können Sie den ganzen Fuß komprimieren. Der Fuß sollte bei der Bandagierung hochgezogen sein.

Sie arbeiten weiter mit der 8 cm breiten Comprilan®-Binde. Es wird am Fußgelenk mit einer Haltetour begonnen, dann wird vom unteren Teil des Unterschenkels um den Fuß und von dort wieder zurück zum unteren Unterschenkel bandagiert (Abb. 7.71 und 7.72). Mit den beiden ersten Binden werden Sie den optimalen Druck für den Fuß erzielen.

224 Hinweise zur „Komplexen Physikalischen Entstauungstherapie"

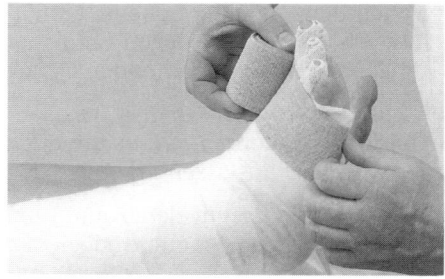

Abb. 7.67

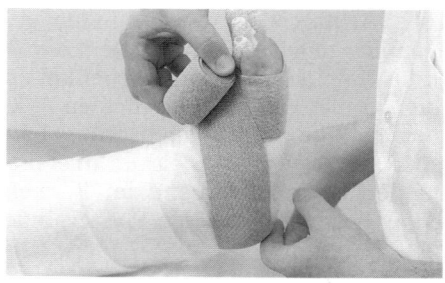

Abb. 7.68

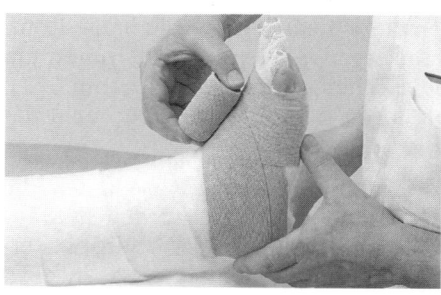

Abb. 7.69

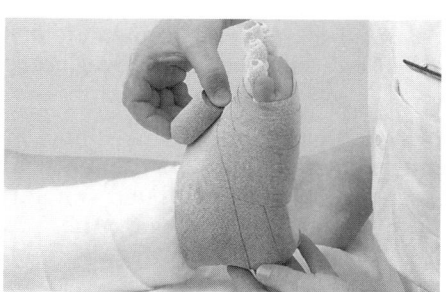

Abb. 7.70

Das Ende der Binde findet sich nun im Bereich der Fessel. Sie können zur Verstärkung eine weitere Bandage mit ähnlichem Verlauf anlegen. Wichtig ist, dass Sie faltenfrei bandagieren. Ein guter Handgriff ist das Anstreichen der Bandage – nicht das Ziehen am Bindenkopf, sondern nach dem Anlegen ein Streichen mit der freien Hand über die Bandage. Dies bewirkt den Kontakt und das „Anschmiegen" der Kompressionsbinde an das Bein.

Zur Kompression des Unterschenkels beginnen Sie wieder mit einer Haltetour. Jetzt arbeiten Sie mit 10 cm breiten Kurzzugbinden und wickeln die Bandage mit mittlerem Anzug entweder zirkulär (in parallelem Bindenverlauf, unten kleinere Abstände zum Körper hin größer werdend, spiralförmig – wegen des Druckgefälles) oder auch im sog. Kornährenverlauf ab (Abb. 7.73 und 7.74).

Die nächste Binde lassen Sie genauso, jedoch in die entgegengesetzte Richtung laufen. Das Bindenende sollte unterhalb des Kniegelenks zu finden sein (Abb. 7.75). Bitte fixieren Sie es mit Pflasterstreifen. Sie können übrigens jede Binde mit Pflaster fixieren – am Anfang wird dies die Arbeit erleichtern.

Das Bandagieren des Oberschenkels sollte im Stehen erfolgen – es ist gut, wenn die Muskulatur beim Anlegen der Kompressionsbinden angespannt ist.

Zunächst werden wieder die Artiflex®-Vliespolsterbinden, diesmal in 15 cm Breite, zirkulär um Knie und Oberschenkel bis in die Leiste hinein gewickelt (Abb. 7.76). Die Kniekehle sollte besonders gut gepolstert sein – legen Sie die Polsterwatte drei- bis vierfach zusammen oder legen Sie ein Schaumstoffrechteck mit abgeschrägten Kanten in die Kniekehle (Abb. 7.77).

Dann erfolgt die Kompression, beginnend mit einer Haltetour oberhalb der Wade, in der Kniekehle kreuzend zum Oberschenkel hin, zurückkreuzend in den oberen Unterschenkel hinein (Abb. 7.78 und 7.79).

Diese Touren sind wiederum 2–3 cm versetzt anzulegen, bis das ganze Knie verschlossen ist. Wir nennen diesen auch „Schildkrötenverband" – über der Kniescheibe kann der „Panzer" bei Bewegung auseinanderweichen, da die Touren ausschließlich parallel verlaufen, während sich die Bindentouren in der Kniekehle kreuzen. Diese Technik schränkt die Beweglichkeit des Knies am geringsten ein.

Wichtig ist auch hier, dass Sie an der Binde nicht ziehen, sondern sie an- und glattstreichen. Gehen Sie mit Fingerspitzengefühl mit dem Bandagematerial um, dann werden Sie auch schnell zum Erfolg kommen.

Sie bandagieren nun weiter mit den 12 cm breiten Comprilan®-Binden. Der Oberschenkel ist genau wie der Unterschenkel entweder in Zirkulärtouren, besser jedoch im Kornährenverlauf zu komprimieren. Es sollten dicht überlappende, gut anmodellierte Touren sein, die dann mit Pflasterstreifen abgeklebt werden (Abb. 7.80).

Ein Hinweis für die bessere Haltbarkeit Ihrer Bandage: Ziehen Sie nun eine übergroße Feinstrumpfhose über die Bandage, so werden die Bindenkanten beim An- und Ausziehen der Kleidung nicht immer aufgerollt.

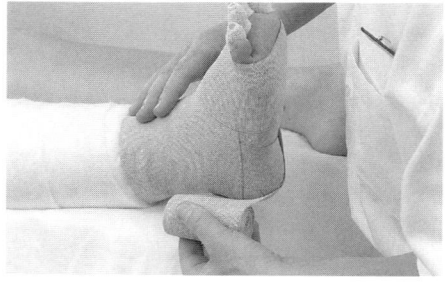

Abb. 7.71

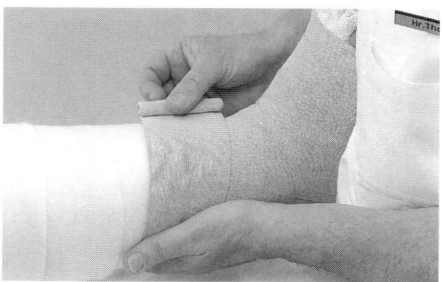

Abb. 7.72

Die Kompressionsbandage

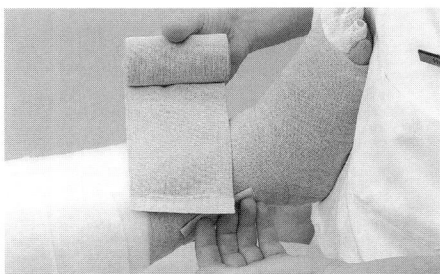

Abb. 7.73

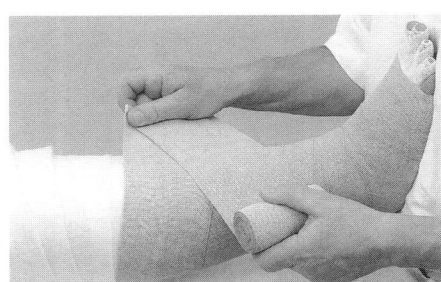

Abb. 7.74

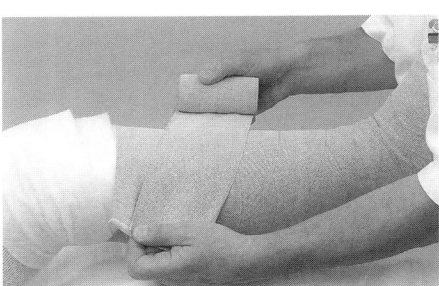

Abb. 7.75

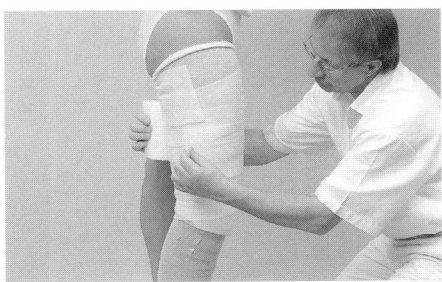

Abb. 7.76

228 Hinweise zur „Komplexen Physikalischen Entstauungstherapie"

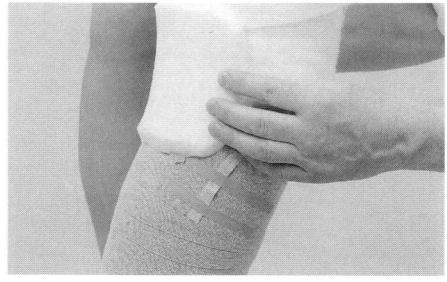

Abb. 7.77

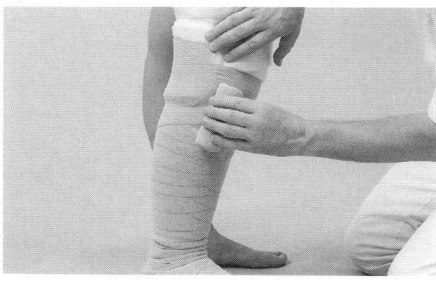

Abb. 7.78

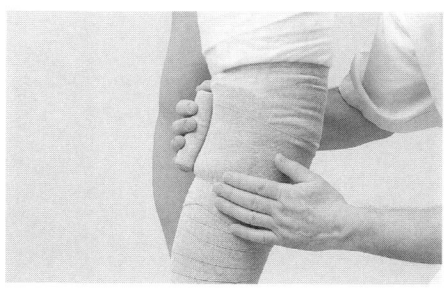

Abb. 7.79

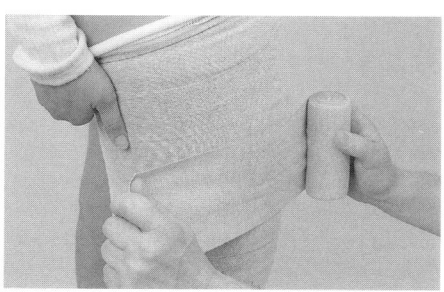

Abb. 7.80

7.5 Die entstauende Physiotherapie für Patienten mit Arm- und Beinlymphödemen

(R. Forster)

Nachdem Sie sich über Entstehung, Klassifikation und Behandlungsmöglichkeiten von Lymphödemen ausführlich informiert haben, erhalten Sie im folgenden Kapitel Informationen über die entstauenden Bewegungsübungen, welche Sie als wichtigen Bestandteil der Phase 2 der Komplexen Physikalischen Entstauungstherapie zu Hause regelmäßig durchführen sollen.

Einige Regeln und Ratschläge zur entstauenden Gymnastik

- Üben Sie bitte mit Kompressionsbandage oder Kompressionsstrumpf mehrmals am Tag (3–4×), dafür aber nicht zu lange – ca. 5–10 Minuten. Es ist von Vorteil, wenn Sie Ihre Übungen nicht als ein „Muss" ansehen, sondern diese in Ihren Alltag nahtlos integrieren.
- Die Übungen dürfen Ihnen keine Schmerzen bereiten oder unangenehm sein. Vermeiden Sie reißende, schleudernde, überdehnende Bewegungen.
- Sie sollen sich bei der Gymnastik auch nicht überanstrengen, es sollte kein Muskelkater in der gestauten Extremität entstehen. So müssen zwischen den Übungseinheiten immer kleine Pausen zwischengeschaltet sein. Am besten dosieren Sie die Belastung, indem Sie im Wechsel der Arme oder Beine üben. Während ein Arm oder ein Bein übt, pausiert der/das andere.
- Üben Sie langsam und bewusst! Sie können ohne Bedenken an Ihre Bewegungsgrenze gehen, aber vergrößern Sie Ihr Bewegungsausmaß nie mit Gewalt, z. B. durch Nachfedern. Ehrgeiz ist hier fehl am Platze, Sie sollen Freude an Ihrem Übungsprogramm haben.

7.5.1 Das Übungsprogramm für PatientInnen mit einem Armlymphödem

Übung zur Erwärmung der Muskulatur

Kalte Muskulatur ist verletzungsanfälliger als erwärmte, warme hingegen übungsbereiter und reaktionsfähiger. Außerdem können Sie auf diese Art und Weise Ihre oftmals verspannten Schultergürtelmuskeln entspannen.

- Sie sitzen auf dem vorderen Drittel eines Hockers, die Füße stehen senkrecht unter den Knien, der Rücken ist aufrecht.
- Sie ballen Ihre Hände zu Fäusten, beugen langsam beide Arme an und stellen sich vor, Sie stehen Ihrem ärgsten Feind gegenüber! Dazu ziehen Sie noch die Schultern soweit es geht nach oben und schauen ganz grimmig.
- In dieser maximalen Anspannung bis 10 zählen und dann langsam lösen.

Dies wiederholen Sie 3×.

Die Sogwirkung durch Schultergürtelbewegungen

Alle Lymphe, die im Körper gebildet und transportiert wird, gelangt letztendlich in den Blutkreislauf. Große Lymphgefäße münden hinter den Schlüsselbeinen in Venen ein. Mit folgenden Bewegungen erleichtern Sie das Einfließen der Lymphe in den Blutkreislauf.

Die Schultern hochziehen und lockerlassen.

Die Schultern nach hinten unten spannen (die Schulterblätter wandern in Richtung Wirbelsäule und nach unten), die Arme dabei nach außen drehen.

Mit beiden Schultern nach hinten kreisen.

Wiederholen Sie alle angegebenen Übungen jeweils 5–10×.

Übungen zur Entstauung des Armes

Die folgenden Übungen dienen ganz direkt der Entstauung Ihres Armes. Wie geht das?

Stellen Sie sich vor, Ihr Arm besteht aus dem Oberarm- und den Unterarmknochen, den Armmuskeln, Blutgefäßen, Lymphgefäßen und aus anderen Geweben sowie dem Lymphödem. Der Kompressionsarmstrumpf übt auf den Arm einen Druck aus. Die Knochen im Zentrum des Armes und den Druck von außen betrachten wir als feste Pfeiler.

Arbeiten Sie nun mit Ihrer Muskulatur, d. h., wird diese angespannt, so wird ein Muskel in seinem Umfang dicker. Zwischen den genannten festen Pfeilern wird das Ödem nach oben ausgepresst.

Bewegungen in den Finger- und Handgelenken

Die Hände zur Faust schließen und dann wieder öffnen, dabei die Finger spreizen.

Die Hände in den Handgelenken hochziehen und nach unten klappen.

In beiden Handgelenken kreisen.

Bewegungen im Ellenbogengelenk

Die Arme im Wechsel anbeugen und strecken.

Mit gebeugtem Ellenbogengelenk „eine Glühbirne eindrehen und wieder herausschrauben".

Kombinierte Bewegungen im Ellenbogen- und Schultergelenk

Die Arme im Wechsel im Ellenbogen beugen, dann zur Seite oder in andere Richtungen strecken.

Mit einer Hand zur gegenüber liegenden Schulter fassen, dann diesen Arm zur gleichen Seite strecken und wieder herabhängen lassen.

Machen Sie großzügige Bewegungen!

Eine Hand vom gegenüber liegenden Knie in die Schräghochhalte führen.

Beachten Sie:
- Auf dem Knie ist die Hand zur Faust geballt.
- In der Hochhalte sind die Finger gestreckt und gespreizt.

Bewegungen im Schultergelenk

Die Arme im Wechsel gestreckt nach vorn heben.

Die Arme im Wechsel gestreckt zur Seite heben.

Mit gestrecktem Arm im Schultergelenk kreisen.

PatientInnen, die bestrahlt wurden und ihren Arm nicht mehr bis in die Hochhalte bringen können, führen diese Übungen maximal bis zur Horizontalen aus.

Übungen mit Geräten

Schaumstoffball

Den Ball mit der flachen Hand auf den Oberschenkel drücken, hierbei die Schulter nicht hochziehen.

Den Ball mit den Händen kneten.

Den Ball um den Körper rollen.

Zusammengelegtes Handtuch

Das Handtuch an beiden Enden fassen und versuchen, es vor der Brust auseinanderzureißen.

Mit dem straff gespannten Handtuch „paddeln".

Atemübungen

Diese Übungen dienen der Entspannung und Sie können sich dabei ausruhen.

Gleichzeitig haben Sie noch eine andere, äußerst vorteilhafte Wirkung. Manche Patientinnen, die nach ihrer Operation im Brustbereich bestrahlt wurden, werden feststellen, dass im bestrahlten Gebiet das Gewebe fester, weniger dehnbar und weniger verschieblich geworden ist als in den nicht bestrahlten Arealen. Dies ist auch der Grund, weswegen Sie jegliche schleudernde oder dehnende Bewegung vermeiden müssen, denn auch der Nerv verliert im bestrahlten Gebiet an ursprünglicher Dehnungsfähigkeit, so dass es bei zu weit ausholenden Bewegungsabläufen zu zusätzlichen Verletzungen kommen könnte.

Beim Einatmen hebt sich der Brustkorb, die Abstände zwischen den Rippen werden etwas größer, beim Ausatmen senkt sich der

Brustkorb. Während dieser normalen, durch die Atmung ausgelösten Bewegungen müssen die einzelnen Gewebeschichten auf dem Brustkorb gleiten. Mit den Atmungsübungen erhalten bzw. erwerben Sie sich eine gewisse Mobilität bzw. Verschieblichkeit der Gewebe, welche im Alltag notwendig ist. Und dies ohne die Gefahr, etwas Falsches oder zuviel zu tun.

Atemrichtung A

Bitte legen Sie sich eine Hand auf den oberen Brustkorb, dorthin, wo Sie auch Ihr Brustbein spüren. Sie lenken Ihre Atmung in diesen Bereich. Beim Einatmen hebt sich das Brustbein, beim Ausatmen senkt es sich wieder. Bitte beachten Sie, dass Sie beim Einatmen nicht Ihre Schultern heben.

Atemrichtung B

Sie legen Ihre Hände auf den unteren Brustkorb, d. h. unter die Brust (nicht auf den Magen). Sie spüren dort Ihre Rippen unter den Händen. Lenken Sie nun Ihren Atem dorthin – mit dem Einatmen wird der Brustkorb weit, beim Ausatmen wird er wieder schmal.

7.5.2 Hinweise für PatientInnen mit radiogenen Plexusschäden (Lähmungserscheinungen des Armes)

Partielle (teilweise) Lähmung des Armes (Parese)

Einige Zeit nach Operation und Bestrahlung, oftmals erst Jahre danach, verspüren manche von Ihnen, dass die Kraft im Arm und in der Hand nachlässt. Plötzlich entgleitet Ihnen im Haushalt einmal ein Messer, immer öfter sind Arm und Hand nicht mehr so zuverlässig wie sie immer waren.

Die alltäglichen Verrichtungen im Haushalt, Beruf und in der Freizeit macht man normalerweise automatisch. Die Arbeit geht leicht von der Hand, man muss sich zu sich oft wiederholenden Bewegungsabläufen gar keine Gedanken machen. Dieser Automatismus, die Selbstverständlichkeit einer Bewegung, geht jedoch bei einer beginnenden Lähmung teilweise verloren.

Schon zu diesem Zeitpunkt ist es äußerst wichtig, einzugreifen. Bitte wenden Sie sich mit dieser Problematik nach Rücksprache mit Ihrem Arzt an Ihren behandelnden Physiotherapeuten, denn das Bewegungsgefühl und die Kraft für Arm und Hand sollten erhalten bleiben. Dies kann geschult und trainiert werden. Zunächst unter Anleitung eines fachkundigen Physiotherapeuten, der Sie gemäß eines Behandlungsaufbaus für periphere schlaffe Lähmungen (ohne Elektrotherapie!) instruieren wird, später werden Sie die Übungen auch allein durchführen.

Hier nun noch einige Tips, wie Sie dem Voranschreiten einer Lähmung entgegenwirken können:

- Reagieren Sie auf die zunehmende Unberechenbarkeit des Armes und der Hand nicht mit vermehrter Schonung, sondern gebrauchen Sie diese Extremität so normal wie möglich. Dies muss mit mehr Willen, Geduld (es geht nicht mehr alles so schnell wie gewohnt), Aufmerksamkeit und Bewusstheit geschehen. Auch wenn einiges langsamer als gewünscht fertig wird, so ist die bewusste Integration des schwächer werdenden Armes in die Alltagspflichten eine sehr gute Schulung für den längerwährenden Erhalt seiner Funktion.
- Hierzu möchten wir Ihnen noch empfehlen, sich auch bei einem Ergotherapeuten beraten und behandeln zu lassen. Ergotherapeuten üben mit Ihnen alltägliche Bewegungen und können Sie auch über den Einsatz eventueller Hilfsmittel informieren.
- Versuchen Sie in kleinen Übungseinheiten (z. B. 3× am Tag 10 bis 15 Minuten) gerade die Bewegungen konzentriert wiederzuerlernen, die Ihnen im „Hausgebrauch" am schwersten fallen. Sie können sich hierbei am Entstauungsprogramm für ArmlymphödempatientInnen orientieren (Kapitel 7.5.1), aber auch an den auf den folgenden Seiten beschriebenen Übungen für ParalysepatientInnen (Kapitel 7.5.2). Sie sollten jedoch die angegebenen Bewegungen so aktiv wie möglich durchführen.

Bitte messen Sie den Erfolg Ihrer Bemühungen nie an einer Verbesserung der Funktionstüchtigkeit des Armes und der Hand. Es ist ein Erfolg, wenn Sie den Zustand halten können. Lassen Sie sich nicht entmutigen!

Komplette Lähmung des Armes (Paralyse)

Durch die vorangeschrittene Lähmung können Sie Ihren Arm nicht mehr bewegen und zu keiner Tätigkeit gebrauchen. Sie haben sogar das Gefühl, dass er Ihnen manchmal im Wege ist.

Gegen den Funktionsverlust des Armes kann man leider nichts mehr tun. Sie können jedoch lernen, mit ihm umzugehen, die Beweglichkeit in den einzelnen Hand- und Armgelenken erhalten.

Die folgenden Bilder zeigen Ihnen, wie Sie mit Ihrer gesunden Hand die einzelnen Gelenke des nicht mehr gebrauchsfähigen Armes durchbewegen können.

Die Hand im Handgelenk nach oben und unten bewegen, auch seitwärts.

Die Finger (auch einzeln) beugen und strecken.

Den Arm im Ellenbogen beugen und strecken.

Hand und Unterarm im Ellenbogen drehen.

Sie legen den gelähmten Arm wie ein Baby in Ihren gesunden und heben den Arm an, soweit es Ihnen ohne Dehnungsgefühl und Schmerz möglich ist.

Diese Übungen können Sie mit und ohne Bandage oder Kompressionsstrumpf ausführen.

Zudem raten wir Ihnen, eine Armschlinge zu tragen, um die Last des ödematisierten gelähmten Armes abzunehmen, wobei das Gewicht durch die gegenüberliegende Schulter übernommen werden soll.

7.5.3 Das Übungsprogramm für PatientInnen mit einem Beinlymphödem

Erwärmung der Muskulatur

Da auf sportliche Aktivitäten unvorbereitete Muskulatur verletzungsanfälliger ist, sollten Sie sich mit einfachem Laufen erwärmen und Ihre Muskulatur reaktionsfähig und übungsbereiter machen.

Laufen am Ort

- Geschwindigkeit verändern, z. B. einmal einen „Endspurt" zwischenschalten, dann ruhig weiterlaufen.
- Während des Laufens die Knie immer höher heben.

Beachten Sie, die Arme beim Lauf mitzuschwingen und die Beine in Knie- und Hüftgelenk zu beugen.

Sollten Sie nicht mehr so belastbar sein, gehen Sie bitte am Ort, z. B. im Tempo eines zünftigen Marsches. Variieren Sie bitte auch hierbei Ihr Tempo.

Dies kann 2–3 Minuten Ihrer Übungszeit ausmachen.

Die tiefe Bauchatmung

Zunächst dient folgende Übung zur Beruhigung und Entspannung. Gleichzeitig hat sie eine äußerst vorteilhafte Wirkung auf Ihr Lymphgefäßsystem. Im Bauchraum befindet sich die Cisterna chyli, ein Sammelbecken für die gesamte Lymphflüssigkeit aus beiden Beinen, dem Bauchraum und seinen Organen. Aus dieser Zisterne wiederum entspringt unser größtes Lymphgefäß, der Milchbrustgang (Ductus thoracicus).

Durch tiefes Ein- und Ausatmen verändert sich in gleichmäßigem Wechsel der Druck im Bauchraum und im Brustkorbbereich. Auf diese Druckänderung reagiert das Lymphgefäßsystem mit einer höheren Aktivität, der Lymphtransport wird beschleunigt. Atmen Sie demnach des öfteren am Tag tief in Ihren Bauch hinein, ob Sie nun in einem Konzert sitzen oder im Supermarkt an der Kasse stehen.

Nach dem Lauf werden Sie schon etwas außer Atem gekommen sein. Sie legen sich jetzt bitte auf den Rücken (möglichst auf eine Decke am Boden und nicht auf das Bett), stellen die Füße vor das Gesäß, legen die Hände auf den Bauch und atmen tief und ruhig in den Bauch hinein. Beim Einatmen durch die Nase hebt sich die Bauchdecke, beim Ausatmen senkt sie sich wieder.

Entspannen Sie sich auf diese Art und Weise 1–2 Minuten lang.

Entstauende Übungen für die Beine

Lesen Sie bitte unter Kapitel 7.5.1 „Übungen zur Entstauung des Armes" über die Wirkungsweise der Entstauungsübungen.

Bewegungen in Fuß- und Zehengelenken

Sie liegen flach auf dem Rücken.

Die Füße im Wechsel in den Fußgelenken hochziehen, dann nach unten strecken.

- Mit den Füßen kreisen.
- Bei hochgezogenen Füßen die Zehen einkrallen und strecken.

Kombinierte Bewegungen in Hüft- und Kniegelenk

Wiederum flach auf dem Rücken liegend die Beine abwechselnd in Hüft- und Kniegelenk anbeugen und strecken.

Auf dem Rücken liegend, stellen Sie nun die Füße vor das Gesäß:

- Ein Bein macht die Bewegung des Fahrradfahrens. Danach fährt das andere Bein Rad – bitte diese Übung nicht mit beiden Beinen gleichzeitig ausführen.
- Steigerung: Dabei den Kopf anheben und das Kinn auf die Brust drücken.

Beachten Sie bitte: Während der Übungen weiteratmen! Wenn dies schwerfällt, dann lassen Sie den Mund leicht geöffnet, so können Sie die Luft nicht mehr pressen!

Das Gesäß kräftig zusammenkneifen und anheben. Stellen Sie sich vor, sie bauen zwischen Schultergürtel und aufgestellten Füßen eine Brücke.

Folgende Übung trainiert eine für Hüfte und Becken äußerst wichtige Muskelgruppe, die kleinen Gesäßmuskeln.

- Sie liegen auf einer Seite, das unten liegende Bein ist leicht gebeugt, auf dem unten liegenden Arm ruht der Kopf, der obere Arm stützt vor der Brust.
- Den Fuß des oben liegenden Beines hochziehen, das Knie fest durchstrecken und das gestreckte Bein zur Decke heben.

Beachten Sie: Das Bein soll in der Hüfte gestreckt sein, die Bewegung wird durch die Ferse geführt.

Das obere Bein macht die Fahrradbewegung.

- Vierfüßlerstand, die Hände stützen senkrecht unter den Schultern, die Knie stehen senkrecht unter den Hüften.
- Die Beine im Wechsel bis an den Bauch anbeugen und nach hinten strecken.

Kombination der o. g. Übungen: Ein Bein beugen, dann nach hinten strecken und abstellen – dann folgt das andere.

Als Abschluss noch ein paar Übungen aus dem Stand.

Sie stellen sich auf die Zehen, d. h. Sie heben Ihre Fersen so weit vom Boden, wie Sie können.

Ihr Rücken ist aufrecht, stellen Sie sich vor, Sie tragen ein Buch auf dem Kopf, die Knie beugen.

Als Steigerung: Verharren Sie eine Weile mit gebeugten Knien (gedanklich bis 10 zählen).

Heben Sie dazu noch die Fersen ab.

Und nun noch eine Runde laufen am Ort und ... tief durchatmen!

Wiederholen Sie alle angegebenen Übungen 5–10× und führen diese in einem ruhigen Tempo mit Bewusstsein der Bewegung und Kraft durch.

7.5.4 Sportliche Aktivitäten für PatientInnen mit einem Lipödem

Im ärztlichen Teil dieses Ratgebers wurde Ihnen der Unterschied zwischen Lymphödem und dem Lipödem aufgezeigt. Es handelt sich beim reinen Lipödem nicht um eine vermehrte eiweißreiche Flüssigkeitsansammlung, sondern um eine krankhafte Vermehrung von Fettgewebe. So gibt es auch entscheidende Unterschiede in der Ausführung der Gymnastik. Während Sie bei der Lektüre der Übungsprogramme für Lymphödempatientinnen immer wieder feststellen konnten, dass vor Überanstrengung gewarnt wird, dass keine Dehnungen ausgeführt werden dürfen u. a., so gilt für Sie, dass Ihrem sportlichen Bewegungsdrang keine Grenzen gesetzt sind.

Als sehr wichtige Voraussetzung für die Reduzierung des Lipödems sei festzuhalten: Bitte tragen Sie Ihre Kompressionsstrumpfhose äußerst konsequent.

Beständige Kompression und ausdauernde Bewegung werden von Erfolg gekrönt sein.

Als Einstieg ins „sportliche Leben" empfehlen wir Ihnen das Übungsprogramm für Beinlymphödempatienten (☞ 7.5.3), wobei Sie alle Übungen 30–40× in zügigem Tempo und mit viel Kraft wiederholen. Beginnen Sie mit kleineren Übungseinheiten und stellen Sie sich dann selbst immer etwas höhere Anforderungen. Schaffen Sie sich in Ihrer Tagesplanung einen festen Platz für die Gymnastik, tun Sie sie mit Lust und Liebe. Zur eigenen Motivation legen Sie sich Ihre Lieblingsmusik auf.

Nach einer kurzen Zeit zielstrebiger Arbeit werden Sie einen Anstieg Ihrer Kondition bemerken.

Sport allein zu treiben bedarf einer großen Willensstärke, Energie und Hartnäckigkeit. Um neue Anregungen zu bekommen und die Freude an der Bewegung zu erhalten oder zu steigern, folgende Empfehlungen:

- Schließen Sie sich einer Gymnastikgruppe an. Von der Volkshochschule oder den Krankenkassen werden immer wieder Kurse angeboten, die Ihre Fitness trainieren.
- Lassen Sie sich nicht entmutigen durch Reklamebilder, bei denen grazile Mädchen in körperbetonter Kleidung akrobatische Verrenkungen als Sport anpreisen. Durch ein Gespräch mit dem Leiter einer sportlichen Einrichtung können Sie Ihr Anliegen darlegen und eventuelle Hemmungen und Bedenken abbauen. Sie werden bestätigt bekommen, dass Bewegung in der Gruppe viel mehr Spaß macht, dass andere ähnliche Probleme haben, dass Ihre Ausdauer sich bald steigert und dass auch Sie sportlich sind!

Nochmals zusammenfassend Ihr Programm (als Empfehlung):

- Das entstauende Übungsprogramm für Beinlymphödempatienten mit ausdauersteigernder Dosierung.
- Der Anschluss an eine Gymnastikgruppe, wobei „Bauch-Beine-Gesäß" trainiert werden.
- Die Auswahl einer Ausdauersportart, z. B. Wandern, Laufen mit gutem Schuhwerk, Radfahren, Skilanglauf, Tanzen.

... und dies alles in Ihrer Kompressionsstrumpfhose.

Sportliche Betätigung kann Freude bereiten und das Selbstbewußtsein steigern. Durch dieses Kapitel sollen Sie keinesfalls entmutigt werden – im Gegenteil: Dies ist der einzige Weg, der Ihnen Besserungsmöglichkeiten des Lipödems und Heilungserfolg versprechen kann.

Dazu gehört auch die Umstellung der Lebensgewohnheiten vieler von einem Lipödem Betroffenen. Durch die vermeintliche Unsportlichkeit und die Abweichung der Figur von „der Norm" verzichteten Sie auf sportliche Anstrengungen – dies jedoch ist Ihnen nicht dienlich.

Tun Sie sich etwas Gutes, indem Sie

- sich gesund und ausgewogen ernähren (denn es gibt keine spezielle Diät gegen das Lipödem)
- die Kompression stetig tragen
- zielstrebig den Sport, die Gymnastik in Ihren Tagesablauf einfügen.

Manchen von Ihnen wird dieses Kapitel Bestätigung sein, andere werden sich Anregungen und Mut geholt haben – allen wünschen wir viel Erfolg!

7.5.5 Mobilisations- und Entstauungsgymnastik bei Venenerkrankungen

Allgemeine Verhaltensmaßregeln für Venenkranke

- Es gibt keine besondere „Venendiät". Bei bestehendem Übergewicht versuchen Sie das Körpergewicht zu reduzieren, ernähren Sie sich ansonsten ausgewogen und gesund.
- Tragen Sie, sobald Sie auf den Beinen sind und Ihren Verpflichtungen nachgehen, Ihre Kompressionsstrümpfe, um dem Anschwellen der Beine von vornherein entgegenzuwirken.
- Bewegung in der Kompression ist auch für Sie das A und O. Nur so ist die Möglichkeit gegeben, dass dem Voranschreiten der Venenerkrankung Grenzen gesetzt sind. Wichtig hierbei ist, fußgerechtes Schuhwerk zu tragen. Der Absatz darf nicht zu hoch sein und der Vorfuß sollte nicht eingeengt werden. Auf diese Weise können Sie die Füße gesund belasten und beim Gehen den Fuß gut abrollen (sog. Fußsohlenpumpe).
- Achten Sie bei der Auswahl Ihrer Garderobe darauf, dass diese nicht zu eng ist und den venösen Rückstrom des Blutes zum Herzen behindert (keine engen Gürtel und „atemberaubende" Mieder, im Sitzen sollte die Hose in der Leiste nicht einschneiden).
- Sorgen Sie auch bei sitzenden Tätigkeiten immer wieder für Bewegung, um Ihre Wadenmuskelpumpe zu aktivieren, indem Sie z. B. kleine Botengänge übernehmen, es sich angewöhnen, beim Telefonieren aufzustehen und entsprechend der Länge des Telefonkabels ein paar Schritte zu tun. Sie können auch

unter dem Schreibtisch die Füße des öfteren kräftig hochziehen und dann auf die Zehen stellen.
- Ihr Stuhl darf nicht zu niedrig sein und die Sitzfläche sollte nicht mit einer harten Kante abschließen.
- Setzen Sie sich aufrecht auf das vordere Drittel eines Stuhls, schlagen Sie die Beine nicht übereinander, denn auch das erschwert den Rückfluss des venösen Blutes. Beschließen Sie den Tag am besten mit einem entspannenden Spaziergang.
- Entlasten Sie Ihre Venen, indem Sie die Beine gelegentlich hoch lagern.
- Als Gefäßtraining empfehlen wir 2–3× täglich kühle Beingüsse mit mehreren Minuten Dauer (möglichst 5–10 Minuten lang).
- Vermeiden Sie extreme Temperaturunterschiede.
- Fußbodenheizungen bei venösen Erkrankungen, aber auch kalte Füße sind Ihnen nicht dienlich.
- Alle anstrengenden Tätigkeiten, die zum Pressen der Atmung führen könnten (z. B. schweres Heben und Tragen) sollten Sie gesundheitsbewusster durchführen, indem Sie z. B. die Lasten mit Hilfsmitteln (auf Rädern) transportieren oder lieber öfters und nicht so schwer beladen gehen. Sie sollten bei jedem Kraftaufwand normal weiteratmen können.

Entstauende Übungen für PatientInnen im Endstadium der CVI

Wie Sie bereits wissen, handelt es sich hier um eine Lymphödemkombinationsform. Deshalb muss die Komplexe Physikalische Entstauungstherapie zur Anwendung kommen.

Sie selbst müssen aktiv mithelfen, indem Sie die Entstauungsgymnastik entsprechend des Übungsprogramms für Beinlymphödempatientlnnen durchführen (☞ 7.5.3).

Schwerpunktmäßig üben Sie bitte in den Zehen-, Sprung- und Kniegelenken. Die tiefe Bauchatmung fördert nicht nur den lymphatischen, sondern auch den venösen Rückstrom.

Achten Sie darauf, dass Sie den Fuß beim Gehen bewusst abrollen. Sehr häufig ist jedoch die Beweglichkeit vor allem in den Sprunggelenken eingeschränkt, so dass der normale Gang nicht mehr möglich ist. Um die Mobilität wiederzuerlangen, schließen Sie den entstauenden Übungen die folgenden Dehnungsübungen an.

Dehnungsübungen für wichtige Muskelgruppen des Beines

Wie dehnen Sie richtig?

- Nehmen Sie die beschriebenen Ausgangspositionen exakt ein, bis Sie ein Spannungsgefühl empfinden.
- Verharren Sie in dieser Position ca. 30 Sekunden, das Spannungsgefühl wird nachlassen.
- Es folgt eine ebenso lange Pause.
- Wiederholen Sie die Dehnung jeweils 3×, dehnen Sie am besten täglich und mit aufgewärmter Muskulatur.
- Atmen Sie während der Dehnungen normal weiter, entspannen Sie sich.

Dehnung der Wadenmuskulatur und Achillessehne

Sie stehen in Schrittstellung (entsprechend eines großen Schrittes) vor einer Wand, an der Sie sich abstützen können. Die Füße stehen gerade, die ganze Fläche der Fußsohle bleibt auf dem Boden. Das hinten stehende Bein wird gedehnt. Das Knie des hinteren Beines ist gestreckt, das Becken bleibt gerade über dem vorn stehenden Bein und wird nicht nach hinten gedreht.

Nochmals aus Schrittstellung (kleiner Schritt): Sie beugen Hüfte und Knie, die Ferse des hintenstehenden Beines soll auf dem Boden bleiben.

Dehnung der Beugemuskulatur des Kniegelenkes

Sie liegen auf dem Rücken, ein Bein bleibt am Boden liegen. Das zu dehnende Bein ist nach oben gestreckt, um den Vorfuß ist ein Handtuch gelegt, dessen Enden Sie halten. Das Knie wird vorsichtig gestreckt.

Sie sitzen auf dem Boden, der Rücken ist aufrecht. Das Knie bleibt gestreckt, während Sie mit beiden Händen einen Fuß hochziehen und den aufgerichteten Oberkörper nach vorn neigen.

Zusammenfassung

Die Kombination aus entstauenden Übungen, der Dehnung verkürzter Muskulatur und die Beachtung grundsätzlicher Regeln im Leben mit einer Venenerkrankung hilft, Ihre Beschwerden zu lindern.

Durch den Erhalt bzw. die Wiederherstellung der Gelenkbeweglichkeit im Fuß- bzw. im ganzen Beinbereich wird die Muskulatur auch wieder ausgeglichener arbeiten. Die Beweglichkeit der Gelenke und das Gleichgewicht zwischen arbeitendem Muskel und seinem funktionellen Gegenspieler sind zwei wichtige Bestandteile der venösen Beinpumpe.

Diese wieder zu aktivieren und in Verbindung mit der Kompression ausreichend zu beanspruchen, ist das Hauptziel der Übungen, der Schlüssel zum Erfolg Ihrer Behandlung.

Beim sog. „offenen Bein" (venöses Beingeschwür, Ulcus cruris venosum) kann die Beweglichkeit vor allem im Sprunggelenk so stark eingeschränkt sein, dass Sie anfänglich die Hilfe eines Physiotherapeuten brauchen, der mit Handgriffen aus der Manuellen Therapie Bewegungsmöglichkeiten zwischen den Gelenkpartnern erarbeitet.

Die Physiotherapie bietet viele Möglichkeiten, muskuläre, gelenkspezifische u. a. Dysbalancen auszugleichen.

In diesem Ratgeber sind Übungen angegeben, die Sie anhand der Beschreibung und der Bilder hoffentlich gut nachvollziehen können und die speziell auf Ihre Erkrankung Bezug nehmen. Es wird kein Anspruch auf Vollständigkeit erhoben, es ist hier eine Auswahl an einfachen, grundlegenden Übungen getroffen, die vordergründig der Konservierung bzw. Konservierung und Optimierung der Phase 2 der KPE dienen.

Haben Sie sich in Ihr Übungsprogramm eingearbeitet und wünschen weitere Anregungen oder gesellten sich zum Ödem noch andere Beschwerden (z. B. Schmerzen im Bewegungsapparat), wenden Sie sich an Ihren Arzt. Der wird möglicherweise Ihren Physiotherapeuten veranlassen, aus der großen Palette physiotherapeutischer Maßnahmen für Sie geeignete Behandlungstechniken herauszufinden und ein Behandlungsprogramm zu erstellen, um die Schmerzen zu lindern bzw. die Haltung zu verbessern, den Gang zu optimieren, die Atmung zu vertiefen.

Es gibt viele aktive Wege zum besseren Lebensgefühl, zum Wohlbefinden – schaffen Sie sich selbst Erfolgserlebnisse. Sie können durch eigenes Hinzutun und Üben zu Ihrer Gesundung beitragen und sind Ihrem Leiden nicht passiv ausgeliefert.

Register

A
Anastomosen
 lymphatische 48
Angiosarkom 143

B
Basisdiagnostik 57
Behandlung 92
Beinleiden
 venöses 144
Benzopyrone 119
Blut
 -druck 12
 -haargefäß 1
 -kreislauf 1

C
Chyluszyste 41
Cisterna chyli 40

D
Diagnosestellung 56
Diffusion 5
Druck
 kolloid-osmotischer 9
 osmotischer 7
 effektiver resorbierender 13
 effektiver ultrafiltrierender 13

E
Eiweißmolekül 7
Elephantiasis 34
Enteropathie
 eiweißverlierende 139
 lymphostatische 41
Entstauende Übungen im Endstadium der CVI 241

Entstauungstherapie
 komplexe physikalische 181
Entwässerungsmittel 121
Erysipel 141

F
Farbstofftest 60
Fetthals 169
Fibrom 55
Fibrose 27
Filariasis 55
Fistel
 lymphokutane 40

G
Gewebsflüssigkeit 5
Gymnastik
 Armlymphödem 230
 Beinlymphödem 235
 Lipödem 238
 Regeln und Ratschläge 229
 Venenerkrankungen 240

H
Hautpflege 173
Hautpilzerkrankungen, Mykosen 178
Heparin 125
Herzinsuffizienz 106
Hochvolumenunzulänglichkeit 25

I
Insuffizienz
 chronisch-venöse (CVI) 149
 siehe Unzulänglichkeit 22

Interstitium 1
Isotopenlymphographie 62

K

Kapillare 1
Kolloid 8
Komplexe Physikalische
  Entstauungstherapie
  Erwartung 108
  Merkmal 96
  Risiko 106
Komplikationen
  Angiosarkom (Stewart-Treves-Syndrom) 143
  Erysipel 141
  Lymphgefäßthrombose 142
Kompressionsbandage 209
  Arm 212
  Bein 220
Kompressionsbehandlung 70
Kompressionstherapie
  intermittierende apparative 116

L

Latenzstadium 30
Leistenlymphknotenfibrose 42
Lipo-Lymphödem 164
Lipödem 163
Luftmassage 117
Lymph
  -angiektasie 40
  -angion 3
  -angitis 55
  -arthros 40
  -gefäß 1
  -gefäßentzündung 32
  -haargefäß 2
  -knoten 16
  -pumpe 3
  -sammelgefäß 2
  -stamm 2
  -strömung 18
  -szintigraphie 62
  -zeitvolumen 18
  -zysten 40
Lymphdrainage
  manuelle 96
Lymphdruck 3
Lymphe 1
Lymphgefäßsystem 2
  Aplasie 40
  Dysplasie 39
  Hyperplasie 40
  Hypoplasie 40
Lympho-Lipödem 164
Lymphographie 61
Lymphozyten 16
Lymphödem
  -kombinationsform 53
  artifiziell 56
  des Dünndarms 139
  iatrogen 49
  primär 39
  Prophylaxe 73
  sekundär 47
  Stadien 28
  stauungsbedingt-örtlich 55
Lymphödema praecox 42
Lymphödema tardum 43
Lymphödeme
  primäre 39
  sekundäre 47
Lymphödemformen 38
Lymphödemprophylaxe 73
  Alltag, Beruf und Haushalt 75
  Arzt 76
  Fettleibigkeit 79
  Kleidung 87
  Massage 83, 89
  Pilzerkrankungen 88
  Rauchen 79
  Schönheits- und Körperpflege 82
  Schuhwerk 87
  Sport 86
  Urlaub 80

M

Makrophagen 48
Mesotherapie 126
Milchbrustgang 41
Mobilisations- und Entstauungsgymnastik bei Venenerkrankungen 240

N

Nagelpflege 177
Niedrigvolumenunzulänglichkeit 23

O

Ödem 20
 extrazellulär 20
Ödemsyndrome
 zyklisch-idiopathisch 170
Osmose 7

P

Paralyse 234
Parese 233
Penicillin 125
Phlebolyse 136
Physiotherapie, entstauende 229
 Armlymphödem 230
 Beinlymphödem 235
Plexusschäden, radiogene (Lähmungserscheinungen des Armes) 233
Pneumomassage 117

R

Resorption 11

S

Schock
 hypovolemischer 15
Selbstbehandlung 181
 Armlymphödeme 182
 Beinlymphödeme 195
Selen 124
Shunt
 lympho-venös 127
Sicherheitsventilfunktion 18
Sicherheitsventilunzulänglichkeit 26
Sklerose 27
Sportliche Aktivitäten bei Lipödem 238

T

Transportkapazität 19

U

Ultrafiltration 8
Unzulänglichkeit 22
 dynamische 25
 Herz- 106
 Hochvolumen- 25
 mechanische 23
 Niedrigvolumen- 23
 Sicherheitsventil- 26

V

Varizen
 primäre 156
Venenwinkel 2
Venolyse 136
Volumenmangelschock 15
Vorbeugung 66

W

Wundrose 32, 141